春日武彦

援助者必携

はじめての精神科

第3版

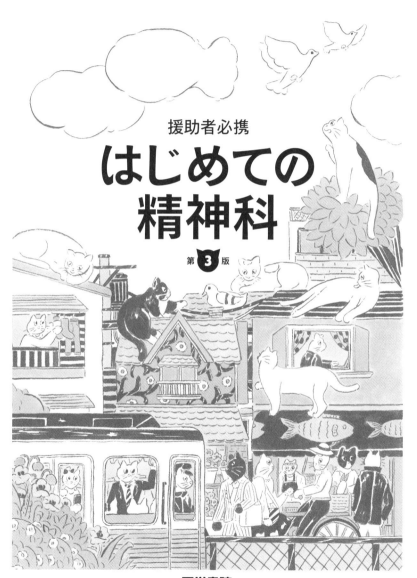

医学書院

援助者必携 はじめての精神科

発　行　2004 年 4 月 1 日　第 1 版第 1 刷
　　　　2009 年 11 月 1 日　第 1 版第 6 刷
　　　　2011 年 12 月 1 日　第 2 版第 1 刷
　　　　2019 年 11 月 1 日　第 2 版第 10 刷
　　　　2020 年 4 月 1 日　第 3 版第 1 刷　©
　　　　2022 年 1 月 15 日　第 3 版第 5 刷

著　者　春日武彦
発行者　株式会社　医学書院
　　　　代表取締役　金原　俊
　　　　〒113-8719　東京都文京区本郷 1-28-23
　　　　電話　03-3817-5600(社内案内)
印刷・製本　アイワード

はじめに

　本書の第1版を上梓してから16年が経過しました。9年前に改訂版を出しましたが、世の中は刻一刻と変わっていきます。援助の世界も知識や技術や考え方がどんどん変化しています。古い内容のままではかえって援助者を混乱に招きかねないし、またケース検討会への参加や研修会での質疑応答などから、皆さんが「どんなことに困り、どんなところで悩むのか」もいろいろ見えてきました。そこで今回、第3版の刊行に踏み切りました。

　大きく変更した部分は、4つあります。

①**全面改稿**……すべていったん白紙に戻し、構成も変え、まったく新しく書き直しました。以前にはなかった項目や説明なども大幅に加えて、パワーアップを図っています。

②**「です」「ます」調の採用**……文末を「です」「ます」とすることで、実際に皆さんを前に語りかけるような調子で分かりやすく書けるのではないかと考えました。親しみを覚えていただければ成功です。

③**判型の変更**……サイズを小さくしました（そのぶん厚くなりましたが）。手になじみ、カバンにも入れやすくなったほうが「役立ち度」が増すだろうと考えた次第です。

④**猫濃度増強**……第2版の表紙を猫の絵にしたら評判がよく、「猫本」と呼んでくれる読者もいました。そこで調子に乗り、今回は北澤平祐さんにイラストレーションをお願いしました。猫の居場所は表紙だけではないので、そのあたりも楽しみつつ読んでください。

　理解しやすく役に立ち、しかも読んで気持ちが楽になる本──これが初版以来の目標です。率直でリアル、腑に落ちて前向きになる。そうでなければ多忙な援助者に対して時間泥棒となってしまいましょう。わたしなりに一所懸命に書きました。ぜひともぼろぼろになるまで使い倒していただきたいと思います。

初版　はじめに

　本書は紋切り型のマニュアルではない。ただし、だから理屈ばかりで実用の役に立たないというわけではない（つもりである）。

　わたしは、しばしばケース検討会へ招かれることがあるが、発表者の話を聞いていると、対応方針が決定的に間違っているとか、対策がまるで見当外れであったといったことはまずない。多少の指摘はしても、基本的には「その方針でよろしいと思いますよ」と保証を与える役をつとめる場合が大部分である。すばらしい解決法を披露したり、鋭く盲点を衝いてみせたり、偉そうに批判をしてみせることはない。そんな必要もない。にもかかわらず、なぜわたしが招かれる必要があったのだろうか。

　つまり援助者たちが自分に自信がもてないからであろう。ひょっとしたら、もっとスマートなやり方があるのではないか、精神科医の立場から見るとまるで別な方策があるのではないか、よその機関では全然別な発想をしているのではないか等々。そのような不安や疑惑があるうちは、腹を据えてケースに立ち向かえまい。腹が据わっていないと、ほんとうは正しいことでもいまひとつ気合いが入らず、うまくいかず、ますます自信を失いかねない。

　本書は、読者諸氏がおどおどせずに、おっかなびっくりにならずにケースを扱えるようになることを目的としている。そのためにはある程度の知識と、考え方とを身につける必要がある。それも現場に即したリアルなものでなくてはならない。あまりにも単純化したり、抽象化してしまっては、意味がなくなる。そういった点において、とにかく「読んで気が楽になる本」を目指し、方法論や技術論のみならず、我々自身の怒りや不安や不快感や、自分でも持て余すような違和感といったものにも焦点を当てるように心掛けた。

　読者諸氏にとって「かゆいところに手が届く」ような本であることを願っている。

援助者必携
はじめての精神科
第 3 版

目 次

V　今さら聞きにくい Q&A

装画＋本文イラスト 🐾 北澤平祐
ブックデザイン 🐾 加藤愛子（オフィスキントン）

I

アプローチの基本
――迷わないための考え方

援助者としての姿勢を
自己点検する

🐾　　2つの姿勢を使い分ける

個別性とパターン

　援助職は対人関係の仕事です。胸の内で何を考えているのか、どんな感情を潜ませているのか分からない人たちを相手にすることも多い。必ずしも善意や誠意が通用するとは限りません。驚くほど偏った考え方しかできない人を前にしている可能性もありましょう。冷静さや判断力を欠いた人たちだって少なくない。

　そこで、他人と向き合うときにわたしたちが取るべきスタンスのことから話を始めます。

　はっきりと意識しているか否かはともかくとして、他人と話し合いを行うとき――ことに初対面でしかも相手に対する情報が少ないとき、わたしたちは2つの姿勢を巧みに使い分けてコミュニケーションを図ります。その2つのバランスをとりつつ、相手と向き合う。ではその2つとは何かといえば、これです。

　（1）**相手の個別性を重視する。**
　（2）**パターンに当てはめて相手を把握する。**

　順次説明しましょう。

いきなり名前を尋ねてきたら？

　まず（1）の「相手の個別性を重視する」姿勢。

　目の前にいるのは1人の人間であり、誰ひとりとして同じ人間はいない。それぞれが個性を持ち、それぞれが異なる事情を抱えています。相手の個別性を重んじ、それに寄り添ってこそ相手は心を開き信頼を寄せてくれるはずです。こちらから相手を理解するためにも、そうした姿勢はきわめて重要です。

　ただしそうした作業を完遂させるまでには、試行錯誤（ちょっとしたドラマと言ってもいいのかもしれません）とそれなりの時間が必要でしょう。結局は失敗するかもしれない。一朝一夕というわけには、なかなかいきません。

　（2）の「パターンに当てはめて相手を把握する」姿勢はどうか。たとえば相談業務の最中に、いきなりあなたの姓名を尋ねてそれをわざわざ手帳にメモする相談者がいたとしたら、その行為が意味するところにはいくつかの可能性が考えられましょう。

　ものすごく他人に依存的な人で、これから先、どんなちっぽけな用件であろうといちいちあなたの名前を出して指名してくるつもりかもしれない（面倒な話です！）。被害的かつクレーマー気質ゆえに、釘を刺しておくといった意向をも含めて、わざわざ名前を書きとめたのかもしれない。何かあったらお前の責任なんだからな、絶対に逃がさないぞ、と（ちょっと勘弁してほしいところです）。あるいは几帳面なだけかもしれないし、あとでもう一度相談するときに備えて「念のために」メモしただけかもしれません。

　いろいろな可能性があるわけですが、相談を進めていくうちに、相手がひどく自己中心的でしかも何でも他人のせいにしたがるような傾向がうかがわれたとする。こうなると、よほど気をつけないとトラブルの標的にされかねない。おのずと頭の中で警戒警報が発令されるでしょう。

パターンがあると先の見通しがつく

　そのときあなたは、ある種のトラブルメーカーが示しがちな言動によって形づくられる「パターン」に、相手のそれを重ね合わせているに

違いありません。もちろんそのパターンがどれだけ明確なのか、どれだけ信頼性があるのか、どれだけそれを「援助者のための道具」として意識しているかは皆さんそれぞれで大きく違いましょうが。

もしもそのパターンがきわめて具体的でしかも時間経過についてもしっかり取り込んだものだとしたら、それを思い起こすことができればもうあわてずに済みます。これから先、相手がどんなトラブルを起こしそうか、それはどんなきっかけで生じかねないか、どんな展開をしがちか、どうやれば穏便に事態を収められるか（あるいは諦めたほうが賢明か）といった見通しが一挙に可能となりますから。

同じような調子で、もしかすると相手のファッションや言葉遣いだけでも、そこからたちまちいくつかのパターンが候補として浮かび上ってくるかもしれません。さながら直感に導かれるように。

どちらに軸足を置いているのか

ただしパターンに当てはめるという行為は、へたをすると先入観や偏見、勝手な決めつけや差別と変わらなくなる危険があることも承知しておきましょう。

もしかすると、（1）の個別性重視モードは、優しさとか受容的とか親切とか、そういったソフトで主観的な感触につながるかもしれません。（2）のパターン重視モードはちょっと相手から距離を置いて、ドライでクールでややよそよそしい、そんな客観的感触につながるかもしれません。

基本的に、「個別性かパターンか」というように、どちらか片方だけでは不十分です。べたべた相手に寄り添うだけでは全体が見えない。突き放すだけでは心が通わない。双方のバランスをうまく勘案しながら相手を理解しアプローチをしていかなければ、良好な関係性は望めません。

ここで留意すべき点があります。往々にしてわたしたちは、いま現在自分が個別性とパターンのどちらに軸足を置いているかに気づかないのですね。一所懸命なあまり、どちらか一方に偏ったままそれを自覚でき

ない。そんな調子でいては、みずから墓穴を掘ってしまいかねない。

　だからいつも「**今、わたしはどちらに軸足を置いているんだろう**」と**自問自答する癖をつける必要があります**。これが恒常的にできるようになれば、それだけで援助者として一皮むけるはずです、間違いなく。さらに言い足すならば、皆さん各々の性格によって、最初から「個別性」か「パターン」いずれかに姿勢は傾きがちです（わたしは、たぶん「パターン」に偏る傾向があります）。ですからそれもまた自覚して補正をするのがベストでしょう。

🐾　たとえばクレーマーと向き合うとき

余裕を失うと個別性モードになる

　クレーマーについては対応法を含めて後で詳しく述べますが（Ⅲ-5参照）、クレーマーが登場すると援助者としての血が騒いでアドレナリン全開、やる気満々になるなんて人はまずいないでしょう。大概はげんなりして疲れ果て、不快さと理不尽さとで消耗してしまう。塩をまかずにはいられない心境になる。

　ところがたまに**ベテランなどで妙にクレーマーをあしらうのがうまい人がいます**。誰が相手をしてもたちまち怒声が生じていたのに、その人が対応するとなぜか丸く収まる。いったいどんなテクニックを駆使したらあんなふうに面接を乗り切れるのだろうかとそっと横で観察してみても、特別な手法を使っているようには見えない。自然に振る舞っているだけにしか映らず、コツがあるようにも思えない。人柄や外見が関係しているのかもしれないけれど、あながちそれだけでもなさそうだ。いったいどうなっているのだろうと疑問に感じた読者もいるかもしれません。

　通常、クレーマーを前にしますと、彼らの毒々しさと生々しさ、怒りのエネルギーと「えげつなさ」とに圧倒されて、わたしたちの頭は、つい（1）の個別性を重視するモードのみになってしまいがちです。

　一般論として、**余裕を失うと個別性重視モードでしか思考が働かなく**

なってしまう。すると相手のペースに引きずり回されたまま、自分は強気に出るべきか平身低頭したほうが得策なのかとか、こんなことを言ったら裏目に出るのだろうかとか、とにかく目先のことしか考えられなくなってしまう。言い換えれば、つねに相手に先手を取られる形に陥ってしまう。これでは翻弄されるだけになってしまうのも当然でしょう。

　個別性重視モードのみで対応すると、わたしたちはつねに目の前の事象を前代未聞の出来事と捉えることになります。相手に特別さや特殊性を見出そうという姿勢なのですから、「よくあることさ」などとうそぶいたりはしない。その他大勢にすぎないなどと見切ったりはしない。だからこそ相手の心に訴えることが可能となる。だがそんな調子でクレーマーに向き合ったら、相手の思う壺です。「わたしはあなたの餌食です」とみずから宣言しているようなものです。

パターン重視モードで見てみたら……

　では、"あえて"相手から距離を置いて淡々と観察してみたらどうなるでしょう。

　なるほど大声は上げるし目は血走っている。土下座しろなどとわめくし、こぶしでテーブルを叩くし、告訴してやるなどと息巻いている。威勢はいいけれどもそのクレーマー氏の言い分をよく聞いてみれば、「オレを馬鹿にするな、オレを無視するな、オレの面子をつぶしやがって、オレを特別な人間として扱え」と子どもじみたことを言っているだけではないですか。被害妄想一歩手前で、おまけにそうした発想の根底にあるのは自分に対する自信のなさでしかない。

　思いをめぐらせてみれば、昨年の6月ごろに半泣きで"ごねた"Aさんと大差がない。いや一昨年の9月に花瓶を割って暴れたBさんと同類にも思われる。すなわち、今ここにいるクレーマー氏は、実はあのAさんやBさんと同じ精神構造の人間にすぎない。ときどき登場する「自信欠如を居直りで補おうとする人」のひとりでしかない。

　……と、そんなふうに相手をパターンとして捉えてみる。そうなれば過

去の記憶を参考にしつつ、少なくとも前代未聞のモンスターではないと分かっているわけですから、腹をすえて向き合えることになる。心に余裕が生じれば、動じることなく対応できましょうし、アドリブも可能となりましょう。

　しかもそうした**余裕が無意識のうちに相手に伝わる結果、相手も案外冷静さを取り戻したりするのです**（逆に個別性重視モード・オンリーの援助者が余裕を失うとそれが相手に伝わり、そもそもクレーマー氏も冷静さを失っているわけですから、結果として互いに相手の混乱をあおって修羅場を形成してしまいます）。

　パターンに当てはめて相手を把握するという営みは、まずはわたしたちの腹をくくらせる。度胸をもたらす。余裕ができ、しかも過去の知見を呼び出して対応へのヒントを探り出せる。あとでケース検討をしたり他人に報告したり助言を求めるときにも、**パターンにのっとって整理をすればよいのですから扱いが楽になる**。経験として蓄積しやすくなる。それらすべてが、結局のところは「なぜか、あの人はうまくクレーマーをあしらえる」といった結果につながるのです。

パーソナリティ障害と発達障害

　少しばかり余談を述べます。境界性パーソナリティ障害（BPD、II-6参照）の人たちは、往々にしてトラブルを起こして周囲を翻弄することがあります。そのあたりは身に染みている援助者も少なくないでしょう。いっぽう発達障害（II-7参照）の人たちの一部には、あたかもBPDそっくりなトラブルや問題行動を起こすケースがある。

　ある医師が書いていたのを出典が思い出せないまま記憶で述べるのですけれど、援助者が同じように翻弄されたとしても、問題を起こした当人がBPDであったのと発達障害であったのとでは、あらかじめ病名が判明していれば、そこで援助者の感情にはかなりの差が生じるのではないか——と。

　あからさまに申せば、BPDだと援助者はなんとなく釈然としない気

持ちになったり腹立たしくなりがちだ。それはわたしたちがBPDを我々の延長にあり自己責任を伴う存在だと無条件に考えているからではないのか。他方、発達障害ならば脳の器質的な問題であり先天的なものなのだからと、諦めがつく。自己責任もへったくれもない。まあそういうことなのでしょう。

　これはつまり、BPDに対してつい「個別性重視モード」で向き合ってしまいがちだけれど、発達障害と分かっていればわたしたちの頭は自動的に「パターン重視モード」となるのでそれなりに覚悟がつく、ということなのでしょう。相手への期待度とか、無意識の差別的な心情までもがかかわってくる可能性はありますが、ここでは、「個別性かパターンか」というモードの違いということで述べてみました。

✠　「経験」とはパターンを増やすこと

パターンの形は人によって違う

　さて、ここで「援助者として経験を重ねることの意味」についてちょっと考えてみましょう。

　経験を重ね、成功や失敗や困惑に何度も直面したその手ごたえは、結局のところ援助者に何をもたらすのでしょうか。わたし自身に照らしてみますと、どうやらそれは手持ちのパターンの数を増やすことにほかならないようです。

　ああ、こういった考えをしてこのような反応を示す人が一定の割合で存在しているんだなあ。ふうん、こんなところに拘泥して自縄自縛になってしまう人って案外多いのか。まさかそんな重要なところに気づかないなんて思ってもみなかったけど、そこで人生を誤る人間ってめずらしくないのか。なるほどねえ——そのような驚きや意外性、あるいは「またかよ！」といった感情がケースの分析と響き合ってひとつのパターンとして結実していく。

　だからわたしが申しているパターンとは、援助者それぞれで微妙に

違ってくると思うのですね。わたしにとっては意表を突かれたように感じられたことが、別の人にとっては当たり前のことと感じられるかもしれない。そうしたらそれは、わたしにはパターンとする価値があっても、別の人にとってはわざわざそんなふうにして頭に刻み込む必然性なんかない。

　といったわけで、『これさえあれば大丈夫、援助者必携・問題ケースのパターン集』（医学書院刊）なんて本は意味がない。だから存在しない。**それぞれが自分用のパターン集をつくらねばならないし、それが経**験の成果ということになるのではないでしょうか。

ほとんど昆虫採集の喜び？

　ある程度パターンが蓄積されてくると、「いやはや、こういうパターンってかなりの確率で遭遇するなあ」と手持ちのパターンの輪郭をより濃く"なぞる"機会が増えたり、「へえ、こういったパターンもあったのか」と昆虫採集マニアが新種の蝶でも捕まえたような充実感を憶えたりするようになります。

　蒐集の喜びに近いものがありますね。そうなりますと、やっかいなケースに出会って嫌な目にあったとしても、「でも、まあ珍種のパターンをゲットできたからいいや」と前向きな気持ちが持てます。いや、ホント。

　もしも自分がちまちまと凡庸な生活を送っていたら決して出会わなかったような心の働き、あるいは逸脱した営みと遭遇し、それをパターンとして保存することで仕事に活用するのですから、真面目な話、援助者という職業はまことに味わい深いと思わずにはいられません。

　援助職には好奇心が必要です。好奇心とは面白半分とか興味本位といった無責任なスタンスとは違います。真剣に、前向きに「**パターンのコレクションを増やして援助に役立てる**」という心意気そのものですね。まあわたしは蒐集癖のある人間なので、よけいにそう思うのかもしれませんが。

パターンとしての病名

7種類の病名で十分

保健所で行われるケース検討会に参加することがしばしばあります。医師としてのわたしは、病名に関して意見を求められる場合がめずらしくない。この人物にはどのような病名が該当するのか、こちらの人物は過去に診断を受けているが果たしてその病名は妥当なのか等々。

病名とは、医療におけるひとつのパターンを示しています。精神科領域に限って申せば、精神の逸脱の仕方の典型像そのものと言い直してもよいかもしれない。そして病名が援助行為を実行するためのガイドとなり得るためには、わたしたちのあいだにひとつの暗黙の了解があることをここで指摘しておきましょう。

その暗黙の了解とは何か。**精神の逸脱の仕方（もっとあからさまに言えば、気の狂い方）は一定の数、しかもそんなにたくさんはない**、という認識です。人の個性は千差万別でしょうが、細かい差異を除けば百種類もキャラクターの数があるとは思えない。同様に、おおまかに考えれば精神の逸脱の仕方もそれほど多種多様ではありません。

わたしが臨床の現場でカルテに記す病名は、大雑把なところせいぜい7種類程度です。

（1）統合失調症
（2）（躁）うつ病
（3）神経症圏
（4）パーソナリティ障害
（5）外因性ないしは器質性精神病（認知症も含む）
　それに加えて、
（6）発達障害圏（器質性と捉えてもよいが、先天性であるところが重要）
（7）依存症（これは神経症圏やパーソナリティ障害と重なることが多いが、治療からは別立てとしたほうが現実的）

——こんなところでしょうか。

　医師によっては異論がありましょうし、もちろんもっと細かく分類はできますが、大局的にはこの程度で事足ります。

診断＝7つのパターンのどれに該当するか

　ヒトの精神は、7種類程度にしか逸脱のしようがない。おそらく脳の構造上、そんなふうに自然に制限がされてくるのでしょう。だから診断という行為は、7つのパターンのどれに該当するかを見抜く作業にほかなりません。疾患の初期段階においてはまだそのパターンが明確には見えていなくても、いずれどれかのパターンに収斂してくるだろうと見込んでいるわけです。

　というわけで、患者さんを前にしたとき、ほんの数秒で診断がついてしまう場合がある。それは決して当てずっぽうではなく、デッサンをするようにしっかりとパターンを捉えられた——そのような手ごたえを感じた瞬間なのです。

　精神を病むというのは、ある種の極限状態であり心の叫びです。そして、もしわたしたちが素足で画ビョウを踏んづけたら「痛い！」「Auch!」「イテテ！」などと叫び声を上げるはずですが、そんなとっさの叫び声はおしなべて似たり寄ったりに違いありません。ものすごくユニークな叫び声なんてものはあり得ない。心の叫びも同様です。

　という理屈で**病名は7つ程度で（とりあえず）用が足りる**という次第です。そしてその事実が、わたしたちの胸の内からよけいな迷いを払拭してくれているのです。

　病名とはすなわち遺伝負因や生育環境、病前性格、生活歴、発病のきっかけ、症状とその推移、有効な対応法や治療法、予後などをひっくるめてのパターンです。しかもこの場合には、どんな人でも共通認識を得られるように配慮された普遍的なパターンでもあります。

　だから病名を知ればわたしたちは皆が同じイメージを持つことができる。それを基盤に能率よく援助に向けた作戦を立てられることになる。

病名なんてレッテル貼りであり差別そのものだなんて息巻く人がいますが、立腹するほうがおかしい。レッテルなのはまさにその通り。ただし**レッテルを見て差別という行動に走るか、それとも援助のガイドとして活用するか、その違いが重要なわけです。**

病名以外にもさまざまなパターンが

なるほど病名というパターンがはっきりと見えてくれば、ケースが扱いやすくなることは多い。迷いも減りましょう。だが援助者においては、必ずしも病名が判明した状態でケースを扱うとは限りません（まともではないけれど病名がつくほどでもない——そんな人だって少なくありません）。

そんなとき援助者には、病名以外のパターンを用いてケースを把握するといった方法論があります。そのようなパターンには、たとえば「共依存」であるとか「セルフネグレクト」、あるいは「虐待」などそれなりのネーミングがなされている場合もあれば、「苦情を言うといったスタイルでなければ他者とコミュニケーションを図れない面倒な人」とか「トラブルを起こして注目を集めなければ不安でいられない人」「助けを求めるくせに、いざ介入しようとするとそれを拒む奇妙な人」「休日や夜間に限って援助を求めてくる迷惑な人」等、ことさら名称はついていないが"ありがち"なものとして頭にインプットされているパターンもありましょう。

本書では、Ⅱ章以外はそうした援助者のためのパターンを考察し論ずることになります。

🐾　「そうこなくっちゃ」というセリフのこと

ある座談会の記事から

以下はふたたび余談めいた話です。わたしは、パターンをあれこれ抽出して自家薬籠中のものとする営みは楽しいものだといった意味のことを述べました。それに関して思い出したエピソードを紹介しておきま

しょう。

　ある雑誌の対談で文芸評論家のT氏が語っていた話です。記憶を頼り
に書くので細部は違っているかもしれませんが、大筋は合っているはず
です。

＊

　出版業界にX氏というまことに性格の悪い編集者がいました。嫌われ
者です。そのX氏が、あるとき左遷になった。本人はがっくりしていま
すが、もともと嫌なやつなので誰も同情なんかしてくれません。ザマミ
ロくらいにしか思わない。ところが評論家のT氏は、ほんの気まぐれで
X氏に酒を奢ってなぐさめてあげました。X氏はとても喜び、こんなふ
うにしてくれるのはあなただけだ、この恩は忘れませんと感謝したそう
です。

　でも評論家のT氏はシビアな人です。礼なんか言っても、こいつの根
性そのものがそう簡単に変わるわけがない、しょせんは一時的で表面的
な感謝にすぎないだろうと考えていました。ま、そんなものさ、と。

　数年が経ち、左遷の処分は解けてX氏はまた以前の部署に復帰しまし
た。左遷期間にそれまでの自分の態度を殊勝に顧みるなんてことは、も
ちろんX氏はしませんでした。したがって元の木阿弥、また以前と同じ
性格の悪さです。

　ある日、出版記念か何かのパーティーで、たまたま評論家のT氏はX
氏と出くわしました。普通の神経だったらそんなとき、X氏はT氏に向
かって懐かしそうな表情で礼を述べるに違いありません。あのときはあ
りがとうございました、おかげさまでまた以前のポストに戻れました、
どうぞこれからもよろしく、と。

　でもX氏はそんなことはしなかった。平然とT氏を無視したのです
ね。恥知らずというか恩知らずというか、まさに「いかがなものか」と
眉をひそめたくなる態度をとったのです。

　ところが評論家のT氏は、まったく腹を立てなかったというのです。

ムカつくどころか面白がってしまった。なぜならT氏はどうせX氏がこんな振る舞いをするだろうと予測していたからです。すなわちX氏という人柄のパターンを見抜いていたので、呆気ないほど予想通りの挙に出る彼の姿をすっかり楽しんでしまったのです。T氏はこんなふうに言っていました。

「そこでオレは『そうこなくっちゃ』と思うんだよ。川に犬が落ちると、皆が石をぶつけたりするでしょう。オレは救出に行くんだよね。そのあと元気になった犬が噛みついてきても、『そうこなくっちゃ』と思っちゃうね」

　至言ですね、「そうこなくっちゃ」というのは。この客観的態度と好奇心との合体はすばらしい。そう、わたしたち援助者も、パターンを武器として駆使しつつ、「そうこなくっちゃ」と思えるだけの余裕を持ちたいものだと考えるのです。

I − 2
人は素直に助けを
求められない

　　　　　　　　　困っているのは誰か

意外にあやふや

　ケース検討会に呼ばれたとき、ケースの提出者にわたしがしばしば発する質問があります。

「このケースで、実際のところ、困っている人は誰なんでしょうか」

　この問いは予想以上に重要な意味を持つことがめずらしくありません。病人ないし問題人物と思われている人自身が困っているのか、その周囲が困っている（困らされている）のか、それともケースの提出者が困っているのか。そして困っている人はそれを自覚しているのか、SOSを発しているのか、ただひたすら耐えているのか、緊急性はあるのか……。

　そのあたりが、当たり前のことと思っていたのにいざ指摘されてみたら“あやふや”であったなんて場合が、案外と多いのですね。

「放っておいてくれ」の人

　たとえば統合失調症の慢性期（残遺状態）で、生活保護を受けつつ独り暮らしをしている男性Aさんがいたとします。とりあえず月に1回、外来通院はしているし服薬も遵守している。言動にはいささか常識外れなところはあるし、身なりも不潔でだらしない。が、幻覚妄想もないし、興奮もない。近隣から苦情が来るわけではない。

　ただしAさんの生活ぶりが、あまりにも非生産的なのです。買い物以外は外に出ず、食事はほぼコンビニ弁当。テレビや本も見ず、もちろん

SNSなんて無関心。日に数十本の煙草を吸いながらぼんやりしているだけの毎日なのです。酒にも風俗にもギャンブルにも興味がなく、他人との交流も嫌がります。

Aさんは、本人的には何も困っていません。身体的な病気はない。寂しくもない。退屈でもない。むしろ「放っておいてくれ」という姿勢です。しかもまわりに迷惑を受けている人もいない（気味が悪いと感じている隣人はいるようですが）。

こういった男性がケース検討会の俎上に載せられたとしたら、**おそらく困っている人はケース提出者（援助者）その人でしょう。**

ではケース提出者は何を困っているのか。たしかにAさんはトラブルなんか起こしていない。健康も損ねていないし、苦痛なんて感じていない。しかしAさんの暮らしぶりは、人のありようとしてあまりにも空疎で投げやりではないのか。本人はそれで構わないと言っているが、構わないと思うその精神こそが病んでいる証左であり、だからそれをワタシは「人として」看過するわけにはいかない。でもどうアプローチすべきかに困っているのだ、と。

「よけいなお世話」かもしれないけれど

ケース提出者の憂慮は、果たして妥当なものなのでしょうか。

ひとつの意見として、ケース提出者の心配は**「よけいなお世話」であり人生観の押しつけにすぎない**という発言が予想されます。なるほどそうかもしれない。無理にデイケアや作業所に通わせても、それは援助者の自己満足でしかない可能性が高い。

そりゃあ毎日なにもせずに虚ろな日々を送るのは、「わたしたち健常者」にとっては苦痛であろう。でも統合失調症・残遺状態の人にとってはそれが（おそらく）気の休まる状態なのだから、そのままにしておけば構わないではないか。

そう言われても、提出者としてはいまひとつ釈然としない気分でしょう。無理もありません。同じ人間同士なのに相手の気持ちがまったく理

解しかねるのは居心地が悪い。率直なところ、自分の理解が及ぶ範囲で
それなりに幸福になってくれればそれがいちばんうれしい、といったとこ
ろなのでしょう。お願いだから、ワタシに納得のいくような幸せをつ
かんでほしい、と。

　この問題に正解はなさそうです。もしかすると、提出者には善意の押
し売りみたいな傾向が多少はあるのかもしれない。だが物事には「やっ
てみたら案外楽しかった」なんてことが少なくないのですから、提出者
の思惑通りにもっとアプローチをしてみるのも、あながち間違いとは言
えますまい。

　提出者が思いわずらう態度を人生観の押しつけであると一刀両断して
しまうのは、いささか潤いに欠ける意見のような気がします。

❤ 選択肢というキーワード

無理強いせずに提案する方法

　わたしだったら上記のケースをどう考えるでしょうか。キーワードと
して「選択肢」というものを持ち出すと思います。

　何かを判断するとき、人はいくつかの選択肢を前にしています。その
どれを選び取るかが、すなわち判断ということになる。そこで適切な判
断をするためには、それぞれの選択肢をていねいに吟味しなければなら
ない。ひとつひとつの具体的なイメージを思い描き、長所や短所を引き
比べ、自分の好みも加味して最終的な判断を下す。そのようなプロセス
を踏まなければ本当に判断をしたことになりません。

　ところがA氏の場合はどうでしょう。

　現状維持といった選択肢以外にも、デイケアに参加してみるとか作業
所で汗を流してみるとか、図書館に行ってみるとか、ボランティア的な
ことを試してみるとか、いろいろな選択肢が存在します。にもかかわら
ずA氏は現状維持を選び他の選択肢はかたくなに拒んでいる。そうした
判断は、果たして他の選択肢もちゃんと吟味したうえでのものなので

しょうか。

　違うでしょうね、十中八九。ただやみくもに現状維持に拘泥している
だけであり、比較検討なんかしていない。その背景に統合失調症の精神
病理が横たわっているのは間違いない。ただ現実問題としては、その精
神病理を改善するのは困難なのです。

　だからわたしだったら無理強いはしません。けれども、Ａ氏が他の選
択肢に誤ったイメージを抱いていたり、選択肢の存在そのものを想像す
らしていなかったら、これは判断以前の話になってしまいます。という
わけで、おそらくわたしはＡ氏に「**オレの顔を立てるつもりで、頼むか
ら１回だけ見学をしてみてよ**」とデイケアや作業所見学に誘ってみるで
しょう。

　無理強いはしないが、なだめすかして一緒に見学に行ってみる。見学
してもやはり拒むのだったら仕方がない。見学すら拒むのもまた、仕方
がない。ただしこうした手続きを踏んでおけば、万が一、将来ふと気が
変わる可能性だってある。そのとき、見学に誘ったとか説明を試みたと
いう事実が、いきなりネオンサインが点灯したかのように意味を持って
くるかもしれない。だから、「気が向いたら連絡してね」とこちらの連
絡先をきちんと伝えておく。いつでもアクセス可能にしておく。

　それだけです。それ以上のアプローチは反感を買うだけですから控え
ます。

オープンエンドで待つ

　おそらくそんなことをしても、まずＡさんが乗り気になることはない
でしょう。確率はほぼゼロです。でもそれで構わない。**なぜなら、わた
しの気が済むからです。**やることはやった、と。

　これって重要だと思いませんか?　**援助というシステムには、当然の
ことながら援助者自身も組み込まれています。**その援助者が迷いや不全
感にからみ取られていたらシステムはうまく機能しない。援助者が寝覚
めの悪い思いをしていてはまずいのです。だからこそ、わたしたちが妙

な気まずさに陥らないための保険として「とりあえず見学には誘ってみる」「可能な限り具体的に説明してみる」といった行為が立ち上がってくるわけで、そこに選択肢というキーワードが密接にかかわっているという次第なのです。

　以上が、可能性を担保しつつ差し当たって待機の姿勢に持ち込むという方法論でして、わたしはそれを「オープンエンド」と呼んでいます。

妄想という説明装置

自分でなく世界が変わった

　妄想は馬鹿げています。あり得ない内容を大真面目に言い立てるなんて、まさに常軌を逸している。でも心を病んだ人は妄想にすがりつく。いくら説得したり説明しても、決してその妄想を手放そうとしない。なぜでしょうか。

　妄想にはちゃんと存在価値があります。統合失調症の場合を考えてみましょう。

　精神が変調をきたすと、過敏さと鈍感さとが同居するようになります。妙なところに固執して邪推したり深読みをし、いっぽう肝心なところを平然と無視するようになる。そうなると世の中の見え方が変わってきます。

　おおらかな気配が失われ、おしなべて悪意が世間に充満しているような感覚に支配されがちとなる。しかも精神の変調に伴って、大概は強い不安感が生じてくる。自分が生きている世界が、今までとは様子が一変し、何やらただならぬ——油断のならない雰囲気に変貌してしまったように感じられてしまうのです。

　そんなときに、だから自分の精神は調子を崩していると考える人はなかなかいません。**自分ではなく世界がどうかしてしまったと考える。天動説みたいなものです。**なぜこんなことになってしまったのか。人は理由が分からなければ異常な事態に耐えられません。でも、理由なんかあ

りはしない。おかしいのは自分なのですから。だがそれを認めるわけにはいかない、絶対に。

そこで大急ぎで自分なりに「理由」をでっち上げる。しかしミステリ作家でもあるまいし、すべてを十全に説明可能な理由を短時間でつくり上げるなんて至難の業です。しかし何としてでもそれをひねり出さなければ、心が耐えられない。

被害妄想×誇大妄想＝陰謀論

こうした場合に、まことに便利なストーリーがあるのですね。「陰謀論」というやつです。悪意ある何者かが、あるいは何らかの邪悪な組織が自分を陥れようとしているという(いささか壮大な)ストーリーです。

あらゆる異常はすべて悪辣なたくらみの一環だと解釈する。加害者は、正体こそはっきりしないが権力を持ち組織力にたけた手強い連中──スパイ組織とかCIA、フリーメイソン、テロ組織、国家公安局などを想定しがちです。集団ストーカーだとかマスコミなどを想定する場合もあります。電波や盗聴器、監視カメラ、電磁波、ネットなども妄想に登場しがちなアイテムですが、これらも「いまひとつ得体が知れないけれど強い影響力を持つ媒体」とまとめられましょう。これらが自分を苦しめている！　そう、妄想の基本形は被害妄想です。

ではなぜ患者さんは陰謀の渦中に巻き込まれ、狙われねばならないのか。そこで誇大妄想が立ち上がってきます。自分は狙われるに足る重要人物である、と。

妄想は精神病による強大な不安や違和感を鎮めるための説明装置であり、同時に「困っている」「助けてほしい」「わけが分からない」といった叫びでもある。わたしの心はどうかしてしまった、だから困り果てていると素直にSOSを発してくれれば話は簡単なのに、そんなふうにストレートに振る舞えない。それどころか荒唐無稽な物語でつじつまを合わせようとしてしまうのが、人間の興味深いところであり、やっかいなところなのです。

認知症なら物取られ妄想

　統合失調症以外でも妄想は生じます。認知症ではどうでしょうか。何といっても有名なのは「物盗られ妄想」ですよね。自分でしまい忘れただけのくせに、「嫁が財布を盗んだ！」と大騒ぎするアレです。

　記憶力の低下によって、どこにしまい込んだのかその場所が分からなくなるどころか、そもそもしまったという事実さえ覚えていない。いっぽう嫁に対する反感といった感情レベルのことは心にしっかり刻まれているので、双方を合体させて「嫁が盗んだ」といったストーリーを勝手に組み立ててしまう。

　まことに可愛げのない振る舞いですが、当人としては「財布が見つからなくて困っている、どうしよう」といった焦りと、「やはり嫁はいけ好かない。そんな嫁の世話にならねばならない自分が情けない」といった心情のミックスです。だから「わたしは盗んでいません、失礼な！」なんてお嫁さんが怒っても事態は紛糾するだけ。ぐっと我慢して一緒に探してあげればよろしい、という話になるわけです。

　盗まれたどころか「嫁に殺される」なんて物騒なことを言い出したり、80歳の夫がケアマネと浮気をしているなどと疑ったり（嫉妬妄想）、ときには誰かが天井裏に住み着いてイタズラをするとか、奇想天外な妄想を口にすることもあります。いずれも老いた自分が痛感している無力感や不安感が、根底には横たわっている。

　そう、いつだって人は「困った」「つらい」「不安だ」「途方に暮れている」といった言葉を自然体では発せられず、**ひねくれたクレームや突飛なストーリーに託して表現してしまう**傾向があるのです。

🐾　人はつらさを何かに託す

「ふと思いついたもの」に託してしまう

　神経症の患者さんは、ありとあらゆる症状を訴える可能性があります。人間が想像しうる精神的ないしは身体的症状のすべてを訴えかねな

い。そして客観的にはそれが空想にすぎなかったとしても、本人はそれに苦しみ、翻弄される。

　なぜそんな馬鹿げた現象が生じるのでしょうか。ストレス、悩み、不安——そのようなものに責め苛まれているとき、大概の人はそれを我慢します。えてしてそうした苦しみにはプライベートなこだわりや、本人なりの好き嫌い、嫌な思い出や羞恥心などがからんでいる。だからそうやすやすと他人に話すのは憚（はばか）られる。できれば秘密裡（り）に解決したい。そうした思いがあるから我慢を続け、すると事態はなおさらこじれていく。

　でもそんなときに、人間は、ふと思いついたものにその苦しみを託したくなってしまうようです。託してしまえばそれは客観化されるから、荷が軽くなる。他人に共感したり同情したり驚いたりしてもらえる。つまり孤独な闘いから多少なりとも解放される。

　というわけで、「ふと思いついたもの」がそのまま表面上の症状となります。それは抑うつ気分であったり、得体の知れない不安であったり、パニックの諸症状であったり、身体的な病気への恐れであったり（心気症状）、痛みであったり、自律神経症状であったり、失神であったり、けいれんであったり、恐怖症であったり、不眠であったり、突飛なものとしては記憶喪失であったり人格が変わったり、まあそういったものにつらさを託す。

　そしてその「ふと思いついたもの」には流行があります。フロイトが活躍していたころには失神が女性のあいだには流行していたし、ノイローゼと称して頭を抱えて悩むのがはやった時代もある。解離がトレンドになったり、昨今は抑うつ状態がはやっている（新型うつ病の一部が相当）。

SOS の代理物

　そんな次第ですから、たとえ抑うつ気分が症状として出現していたとしても、抗うつ薬を服用すれば治るなんてはずがない。曲がりなりにも病人として同情され、大切に扱われることで心境に変化が生じて、結果

として症状が消える場合はありましょう。が、それは決して抗うつ薬の薬理効果ゆえではありません。

「ふと思いついたもの」とは言っても、なぜそれを"ふと"思いついたのか。そこを追求したがる人は精神分析にのめり込みます。その追求は、どちらかと申せばほとんど趣味みたいなもので、だから精神分析は文学チックな思考に傾きがちです。現実的な文脈においては、「託す」という言葉だけで十分と思われます。そのせいか精神分析は近ごろあまり人気がないようです。

　ある意味では、**神経症なんて「ふと思いつく」と「託す」との合体なのです**。だからお手軽であることこのうえない。にもかかわらず当人にとってはシリアスかつ、つらいところがこの病気の特徴です。しかもそうしたメカニズムが当人には分からない。独り相撲で苦しんでいる。それを換言するなら、「人は困っているときにそれを素直に表明してSOSを出せないものだ」という、先ほどから繰り返している話に行き着く次第です。

わたしはなぜ腹痛を起こしていたのか

　思い出話をひとつ。わたしが東京都に勤務していたころの話です。松沢病院に転勤となってから3か月くらい、出勤途中の電車の中で必ず腹痛が起きました。腹がごろごろ鳴って便意に苛まれる。油汗が流れる。

　松沢病院に勤務する医師の多くは研修医時代にここで働いた経験があります。つまり空気に馴れている。しかしわたしにはそうした経験が一切ない。なじみがゼロで、見知った人もいない。おまけに当方にとってこの病院は一種のブランドであるといった思いがありました。だから緊張する。醜態は見せられない。医師としての能力を試されている、といった気分でした。

　にもかかわらず、病院の勝手がいまひとつ分からない。鎮静の方法や処方の傾向、退院のタイミング等、病院それぞれで暗黙の了解に近いものがありますが、それが見えてこない。それらがトータルとなってスト

レスになっていました。

　だからわたしはなぜ通勤途中で毎朝腹痛を起こすのか、その理由は分かっていました。治癒するためには、病院に馴れて緊張感が解けることが必要だと了解していました。そしてそのためには、もうしばらくこの症状は持続するであろうことも。

　わたしは症状に困っていました。他方、メカニズムも、どうなれば改善するかも知っていた。それでもなお、腹痛は持続していました。今になって振り返ってみますと、わたしは心の奥でうっすらと、ああした症状に悩まされるのを望んでいた気がします。憧れていた病院で働けるようになり、でもそれがすんなり実現してしまうのはつまらない。自分の人生においてはかなり重要な出来事なのだから、それ相応のエピソードがなければ手ごたえに欠ける。苦しみがあってこそ、自分の成果はより鮮明になる。だからプライドや気負いや不安を、症状に託した。毎朝の腹痛は、いわば「望むところ」でもあったのです。もちろん明確にそれを自覚していたわけではありませんが。

　神経症圏の症状は、ただ単純に苦しみそのものであるとは限りません。症状を通して自分の人生を把握したり、自分を肯定したり否定するための道具として作用する場合がある。**だから「症状は消えるべきである」とやみくもに思いつめないほうが正解です。**人の心は複雑で、ときに逆説的である。矛盾している。そのように理解しておいたほうがよさそうです。

🐾　　　　もう一度、困っているのは誰か?

困る。この複雑怪奇な現象

　わたしたち援助職は、困っている人が存在するのを前提として仕事に携わっています。だが精神の問題がからんでくると、「困っている人」が必ずしも明快に特定できない。

　先ほど記した統合失調症・残遺状態のAさん（25頁）は、自分では

ちっとも困っていなかったし低空飛行なりに生活を維持できていた。でもそれを見た援助者が「さすがに、人として、このままではまずい」と思ったので、困っている人はその援助者が該当することになったのでした。援助者がこのままで構わないと思ったなら、困っている人はどこにも存在しない——つまり問題なしのケースとなるわけです。

　共依存はどうか。本人は口では困ったと言いますが、いざ援助の手を差し延べようとしても、すがってきてくれません（I-4で詳述します）。あたかも困っていないかのように振る舞うのです（そこに共依存に特有の病理があるわけです）。そうなると、その人を困っていると見なすかどうかが援助者を悩ませます。こうしたケースでも、困っているのは事実上援助者のみという形をとりやすい。

　妄想を抱いている人は、妄想の文脈に沿って"困って"います。援助者がなんとかしたいと考える部分と、当人が困っている部分とが一致しない。だから話が噛み合わない。わたしたちは電波攻撃やフリーメイソンの策謀を阻止するなんてできないわけですから、そうなると援助が成立しなくなりかねない。

　神経症圏では、困っているという事実を「ふと思いついた」症状へと託してしまいます。託した時点でもはや文脈が変わってしまっているから、相手が主張する困りごとへ馬鹿正直に取り組んでいてもラチが明きません。いやそれどころか、症状はあるがその意味を自分なりに悟っているから放っておいてほしいと当人が考える場合すらある。

ここに醍醐味がある！

　援助においては需要と供給とが明確にはならない（あるいはうまく噛み合わない）ケースがめずらしくない。どこまで介入し、どこまで見守りで済ませるか。その判断が往々にして難しい。

　と同時にそれは援助職の醍醐味でもありましょう。なにしろ人間という矛盾に満ちた動物、その内面の核心と向き合うわけなのですから。**ため息なんか吐く必要はありません。**

判断に迷った際の重要な手法としては、次に述べる「ケース検討会」（40頁以降）の項も参考にしてください。また「当人が困っていなければそれでいいのか」（64頁）も参照してください。

Ⅰ－3
心の余裕がすべてに優る

🐾　　　陰性感情は伝わるか

いきなり"記録"を渡された……

　外来診察をしていますと、当然のことながらいろいろ印象深い患者さんと出会います。

　何年か前に、神経症圏の中年男性（初診）なのですが、自分の症状についてその経過をA4サイズの紙5枚にわたってパソコンでびっしりと書き記した"記録"を持参してきました。まずはこれを読んでください、とわたしにその紙の束を突き出すのです。さっさと受け取れよ、とイラついた調子でデスク越しに突き出すのですね。

　これをいちいちていねいに読んでいたら、30分近くは時間が必要でしょう。主観オンリーの記載ですから、質問や確認をまじえて読まねばなりませんし。そんな調子では、初診が1時間を軽くオーバーしてしまう。

　そこでわたしは思うわけです。症状の経過を紙に書き出して整理をすること自体は大いに意味があり価値があるけれど、これだけのボリュームがある"記録"をその場で読めと要求するあたりにこの人の問題があるなあ、と。

見破られているのではないか!?

　もしかすると、いきなりその"記録"を渡された医師がそれを読み込むのにどれほど手間取るのかを斟酌（しんしゃく）している余裕などなかった——そのような、せっぱつまった状況を読み取るべきかもしれません。あるい

は、自分では適切と思っていても他人はそう思わないような一方通行的な失敗をこの人は重ねがちで、それが症状にリンクしている可能性を思い浮かべるべきかもしれない。ここまで詳細な"記録"を渡されると、ていねいとか慎重というよりも、「強迫的」といった言葉をキーワードに据えて向き合うべきかもしれない。

　といった調子でわたしは心の中でいろいろなことを考えるわけです。そしてそうした「いろいろ」のなかには、「こんなにたくさん書いてきたのを渡されても、正直なところ面倒なんだよなあ」といった素朴な気持ちも含まれている。

　以前から、こうした当方のろくでもない考えや気持ち（つまり、相手がそれを知ったら怒ったり落胆しかねないような考えや気持ち）が、ノンバーバル（非言語）コミュニケーションによって相手に伝わってしまう、さもなければ見破られてしまうことはないのだろうかと気になっていました。

あるテレパシー事例から考える

　まだ精神科医になって間もないころでしたが、外来で若い女性を担当したことがあります。境界性パーソナリティ障害の人でしたが、とても魅力的な外観なのです。あからさまに申せば、わたしの好みのタイプだったのです。だから対応が変化したとか、そんなことは（おそらく）ありませんでしたが、「もっと髪をショートにしてボーイッシュな感じにしたら、完璧だろうなあ」と秘かに思ったのです。もちろん思っただけで、そんなことなど口にしません。

　けれども次の診察に来たとき、彼女はわたしが想像した通りの髪型にカットしてきたのです。ものすごくうろたえましたね。テレパシーかよ!?　そんなふうに驚かざるを得なかった。こちらの邪な思いを見抜かれてしまったのだろうかと焦らずにはいられませんでした。このままではマズいことになりそうだと考え、先輩に相談して担当を代わってもらったのでした。

　こうした経験を思い起こすと、心の内が相手にうっかり伝わってしま

う場合もあるような気がしますね。

　今ここであらためて考えてみますと、最初に述べた神経症圏の中年男性はおそらく自分のことで精一杯で、わたしの考えや感想などに思い至るだけの余地なんてなかったことでしょう。

　次に述べた境界性パーソナリティ障害の若い女性は、治療者に「見捨てられたくない」「治療者に好印象を与えたい」といった思いが突出していたに違いない。そこに彼女の病理の一端が露呈していたわけですが、結果的にはテレパシーさながらの能力を発揮したということになる。まあ彼女自身、自分の魅力をある程度自覚しており、それをベースに調整を図ったらわたしの本心をジャストミートしてしまったということなのでしょう。

考えている内容より精神的余裕が大事

　とはいえ、今までの経験から申しますと、プロフェッショナルとしての心構えをキープしている限り（プロだから「面倒だなあ」「うんざりするなあ」なんて罰当たりなことを思ってはいけない、という話ではありません。常識的な感覚の発露としてなら、むしろそうした当たり前さは重要です。なぜならわたしたちは援助者であると同時に、世間代表として彼らに社会復帰の橋渡しをするわけですから）、腹の底を相手に悟られてしまう可能性は低い。ただし**境界性パーソナリティ障害の場合は、非現実的な深読みをされる可能性も含めて注意したほうがよろしいようです。**

　結局、多くの患者やクライアントは、自分のことで精いっぱいで相手の腹を探るどころではないのでしょう。さもなければあらゆることを妄想的に解釈するから、そうなるとこちらの腹の底なんて関係がなくなってしまう。

　この事実を言い換えるならば、いくら援助者が熱血先生的な思いを持っていたとしても、それがうまく伝わる可能性は低い。「思いは伝わる」というのを前提に援助者活動を試みても、ドラマみたいにうまくいく可能性はそれほど高くないということになりましょう。

そんなことよりもはるかに影響力が大きいのは、どうやらわたしたちがどっしりと腹をすえ、精神的な余裕を携えた状態で相手と向き合えるかどうかのような気がします。そのあたりのメカニズムについては、Ⅲ-1「家族へのアプローチ」をぜひとも参照していただきたい。そして心の余裕をわたしたちが失ったとき、ケースに収拾をつける可能性はあれよあれよと遠ざかってしまうと理解しておいたほうがよさそうです。

😺 「様子を見る」ために──ケース検討会はなぜ必要か ❶

わたしたちが心の余裕を失うとき

心の余裕を失ってしまいがちなケースの代表例は、15頁でも触れたようにクレーマーと遭遇したときでしょう。

彼らの毒々しさに気圧（けお）されて「個別性を重視する」モード一辺倒になってしまうと、混乱してあわててしまう。するとそうした動揺が相手に伝わり、いっぽうクレーマーのほうも冷静さを失って騒いでいるわけですから、互いに相手をあおる形になって収拾がつかなくなってしまう。だからこちらから動揺が流出していくのを防ぐべく、「パターンに当てはめて相手を把握する」モードに切り替えるのが肝要であると述べましたよね。

クレーマーではなくても、利用者が怒ったり怒鳴ったり騒いだりすれば、こちらが心の余裕を失いがちにはなりましょう。だがそれを乗り越えるためには、せいぜい場数を踏んで度胸ないしは図々しさを身につけるしかない。もちろん、ひどい目にあったらそれを整理分析して自分なりのパターンとして頭の中に刻み込んでおく作業が必要ですが。

心の余裕を失いかねないのは、突発的な事態に際してとは限りません。解決が難しく膠着状態に陥ってしまい、でも今のままではいずれ不幸な結果に突入してしまいかねない──そんなやっかいなケースを担当していたら、毎日が不安と焦りによってじわじわと侵食され、しだいに心の余裕は消え去っていくに違いありません。ケースそのものも援助者

の心も、どちらも生殺し状態となってしまう。

　ではどうすればよいのでしょうか？　**どうしようもありません。**どうにかできるくらいだったら、そんなことはとっくに実行しているはずなのですから。無理に決まっています。

　しかしそんな手詰まり状態に対しては、それなりの方法論が存在します。

「様子を見る」のは難しい

　どうしようもない場合、わたしたちが行うのは「様子を見る」という振る舞いです。いま現在は膠着しているものの、もし何らかの動きや変化が生じたらそれを見逃さず、介入のチャンスと位置づけてすぐに動こうという姿勢ですね。それ以外には差し当たって方策が立たない。

　しかし「様子を見る」とか「見守り」というのは、なかなか他人には分かってもらえないものです。はっきり申せば、他者の目には何もせずに放置しているのと区別がつかない。さぼっていると非難されても、いやわたしは見守っているのだという弁明はいまひとつ迫力を欠きます。口先だけの言い訳みたいに響きます。

　だから見守り、経過観察というのは援助者に気まずさをもたらす。肩身が狭い。同僚や仲間に対してすら気まずく感じてしまうことがあり得るのですから、針のムシロに座っているも同然となりかねない。

　そんなときには、**ケース検討会を開けというのがわたしからの提案です。**ケース検討会。拍子抜けしましたか？　気のきかない提案だと落胆したでしょうか？　そうでしょうね。わたしの提案に、多くの援助者たちは脱力し、あるいは尻込みします。まあそれは無理もない。なぜなら、

（1）そんなことをするのは億劫。

（2）今までさんざん悩み、それでもどうにもならなかった。だから今さらケース検討会なんて開いても解決策なんて生まれっこない。

おそらくそれらが二の足を踏む理由でしょう。その気持ちはよく分かります。でもやはりケース検討会は必要なのです。

「どうにもならない」が公認される場

（1）の「億劫」は、なるほどその通りでしょう。みんな忙しい。メンバーを集めるのも大変だし、検討会を行う部屋を確保するのさえ難儀かもしれない。まあそれはそれとして、（2）の「今さら……」はどうか。これもまさにその通りだと思います。でもここで「どうにもならなかった」についてあらためて考えてみましょう。

あれこれと悩み、知恵を絞ってきたのは確かです。しかしそうしたあれこれは、おおむね担当者が1人で悪戦苦闘した結果です。意地悪な言い方をするなら、その担当者が1人で勝手に困難ケースであると主張しているだけです。もちろん同僚や先輩にアドバイスをもらったりはしているかもしれませんが、それもあくまで個人プレーの範疇です。

けれども複数のメンバーが参加し記録も作成されるケース検討会でいま一度見直しを図り、それでもなお「こりゃあ、とりあえずどうにもならないねえ」と意見が一致したら、**そこで初めて「公式に」このケースはどうにもならないと認定されることになる。**

この違いは大きいです。ものすごく大きい。

1人でケースを抱え込んだ状態では、もしも訴訟とか、市長や区長や知事やマスコミがからむようなヤバいてんまつが訪れた場合、担当者ひとりが責任を負わねばならなくなります。冗談じゃないですよね。そしてそういった懸念や不安を抱えていれば、なおさらその担当者は「心の余裕を失う」ことになりかねない。そんなときに限って不幸を招き寄せてしまうのが世間の相場です（マーフィーの法則と言い換えてもよろしい）。

だからケース検討会は、**参加者全員が責任をシェアする**、分担してあげるといった営みでもあります。これだけでも担当者はかなり救われる。さらにケース検討会そのものが、**これ以上不幸を寄せ付けないためのお祓いでもあります**（非科学的なことを言っているのは承知しています。で

も、経験に照らして、不幸の連鎖って思い当たるでしょ?)。たとえお祓いにすぎなくても、皆が一緒にそれをしてくれれば精神的負担を減らせるでしょう。その代わり、他のメンバーがケース検討会を開いたらそれに参加して責任の一端を担ってあげましょう。

各職種に参加してもらう

　そうして参加者たちによって「やはり、どうにもならない」と認定されたら、あとは経過観察ということになるわけですが、どうせケース検討会を開くのでしたらなるべく多くの職種に参加してもらったほうがベターです。そのほうが盲点や思い込み、思い違いのリスクを軽減できるし、新鮮な視点を提供してもらえるかもしれない。せっかく集まったのだから、ついでに、もし介入が可能になったら医療機関や施設はどこを利用するか、費用はどうなるのか、法律的な疑問等々、具体的なことを話し合っておくのも大切でしょう。

　わたしもそうした検討会にしばしば呼ばれますが、そこでは医学的な意見を述べるとともに、「医者の立場から見ても、こりゃあどうにもならないですねえ」と宣言する場合が多い。わたしが重大な見落としや錯誤を発見したなんてことはまずありませんでしたが、違う立場からの意見ということでそれなりに役には立ったという次第です（**もちろん責任もシェアしました**）。

🐾　　「待つ」ために──ケース検討会はなぜ必要か ❷

迷いなく「待てる」ようになる

　ケース検討会の重要性は上記のみではありません。もっとも肝心なところは、検討会を行うことによって担当者の腹がすわり、「**これで、もはや待つしかない**」と覚悟がつくことなのです。たんに「待つ」のではなく、いわば「人事を尽くして天命を待つ」といった文脈での「待つ」ですね。

どんなケースであろうと、待っていれば必ず動きが出ます。人間の寿命は無限ではないのですから当然です。しかしじっと待つのはつらいものです。ましてや「待つ」という姿勢に対して迷いがあればなおさらです。けれどもケース検討会を経て、待つしかないと腹がくくれたのですから、留意はしつつもあとは別の業務に精を出していればよいのです（だって、わたしたちはものすごく忙しいじゃないですか）。

　そうこうしているうちに自然に変化が生じます。時計の針を見つめながら「早く時間が進まないかな」と思っていても、ちっとも針は動く気配がありません。でも何か別なことをしていて、それからふと時計に目を向ければ必ず針は進んでいる。そんなものです。

　不思議なことに、このように「人事を尽くして天命を待つ」のレベルに持ち込むと、結構高い確率で**「思ってもみなかった姿で展開が訪れる」**といった場面が生じます。例をあげてみましょう。

打つ手なしの検討会……

　認知症の母と、それを介護する娘（治療中断の統合失調症）のふたり暮らしというケースがありました。娘なりに介護はするのですが、やり方が不適切なうえにすぐ感情的になってしまう。罵声を浴びせたり、罰として母に食事を与えないことすらある。清潔さも保てていない。

　娘には奇妙な思い込みがあってヘルパー導入や社会資源の利用はすべて拒む。もちろん医療も拒否。誰が訪ねて行っても扉さえ開けてくれない。事実上の虐待となっているケースです。

　生活保護でも受けていれば、そちらから突破口が開けることもあるのですが、多少の蓄えがあるのでかえって始末が悪い。親族との関係性も劣悪で、協力を仰げない。まさに経過観察しかないケースでした。

　地区担当の保健師さんが中心となってケース検討会が開催されました。わたしがそこに招かれたのは、「娘を精神科へ入院させて、そのあいだに母は施設に保護し、その結果として分離を図る」といったプランの是非を教えてもらいたい──そのような保健師さんの腹づもりがあっ

たこともひとつの理由だったようです。

　しかし娘を強制入院させるといった方向性は、少なくともこのケースの場合には現実性を欠いていました。そうした意味では、わたしは保健師さんを落胆させるために検討会に参加したようなものです。でもそれは視点を変えれば、**よけいな迷いをひとつ消し去った**ことでもあります。

　検討会の結論としては、やはりこれはすぐには手出しができない。せめて娘の気が変わってくれるように、たとえドアは開けてくれなくとも定期的に訪問して、「相談に乗りますから」とメモを置いてきたらどうだろう。具体的なプランとして決まったのは、そのようなことだけでした。

意外なてんまつ

　そして2か月後。「ご都合主義のデタラメを書きやがって、なんて思われたら嫌だなあ」と心配しつつわたしはここに記すわけですが、まったく予想外のことが起きました。娘がいきなり、保健所にやって来たのです。**あの、拒否的どころか扉も開けてくれなかった娘が保健所に。**

　買い物の帰りだったらしく、カップ麺をいくつも詰め込んだ袋を両手に持っていたそうです。彼女はドクターの往診について相談したいと言いました。すぐに地区担当の保健師さんに話が伝わり（娘は保健師さんが残したメモについては何も言わなかったそうですが）、とにかく介入のきっかけがつかめました。まさか娘がみずから登場するなんて、いちばんあり得ない展開のはずでしたのに。

　なぜこんなラッキーなことが起きたのか。もしかすると、ケース検討会なんか開かなくても、娘は登場したのかもしれません。でも担当者がもどかしさや焦りや不安で心に余裕を失っていたら、それは間接的に娘の気持ちに緊張感をもたらし、拒否的態度をなおさら強化させていた可能性が高い。しかしケース検討会を経て、保健師さんの気持ちに余裕が生まれていた。腹がすわり、頼もしさに通ずる雰囲気さえ発散させるに至っていた。そうしたものが娘に、目に見えない形で作用したところも

あるのではないでしょうか。

決定的なのは「心の余裕」

　そんなのは気のせいだと否定しても構いません。けれども、「気のせい」であってもプラスに作用するのであればそれに賭けてみるのもまた、援助者の心意気ではないかと思いますね。小賢しげな合理性を超えた部分（言い換えれば、エビデンスとやらとは無縁の領域）にすら目配りをしなければならないのが、援助者の大変さであると同時に一種の面白さだと思います。

　たとえこんなふうに都合よくは事態が展開せず、結局は何も変化の兆しがないかのように映ったとしても、ではそれゆえにケース検討会が無駄だったのかといえばそうではない。担当者の気持ちが軽くなったということは、その人が抱えている他の仕事に何らかのプラス要素が加わることを意味しましょう。

　心に余裕がないまま取り組む仕事と、余裕を取り戻して取り組む仕事とでは質が違う。成果が違う。ひとつのケースそのものの範疇では目に見える効果がなくても、その援助者が取り組んでいるもっと別なケースにおいて（本人にすら気づかぬ形で）、よい影響が出ているに違いないのです。それだけでも喜ばしい話ではないですか。ぜひとも広い視野で現実を捉えてみるべきでしょう。

❤️　　　人事を尽くして天命を待つ

それは偶然頼りか？

　いま紹介した「認知症の母と、それを介護する統合失調症の娘」というケースの記録を、何年か先の未来に、ある援助者が閲覧したとしましょう。その人は、自分もそれにほぼそっくりな症例を抱えて困っていたので、たまたま見つけたそのケース記録を、ぜひとも参考にしようと興味津々で読み始めます。

　読み終えてその援助者はどんな感想を持つでしょうか。おそらく、肩をすくめて、これはわたしの役には立たないなあと嘆息しそうです。なぜなら、困難ケースではあったけれど結局は「不思議にも、娘が自分から相談に来てくれたので無事に解決しました、めでたし、めでたし」というてんまつでしかないからです。あまりにも話がとんとん拍子に進んでいる。お金に困っていたら宝くじに当たった、みたいな話じゃないか。こんな偶然頼みの展開では、まったく参考にならない。神社にお参りにでも行ったほうがマシだよ、と。

　そう思うのも無理はありません。幸運の女神が微笑んでくれたおかげですべてがうまい方向に作用して無事解決に至った、そのようにしか感じられないでしょう。

　でも当時の援助者も、その数年後の援助者も、ケースを前に途方に暮れていたのはまったく同じなのです。そして重要なのは、当時の援助者が苦肉の策としてケース検討会を開いた、するとそれが契機となって事態に動きが生じた——この因果関係が、記録には適切に表現し得ないということなのです。

何かの必然性があったはず

　おそらく関係者の誰もが、「ええ!?　こんなことってあるんだなあ」と驚いたはずですし、そこにはもはや常識的な説明では歯の立たない何かが作用していたとしか言いようがない。でもそれはオカルトの類ではなく、たぶん、「援助者に心の余裕が生じた」「援助者が、あとは待つしかないと腹をくくった」という雲をつかむような事実にもとづいている。そんな「理屈を超えた」な話なのです。

　やれマニュアルだのエビデンスだのと利口ぶりたがる人がいますが、そういった発想では掬いきれない事象がこのケースには関与していたのであり、しかもそれを十全に説明するのは難しい。だからそのあたりの呼吸を記録には書き残しようがなかった。と、そういうことになりましょうか。

「**人事を尽くして天命を待つ**」なんて口に出したら小馬鹿にする人が多いでしょうが、それもまたひとつの手段であると思っておいたほうが得策です。未来から振り返ってみれば、右往左往していたわたしたちの行動にも、何らかの必然性が透けて見えてくるのかもしれません。

I－4

「問題が解決する」とは?

解決より「落としどころ」

それなりの幸福を目指す

　パズルを解くような気持ちで問題解決に取り組んでも、「これにて一件落着」と祝杯を上げたくなるような達成感にはなかなかたどりつけないものです。人の心にまつわる難題が、そう簡単に解決するわけがありません。

　解決しよう、なんて考えるから苦しくなる。わたしたちが目指すのは快刀乱麻のごとき解決よりも、「それぞれの、それなりの幸福」ではないのか。そこには妥協もあれば、表面的な態度とは異なる本音との「すり合わせ」もありましょう。トラブルというプロセスを経なければなかなか肯定に至らない事柄は山ほどありますし（俗な例をあげれば、誤解や衝突を乗り越えてこそ真の愛に目覚めることができる、みたいな）、当事者の精神的な視野が広がるだけで自然に動きが生じるかもしれない。

　解決なんてカッコイイものよりも、「それぞれのケースに応じた落としどころを探る」のが援助者の仕事と心得たほうが賢明でしょう。

やり過ごすのもまた人生

　だから、アプローチはしたものの一見したところは何も変わっていない、しかし決して失敗ではない、なんてケースもあり得る。認知症の老人の妄想に対して被害的な感情ばかりを抱いていた家族が、援助者の介入によって妄想のメカニズムや意味合いを知り、あれこれ愚痴をこぼしたりもっと大変なケースをリアルに教えてもらうことで心に余裕が生

じ、**結果として妄想を「やり過ごす」ことを学んだ**、なんて事例はどうでしょうか。

　老人の妄想はちっとも消えていない（つまり問題は解決していない）けれども、被害者である家族の心構えが変わればそこがとりあえずの「落としどころ」になるのではないのか。そして年単位で見ていけば、家族の感情が鎮まることとの相互作用を介して、しだいに老人の妄想が消えていく可能性もありましょう。あるいは認知症が進行して妄想すら抱けなくなってしまったり、ついに家族が覚悟を決めて老人を施設に入れたり、老人が死んでしまってすべてオシマイ……といったてんまつが訪れるかもしれません。

　どうなるかは分からない。が、それもまた人生、というやつです。

目標設定という落とし穴

うんざりさせられるＢさん

　あるケース検討会に参加したときの話をしましょう。

　単身独居の中年女性Ｂさんがいて、どうやら境界性パーソナリティ障害（181頁で詳しく解説しています）らしい。うつ病ということで精神科クリニックに通院していますが、実際のところはパーソナリティ障害というわけで（こうしたケースはかなり多い。II‑3参照）、したがっていくら薬を服用しようとカウンセリングを受けようと治癒は期待できません。

　でも精神症状はなるほどうつ病っぽい側面がある。担当医はＢさんがホンモノのうつ病ではないことを承知していますが、今さら「あなたはうつ病ではなくてパーソナリティ障害です。働く意欲がわかなくても、気を取り直してチャレンジしてください」なんて言えない。そんな次第で、6年前から生活保護を受けつつ、あいかわらず通院しています。ヘルパーも入っている。

　Ｂさんは文句ばかり言う人です。すぐに「あのヘルパーは駄目だ。新しい訪問介護事業所を保健所が探せ」などと居丈高に保健師に電話をし

てきたり、先日電話したときの態度がよろしくないとゴネたり（よろし
くないのはＢさん自身なんですけどね）、すぐに区役所にクレームやら投書を
送りつけたり、とにかく不平不満と被害者意識で凝り固まっています。
援助者のほうが内心ムカつくのも無理はない。担当医は及び腰です。

　保健所で行われたケース検討会では、とにかく援助者全員がＢさんに
うんざりし、疲弊し、のみならず心を傷つけられた者までいる。皆で情
報を交換し、対応の足並みをそろえるべくＢさんへの向き合い方を探っ
ていこうという次第でした。

自己実現かよ！

　さて検討会でのやりとりを聞いておりますと、この困り者のＢさんの
精神生活をいかにレベルアップさせるか──つまり援助者の対応を通し
てＢさんの到達目標をどこに置くべきか、といった話の流れになってき
ました。なるほど、たしかに彼女の生き方や振る舞い、精神のありよう
はレベルが低い。未熟で利那的で恨みがましくヒステリックだ。もっと
彼女を向上（あるいは成長）させるにはどんな具合に関わっていけばいい
だろう、という発想です。

　ああ、目標設定ね、なるほどね。わたしはそのとき、「自己実現」と
いう言葉を思い出していました。心理学の領域では、かなりの頻度で自
己実現なる概念が取り沙汰されます。自分らしさを発揮して、自分に見
合った範囲で可能な限り高い目標に向かって努力していくことがすなわ
ち自己実現で、人間の欲求のうちでももっともハイレベルなものとされ
ている。

　自己実現に邁進する姿こそが、人として崇高かつ美しい状態であると
わたしも思います。でもねえ。それは知性においても、現実検討能力に
おいても、あるいは意思や忍耐力においても、かなりの水準に達してい
る人の場合ではないでしょうか。根拠もないのに「オレはロックスター
になるんだ」とか「芥川賞を獲るんだ」なんて言っても、それはむしろ
妄想に近い。地に足がついた状態でリアルに自己実現を図れる人なんて

少数派です。世の中の多くの人は、本当に気合を入れてがんばるだけの精神力も才覚もありません。

向上より安定を

　率直に申して、Bさんに向かって「さあ、自己実現に向かってがんばりなさい」とハッパをかけたら、それは酷だと思います。小ぎれいな言葉にくるんで「ないものねだり」を強要しているようなものです。同様に、目標設定といった前向きな考え方も、Bさんにはなじまないのではないか。

　Bさんにおいては、「向上」よりは「安定」を目指すと割り切ったほうが賢明な気がしたのでした。すなわち、落としどころは「安定」した状態です。問題行動をエスカレートさせない状態です。

　彼女の迷惑な振る舞いの数々は、おそらく彼女なりの歪んだコミュニケーション手段と見なせる部分が多い。「まっとう」な形ではコミュニケーションを図れない不器用さがあり、他人を憎むと同時に孤独にも耐えられない。しかも妙な自負や被害者意識が、なおさら本人をやっかいなものにしている。だがそこを大幅に改善するのはかなり難しい。むしろ周囲が**「ま、そんなもの」と理解し、うろたえたり立腹せずに彼女と軽やかにつきあっていくべく援助者側の意識を変えたほうがベター**だろう。

ギブアップとは違う

　そうやってBさんが安定してきても、根本の部分はちっとも改善していないでしょう。だから一見したところは彼女が落ち着いてもそれは目標に到達したといったイメージとは少々違う。一時しのぎにすぎません。

　だが重要なことは、**ケースによっては一時しのぎでこれから先もやりくりしていくしかないものもある**、という事実でしょう。つまり「解決なんてものはない」といったケースだってあるのだ、といった前提で問

題と向き合うだけの柔軟性がわたしたちには必要だと思うのです。それはギブアップとか諦めとは文脈が違うのです。

　以下には、目標設定とか解決、向上や成長といった概念とはなじみの悪いケースについてあれこれ述べていきます。読み進んでいけば、皆さんにも思い当たる箇所が多いのではないでしょうか。

働きかけが功を奏しない場合

「困っている」と言ったのに……

　こちらから見て、たしかに問題が生じている。しかも本人たちも困っていると言って、わたしたちの援助を期待しているかのような態度をとる。にもかかわらず、いざアプローチをしてみると、予想していたような変化が訪れない。当事者も、いまひとつこちらの提案に乗ってこないし手ごたえが感じられない。首を傾げつつも、肝心の「落としどころ」がどうにも見つからない……。そんなケースにときおり出会います。

　例として、しばしば不穏状態を呈して暴れる患者（統合失調症だろうと認知症だろうと病名は問いません）がいたとしましょう。在宅です。

　本人の叫び声が、昼夜を問わず近隣にも聞こえる。同居している家族は手を焼いている。先日はテレビや電子レンジを壊したという。過去も現在も、精神科医療にはつながっていない。いきなり入院をさせるのもハードルが高そうだ。

　そんなケースを皆さんが担当することになったとしましょう。家族に同情しつつ、いろいろと聞き取りをする。実際に家を訪問して現状を確かめ、可能ならば本人に会おうとしてみる。見立てについては、精神保健相談に来ているドクターにでも相談してみるかもしれない。と、そのような調子でアプローチを図っていくでしょう。

　ところが家族は、困っていると言っているくせに、なぜか淡泊でよそよそしい態度を皆さんに示すのです。微妙に非協力的で積極性を欠く。こちらとしては、「困っているのはあなたたちじゃないんですか？　人

任せでどうにかなるような性質の事柄じゃないんですよ」と文句を言い
たくなる。いやそれどころか、こちらの介入を迷惑に思っているような
気配さえ伝わってくる。まるでこちらが勝手に押しかけて援助の押し売
りをしているみたいな気分にさせられる。

困っているからこそ「絆」ができる

　家族の姿勢は明らかに矛盾しています。いったい彼らは何を望んでい
るのか。困っているのか、いないのか。どうなれば気が済むのか。
　問題の核心は、家族の求心力が弱まっている――そんな内部事情にあ
りました。同じ屋根の下に住んではいるものの、彼ら家族は心がばらば
らで、実際のところは家族の態をなしていませんでした。会話もろくに
ないし、全員が一緒に食卓を囲むことも少ない。家というよりは、もは
や下宿屋みたいなありさまでした。メンバー全員がそれをよいと思って
いたわけではありません。だが、もはやホームドラマに出てくるような
仲むつまじい家族とは無縁な家庭が営まれていたのです。
　そんなところに、メンバーの1人が精神を病みます。騒ぐ。暴れる。
そのまま放置しておくわけにはいかない。仕方なく、家族は協力して病
人に立ち向かうことになります。押さえつけたり、なだめすかしたり、
説得を試みたり。機嫌をとることもあったでしょう。全員で懇願すらし
たかもしれません。もっと静かに、心安らかに暮らしてくれ、と。
　このようなメンバーの努力は、なるほど大変だし面倒です。でも家族
が一致協力してがんばらねばならない。**皮肉な話ですが、ここにおいて
やっと家族には「絆」が生じたのでした。**求心力が強まり、互いが手に
手を取って努力する場面が出現したのです。
　これはある種の高揚感をもたらします。一致団結して皆で困難に立ち
向かうという構図は、いつだって気持ちを昂ぶらせ、充実感を覚えさせ
てくれます（高校生のころ、文化祭の前日に仲間たちと学校に泊まり込んで展示
物を仕上げたときのように）。病人の登場によって、はじめて家族は家族ら
しさを取り戻して機能するようになったのです。

わたしたちは観客か？

　そうなりますと、家族としては複雑な心持ちとなります。当然のことながら病人をなんとかしたい、してほしいという気持ちはある。だがもしもなんとかなってしまったなら、それはせっかく生じた家族の結束が失われてしまうことを意味するでしょう。けれどもこのままというわけにもいかない。

　といった次第で、とりあえず皆さんは彼らのアリバイづくりの一環として相談を寄せられることになったのかもしれない。さもなければ、結束を取り戻した家族の様子を披露する相手（観客）として選ばれたのかもしれない。そして皆さんがアプローチを図ろうとすればするほど、それは家族の絆を切断する振る舞いとイコールになってしまう。

　だから家族は矛盾した態度をとることになったわけです。皆さんとしては、冗談じゃないぜと憮然とした気持ちになるでしょう。しかも腹立たしいことに、メンバーはそうした自分たちの経緯を決して皆さんに打ち明けたりはしないでしょう。いや彼らは自分たちの矛盾した態度をはっきり自覚すらしていないかもしれない。**いずれにせよ皆さんは本当の事情を知らされる機会はない。一切ない。**

　このケースの落としどころがどこかといえば、皆さんが「まるでこちらが勝手に押しかけて援助の押し売りをしているみたいな気分にさせられる」という部分でしょう（でもそんな構図を皆さんが俯瞰し把握するのは無理です）。そしてとりあえずの奇妙な安定が生じたあと、家庭内力動に応じて次のステージが立ち上がってくるのでしょう。皆さんは、まあダシにされただけですね。

　というわけで、援助者の努力はそれなりに意味を持っているにもかかわらず、そうした成果は一切見えてこないうえに、いったいどこが落としどころであったのかすら判明しない。そんな狐につままれたみたいなケースにも遭遇しかねない。皆さんのがんばりを知っているのは神様だけ、なんててんまつもある。やれやれ、それもまた人生、ですかね。

共依存の人たち

　働きかけが功を奏しなかったり、困っているはずの人の態度に矛盾が見られるケースの代表としては、共依存があげられましょう。**共依存の知識がなければ、援助者の仕事はつとまりません**。必須の知識です。まずは（わたしが考えるところの）定義を書いておきましょう。

> **共依存**
> 困らされたり憎んだり"うんざり"しつつもなお、その相手との密接な関係性を絶ちきれないまま、延々と現状維持の不毛な人生を送っている状態。あえて言うなら、腐れ縁。

　周囲の者からすれば、「さっさと縁を切れば万事解決なのにねえ」と納得のいかない状態であります。なぜ当事者はそんな相手に執着をするのか？

　あからさまに申せば、互いに利用し合っている。嫌なんだけど、代替がいないし探すのも大変なのでしぶしぶ我慢している。おまけにそんな状態がある程度持続すると、おかしなことになじみの感覚が生じてなおさら腐れ縁状態となってしまう。ですから、利用し合っているという点では、先ほど「働きかけが功を奏しない場合」の項（53頁）で紹介したケースも共依存に該当しましょう。

　一家のメンバーは暴れる患者に立ち向かうことで家族の絆を取り戻し、あまつさえ高揚や充実感すら得ている。患者のほうは、衣食住を保証してもらっている。そうした意味では利害関係がうまく嚙み合っている。ただし客観的視点からは、そのような形はあまり健康的とは言えない。いや、不健全でグロテスク寸前ということになる。

　ですから前出のケースに関して「皆さんは本当の事情を知らされる機会はない」と書きましたが、それでも共依存という構図を当てはめてみ

れば、実態はうすうす分かってくることになります。

　以下、いわゆる共依存とされるケースで、遭遇しがちなものをいくつか列挙してみましょう。

DV を振るうアルコール依存症の夫と、猫を飼う妻

　DVの犠牲者である妻・みつ子は、　※「でもあの人は猫をとても可愛がってくれるし、機嫌がいいとわたしにも優しくしてくれる。本当はあの人、いい人なんです。今は、仕事がうまくいかないんで苛立つのも仕方がないんです」などといじらしいことをつぶやいて耐える。夫のヒロシはその"いじらしさ"に気まずさを覚え、自己嫌悪から酒に溺れてますます仕事がうまくいかなくなる。そのため、駄目な夫は妻に八つ当たりしてDVを繰り返す。すると、みつ子は――（以下、※に戻って反復）

適応障害の娘と、支配したがる母

　母の静江は、世間知らずな娘・美佳が心配だからと、自分の思惑通りにコントロールしようとする。娘の幸せと安寧を祈って。　※その鬱陶しさに反発して、美佳は母に罵声を浴びせて家を出て自活を試みる。でも世間で暮らそうとすると他人とうまくつきあえず、アルバイトもソツなくこなせず、うつ状態やパニックに陥ったり自傷行為に発展することさえあった。結果として母のもとに戻ってくる。静江は待ってましたとばかりに、「やっぱり、わたしがいなければ駄目なのねえ」と勝ち誇ったように嘆息してみせる。そして娘を再びコントロールしようとする。すると――（以下、※に戻って反復）

認知症で問題行動を重ねる老母と、その介護のために仕事をやめて母とふたり暮らしをするようになった独身の息子

　オレが介護をすると勢い込んで工場をやめた息子のタケシ（52歳）であったが、老母の問題行動に意欲だけでは立ち向かえなかった。言うことを聞け、と母に手を上げてしまうことさえあった。しぶしぶヘルパー

を導入せざるを得なかったが、※タケシはヘルパーに頼ることに無力感や悔しさを覚え、その反動として、ヘルパーなんて金で雇われているだけの不誠実な労働者だと見なしている。だからヘルパーの行動には逐一目を光らせているし、ヘルパーに陰性感情（否定的な感情）を持つことによってやっと、やっかいな母に愛情を持ち続けることができる。息子のタケシにとってヘルパーは憎むべき現代社会の象徴であり偽善者たちなのだった。しかし母親はタケシに対して、息子だからとよりわがままな態度をとる。これではヘルパーなしでは、とうていやっていけない。でも──（以下、※に戻って反復）

（注）このケースでは、息子と母とがヘルパーを介して共依存となっている。

統合失調症の息子と、自己肯定を求めずにはいられない両親

　すでに10年以上ひきこもり状態の息子ユキオは、実は統合失調症である。かつては両親だけで（ユキオは受診を断固拒否したからです）精神科病院へ相談に行ったことがある。医師は「おそらく間違いないでしょう」と病名を告げ、治るんでしょうかという親からの問いに「この病気は一生治らないと考えたほうがいい」と返答した。そのことにショックを受け、もはや精神医療なんかには頼るまいと両親は決意したのだった。彼らは現実を受け入れきれなかったのである。

　両親の立場として、治療を受けさせないという判断に罪悪感を覚えてしまうのも事実である。だが、だからこそ自分たちでしっかり面倒を見なければと両親は思う。それこそが親としての使命であり生きがいなのだ、と。※しかしそんな切実な思いを一蹴するかのように、ユキオは妄想をわめき立て奇矯な行動に明け暮れる。そうなるとさすがに両親もうんざりしてしまう。心が折れそうになるのである。入院して家から姿を消してくれれば自分たちはどれだけ平和を満喫できるだろうか、などと想像してしまう。でもそんなこと、思い描いただけで自分たちの永年の努力を自己否定してしまうことになるではないか。医者だって、なぜもっと早く連れてこなかったんだと非難するに違いない。それは願い下

げだ、わたしたち自身をしっかりと肯定できなければ、可哀想なユキオの面倒なんか見られない。もっとプライドを持たなければ！──（以下、※に戻って反復）

共依存はなぜ安定しているか

短期間でも不安定に耐えられない

　いずれのケースも、ぐるぐるとループ状態の無間地獄です。救いがないなあ、と嘆息したくなります。こうした症例をなんとかしようと考えて介入を図っても、十中八九は失敗する。**なぜならばこのようなループ状態がすなわち「落としどころ」そのものになっているからです。**

　落としどころとはそれなりの安定した状態を意味していますが、なるほどループ状態は安定しています。安定しているからこそ、延々とそれが反復される。不安定だったら、勝手に破綻するはずですから。

　安定はしているが、それは健全なニュアンスを帯びた安定ではありません。低値安定でしかない。そんなものは生き方として「いかがなものか」とつぶやきたくなる。だから誠実な援助者としては、高値安定に持っていきたいのです。そのためには、**低値安定状態をいったん崩して不安定にし、それから組み立て直して高値安定に持っていく必要がある。**

　でも、人は弱い生き物なのです。ほんのわずかな期間であっても、不安定には耐えきれない（おそらく、殻を失ったヤドカリみたいな気分になるのでしょう）。そんなのご免こうむる、と考えます。

　理屈では高値安定のほうが望ましいのは理解している。だがほんの短いあいだでも不安定を経験するよりは現状維持のほうが遙かにマシ──それが世間一般の「通り相場」のようなのです。

知らぬ仏よりなじみの鬼

　おかしな言い方に聞こえるかもしれませんが、**人は不幸慣れをする。**何らかの不幸な状態が持続すると、その状態へ無理にでも適応していく

のですね（否、そうせざるを得ない）。自分をなだめすかしたり、偽ったり、みずからに詭弁をろうしたりして、そんなものだと適応していく。そしてそうした状態が持続すると、自然になじみの感情がわいてくる。

　かつて内田樹先生に直接教えてもらったのですが、「知らぬ仏よりなじみの鬼」ということわざがあります。仏というのは善き存在ですが、見知らぬ仏は近寄りがたい。気後れしてしまう。鬼は悪しき存在ですが、それでもなじんでいればその気楽さゆえに惹かれてしまう。「たとえ悪人であっても懇意な人のほうが、近づきのない善人より望ましいと考えてしまう」といった、人の心の弱さを言い表したことわざです。不幸慣れには、似たような心理が働いています。

　現状維持から脱却するためには、かなりの覚悟とエネルギーが必要です。真冬の早朝に、眠さと寒さに抗って寝床から抜け出るには相当の気合いを要しますよね。そのような気合いを（たぶん）二桁パワーアップしたくらいのエネルギーが必要なのです。不満はあるし不安もある、いささか不健全な状況であることも分かっている、だけど今の生活から脱するなんて「しんどい」し面倒くさい――これが彼らの本音でしょうね。**面倒くさい、という言葉は不幸を育てる養分です。**

自己肯定感の供給源でもある

　共依存には、もっと積極的な長所（?）もあります。おしなべて共依存は世話をする側／される側といった構図をとりがちです。世話をする側はとても大変ではあるけれども、その大変さは「**わたしは必要とされている人間である**」という自己肯定的な気分とペアになっていましょう。承認欲求を満たすものでもあるに違いない。

　これは大変なメリットです。人間にとってつらいことを列挙したら際限がありませんけれど、その筆頭格には「自分は誰にも必要とされていない」といった感情があがるはずです。もっとも残酷なイジメは相手に「お前は誰にも必要とされていない存在だ」と繰り返し伝えることでして、これを巧みに行うと相手を自殺に追い込めます。それくらい重要で

ある「必要とされている」という感覚が得られるのですから、ある種の不幸な生育歴を負った人たちには、共依存は麻薬にも似た魅力を発揮します。

　へたに共依存から相手を脱却させようとすると、世話をされる側は危機感を感じてうろたえますし、世話をする側はアイデンティティや自己肯定感を剥奪されるかのように感じるかもしれない。抵抗されても無理はないですよね。

不幸もクセになる

　さらに共依存では、不幸ゆえの優越感や屈折した充実感も生じる場合があります。「お前らなんかにわたしの苦しさが分かってたまるか!」というセリフは、最強です。「ふざけんな、オレのほうがよっぽど不幸だ。比べてみるか?」なんて逆襲する人は援助者にはいないわけでして、居直りさえすれば不幸は勲章みたいなものです。そういった形で世の中に自分の居場所を確保するのもまた、生活の知恵のひとつでしょう。また、ループの反復は「またかよ」と思いつつも奇妙な酩酊感をもたらしますね。クセになる、というやつです。**不幸もクセになるのが人間のたくましさであり、同時に駄目なところでもあります。**

　といったわけで共依存にも捨てがたい側面がある。とはいうものの、やはり不自然な関係性ではありますからストレスや怒りは鬱積しやすく、それが爆発を繰り返して疲弊していったりもします。それでも、おそらく共依存関係からは抜け出したがらないでしょうが。

援助者は我が身を振り返ってみること

　ここで注意点をひとつ。**意外と多いのが、援助者自身が共依存における「世話する人」の役割にはまり込んでしまう場合です。**

　すなわち、相手を自立させようと努力してみせるものの実は真の自立は望んでおらず、相手が失敗して再び自分に頼ってくる形に満足感を覚えてしまう。自分では真剣に仕事をこなしているつもりでも、傍から見

ると共依存の片棒を担いでいるという「笑うに笑えない話」です。

　そもそも援助者には、自分が生育史において苦労が絶えなかったので今こそ他人を救いたいといった使命感を抱いている人が結構いる。それはそれで立派な志望動機ですけれど、うっかりすると**ミイラ取りがミイラになりかねない**ことには留意しましょう。

🐾　　　共依存ケースにどう対応するか

まずは「共依存です」と伝える

　共依存はすでにひとつの落としどころとして機能しているわけですから、そこに介入するのはきわめて難しい。人間の弱みが集約されているような状況ですから、お手上げ状態になるのも無理はない。でも、だからといってこのままにしておくのも寝覚めが悪いしねえ……。

　まずは、相手に「あなたは共依存状態にある」と伝え、メカニズムを説明すべきです。相手は、たぶん口では「なるほど」と言いましょうが、だからといって腰を上げることはまずない。それでも、とにかく客観的にあなたの現状はどう映るかを伝える。**もちろん非難や批判のニュアンスは避け、むしろ共感的にね。**

　そのあとは、28頁で述べた「オープンエンド」や40頁以降で記した「ケース検討会」を思い出していただきたいところです。焦っては、貝の口はなおさら堅く閉ざされてしまいます。

「濃さを薄める」いくつかの方法

　あまりにも濃厚な人間関係が共依存における問題点のひとつであると考えれば、その「濃さ」を薄める方向で工夫してみるのもひとつの手かもしれません。理屈として、執着する相手がひとり増えれば濃度は半分になる。まさかそんなにうまくいくわけがありませんけれども、**執着の対象である人間や事柄を増やして分散させる方向性はアリでしょう。**家族会やデイケアに誘うといった方法論も、つまりはそういった文脈に

のっとっているはずです。

　さらにもうひとつ。援助者が真摯かつ熱心であればあるほど人間関係は濃厚になり、共依存的になりかねない。そのことは先ほど申した通りですが、このようなときには結果的に援助者の精神に余裕が失われています。風通しが悪くなり、よけいに行きづまっていく。介入したつもりなのに、ちっとも人間関係は薄まらない。そんな場合には一歩引いて、自分自身を取り戻しましょう。**介入とは、水を差す――つまり濃度を薄める行為なのですから。**

反復から抜け出すことはできるのか

　なかなか共依存がストップしない原因のひとつには、これもさっき書いたように反復という要素があります。同じパターンを何度でも繰り返してしまう。抜け出せない。これは苦痛であると同時に、微妙に気持ちイイ。何かのメロディが耳にこびりつき、頭の中で延々と反復され、それを振り払えない体験が皆さんにはあると思いますが（イヤーワーム earworm と言います）、ちょっとそれに似たところがある。

　愛着があるから「こびりつく」。だからよほどのモチベーションがなければ本気で共依存から抜け出そうとしない。わたしたち援助者は、そうした「よほどのモチベーション」を提供できるのでしょうか。

　できる、と自信満々に断言してみせるのは宗教家くらいしかいない気がします。まあ考えようによっては、宗教には比較的健全な形での共依存が実現されている気はしますが、だから宗教に走れといった話にはならない。いや、共依存そのものが、受難と救済をテーマにしたミニマルな宗教みたいでもある（共依存における「世話する人」は、気分的に徳を積む行為をしているのに近い。だから自己肯定につながるのも無理はない）。援助者は宗教を捨てろと唆す存在に近いわけだから（つまり皆さんの立場は悪魔に近い）、そりゃ大概のアプローチは逆効果になったり失敗する。

　というわけで、結局は「オープンエンド」や「ケース検討会」あたりが、一応の区切りとなりましょう。ただし、逃げ出そうとしても逃げ出

せない**子どもや老人が共依存の巻き添えで被害者になっている場合は虐待ケースとして捉え**、保護処分などを含め積極的に立ち向かう必要があります。

🐾　当人が困っていなければそれでよいのか

困っているのは援助者だけ？

　それにしても、通常、困っている人はそれを自覚しています。ところがわたしたちが扱うケースでは、困っている人（正確には、助けを求める人）が存在しない場合が少なくありません。

　援助者は「このままじゃマズイ」と心配するのだけれども、肝心の当人は現状をマズイとは感じていなかったり、むしろ今の生活を変えたくないと思っていたりする。共依存はまさにそのようなケースに該当しますし、自暴自棄の人や自殺志願者の一部もそうかもしれない。

　そもそも精神を病んだ人（認知症の老人も含む）は、稀ならず「放っておいてくれ」と援助者を拒みますよね。たとえ困ってはいても、他人に介入されるほうがよっぽど嫌だ、と。

　つまり「困っているのは援助者だけ」といったケースがしばしばある。こうした場合の考え方としては、

（1）援助者は心配しているのに「**当人は困っていない**」という奇妙な構図を、あらためて検証してみる。
（2）困っていない当人に「**あなたが困っていないのはオカシイですよ**」「あなたは助けを求めるべき状況にありますよ」と気づかせるにはどうすればいいかを考える。
（3）当人が困っていない（さもなければ援助を拒む）のなら「**放っておけばいいじゃないか**」という考えの妥当性を検討する。

――といったあたりを順々にチェックすることになりましょうか。

3つの課題を順に検討してみる

まず（1）の、「当人は困っていない」かどうか。

口では放っておいてくれと言いつつも、実は助けてほしいといったサインを出している場合が結構ある。助けてもらいたいのにそれを言い出せない事情（多くは思い込みや錯覚にもとづく）があるかもしれない。そのあたりを、いま一度振り返ってみるべきでしょう。

また全面的に現実検討能力を欠いている場合には、当人の意見を鵜呑みにする必要はないでしょう（尊重はすべきかもしれませんが）。

次に（2）の「どうやって気づかせるか」。

援助者は、ルーチンな対応の一環として、とにかく「**あなたは勘違いしていますよ**」と真摯に伝えるべきでしょう。伝えたからといって当人が気づいたり納得する可能性は低いけれども、やはり伝えるべきは伝えるべきだ。内容は伝わらなくとも、こちらの情熱が相手を揺り動かすことだってあり得るし。でもやはり駄目だった場合に、どこまで食い下がるべきなのか、そこが問題だ。すでにオープンエンドといった戦略については述べましたが……。

というわけで（3）の「放っておけばいいじゃないか」について検討することになります。

どこまで食い下がるべきかは、倫理的な問題や、援助者にとっての義務の範囲の設定に関わってくる。そういった意味でもたいへん重要です。つまり「困らなかったり、援助を拒むところにこそ、当人の病理がある」と見なして積極的に（あるいは強制的に）介入するか、それとも「やはり当人の意見を尊重すべき」かの対決であり、それは司法レベルにおける「責任能力や判断能力の有無」とは少々ずれた話であるのがやっかいなところです（共依存の人たちは、通常の生活においては、責任能力や判断能力を保持している場合がほとんどです）。

まさにこれは1人で考えても駄目で、集団で協議し結果について全員で責任をシェアすべき事柄です。

「自己保身」という切リ口

　でも、協議するとはいっても、子どもや認知症老人への虐待などが含まれていない限り、ケースバイケースとしか言いようがない。明確な指針などない。しかしそんなあいまいなことを言われても皆さんは当惑されるでしょう。そこでわたしとしてはそうした際には、いささか大胆な提案をしたい。「**結論が出ない場合は、自己保身を考えよ**」と。

　そもそもケースが死亡したり不幸な結末を迎えてしまったとき、援助者の怠慢だ、落ち度だと非難してくるような人たち（マスコミとか弁護士とか現場を知らない管理職とか）は、ごく初歩的なことについてそれを実施したかどうかをいちいち確認してきます。しかし援助者のほうは、「そんなこと」をしても無駄なのは分かっていたから（あえて）していなかった、という場合が多い。現場感覚からすれば、それが普通なんです、と。

　でも彼らは「え、そんなこともしていなかったんですか?」とわざとらしくあきれた表情を浮かべて責めてくるのが常道です。そうなると、正論には太刀打ちができません。わたしたちは窮地に立たされてしまう。まことにありがちなパターンです。

　そうした展開からも分かるように、**自己保身は世間の視点に立脚した一種のチェック機能の発動である**と考えてみてはどうでしょうか。自己保身を図ることで、プロの援助者ゆえに冒してしてしまいがちな省略や軽視を補正できますから、そこをクリアしたうえであらたに協議をしてみるのが賢明かと思います。自己保身は卑怯でも恥でもありません。

🐾 いま一度、選択肢というキーワードについて
——ある老婆の事例から

　ここで、27頁でも述べた「選択肢」というキーワードについて再び触れておきましょう。先ほどの（3）「放っておけばいいじゃないか」問題にも関連する事例を提出します。

畳の上で死にたい！

　まだ介護保険なんて制度ができる前の話でした。90年代前半です。ちょっとした成り行きから、ある老婆（Fさん）と関わることになりました。

　Fさんは身体疾患で寝たきり状態です。ただし頭はハッキリしている。独り暮らしで、身寄りはまったくない。多少のお金はあり、しかも住んでいるのが持ち家だということもあり福祉の世話は受けていません。とはいうものの自宅は狭くて古い木造の一軒家で、隙間風が吹き込み雨漏りもするようなひどい状態でした。そこでひっそりと静養していたわけです。ヘルパーさんなんて存在していないので、民生委員や近所の親切な人、保健師などが交代で世話をしていました。

　そんなFさんは、常々、自分はもうすぐ寿命が尽きるだろうがそのときにはこの自宅で死にたい、畳の上で死にたいと語っていました。狭かろうがボロだろうが、愛着も思い出もあるこの我が家で死にたい、と。まあその気持ちは分からないでもない。

　さて寝たきり状態なのですから、Fさんは適切な治療を受ける必要がありましょう。でも彼女は筋金入りの医者嫌いでした。医療を一切拒否し、「放っておいてくれ」と主張する。医療を受けない権利だってあるはずだ、などと言ったりするのですね。

　折しも冬の真っ最中でした。ストーブを据えても隙間風の入る室内はまことに寒い。病人の環境としては劣悪です。しかも体調から察するに、ひょっとしたらこの冬をFさんが乗り切るのは難しいかもしれない。わたしや保健師としては、できれば冬の間だけでも病院で過ごし、ついでに検査や治療を試みるべきだと考えます。しかしFさんはそんな提案など「冗談じゃない」と拒みます。**自宅の畳の上で死ねたら本望なんだから、おせっかいはやめてくれ**と主張するわけです。

本当にそれでよいのか……

　本人がそのように願うならば、それに従うのが本人を尊重する態度で

あるといった考え方が成り立つのは事実です。でも、本当にそれでよいのか？　Fさんの主張をそのまま受け入れるならば、おそらく、ある朝Fさんを訪ねてきた誰かが氷のように冷たくなったまま息を引き取っている彼女を発見することになるでしょう。しかもそれはほんの数日先かもしれない。

　そんなふうに考えると、Fさんの主張に唯々諾々と従うのにはちょっと心理的に抵抗がある。彼女の言い分を鵜呑みにすることには、どこか見落としている重要なポイントがありそうな気がしてならない。

　いくつかの事情が重なり、わたしは妙な立場に立たされてしまいました。Fさんの意向に沿ってこのまま自宅で寒い冬を過ごさせるか、それとも強制的にでも彼女を（身体科の）病院へ入院させて暖かい病室で過ごしてもらいつつ治療を行うか、そのどちらにするかの選択をわたしが決めなければならなくなってしまいました。しかもすぐに。ひどい話です。でも皆で協議しても結論は出そうもない。やはり当方が決めなければならない。

　といっても、まさかコインを投げて「裏か、表か」なんて決め方をするわけにはいかない。それなりの根拠ないしは裏付けが必要でしょう。そうでなければ、わたしの心に不全感が残ってしまうし、Fさんに対しても失礼だ。その場で頭を抱えたあげく、**この判断には「選択肢」がキーワードになるのではないか**と思いつきました。

彼女は「選択」できていないのではないか⁉

　Fさんは医者嫌いを自認し、医療を拒んでいます。その延長で入院も嫌がっている。もし病院で亡くなるなんて事態になったら化けて出てやると言いかねない調子なのでした。それはそれで、たしかに彼女の意志を反映しています。他人がそれを踏みにじるのは問題でしょう。

　でもFさんの言い分を吟味してみるとどうでしょうか。普通、ものごとを判断するときには相応のプロセスを経るものです。まず選択肢がどれだけあるかを確認し、それぞれについて情報を集めたり調べたり想像

力を働かせてみる。そうやってすべての選択肢について比較検討し、最
終的に「これだ」と判断を下すことになりましょう。ではＦさんの場合
はどうなのか。

　彼女は医者嫌いを声高に主張していましたが、当然のことながらそこ
には理由があります。まだ十代のころ（つまり70年近く昔）、腹痛で某病
院を受診し、そこで不快な思いをした。Ｆさんなりのトラウマが医者嫌
いに結実したわけです。

　でもそれってあまりにも昔の話ではないですか。大正時代の医者なん
ておそらく尊大な人物も多かっただろうし、医療の姿勢や倫理も今とは
大きく異なっていたに違いない。70年前のイメージを現代に当てはめ
て医者嫌いを標榜してもそれはあまりにも現実離れをしていましょう。

　病院内の雰囲気や居心地の良さなども、昨今とは比べものにならない
くらいに違うはずです。つまりＦさんの判断は、かなり誤った先入観の
もとになされている。それに対して、わたしのほうがまだ現代における
病院内の環境については適切なイメージを持っている。

　そうなれば、当方がＦさんにとっての幸せを第一義に考えていると
いった前提を含んだうえで、Ｆさんは入院をしたほうがベター、いやベ
ストな選択肢だと判断してもそれは当人を「ないがしろ」にすることに
はならないと思うのです。人によっては、いやそれこそがパターナリズ
ム（父性的温情主義。お父さんの言うことさえ聞いていれば間違いはない、だから
ぐだぐだ言わずにお父さんの決めたことに従え！　という家父長制度的なノリの関係
性。ある意味で一方的な押しつけに近く、また患者を子ども扱いしてもいる）だと
異議を唱えるかもしれない。もっとＦさんに現代の医療の現状を伝え理
解してもらうことに務めるべきだ、と。

　それは理想論として認めますが、現場はそんな理想論をうまく持ち込
めるとは限らない。情報提供にＦさんは耳を貸そうとしなかったし、そ
れを無理に行おうとすれば関係性すらが崩れかねなかった。誰が試みて
もうまくいかなかったのです。しかも悠長に情報提供をし、説得を重ね
ている時間的余裕がなかった。

わたしは間違っていなかった、と思う

　結果的に、わたしはFさんを蒲団ごと病院まで運んでしまいました。強権発動です。運ばれながら彼女はわたしのことをヒドいやつだと糾弾していましたが、仕方がない。そしてそのてんまつはどうなったか。

　結局、Fさんは冬を越せませんでした。病院で息を引き取ってしまったのです。つまり、「自分の家の畳の上で死にたい」という彼女の願いをわたしは奪い取ってしまった。さすがにこの点は気まずい。

　でも彼女はいざ入院してみたら、居心地の良さに驚き、満足もしてくれていたようでした。病院のスタッフも親切に接してくれたし、医療的アプローチについても、Fさんが少しでも楽に過ごせるようにと配慮してくれました。それどころか、院内でボーイフレンドまでできたらしい。

　というわけでわたしに対する恨みを最後まで口にしたりはしていなかったし、今にいたるも化けて出てきてはいません。結果オーライと考えてもよろしいようでした。

　が、だからわたしの判断の方法にいっさい問題がなかったとは言えないでしょう。個人的には、理想論を踏まえたうえで、自分のしたことは間違っていなかったとは思いますが。そしてそのような弁明はともかく、少なくとも「選択肢」というキーワードは、それを意識的に頭の中に思い浮かべるだけで、事態を整理し方向性を定めるうえでいろいろと応用の余地があるツールとなるのではないか。それを強調したいがために、ここに思い出深いエピソードを披露したわけです。

🐾　　　患者の本音はどこにある?

民間救急による搬送

　Fさんの話は、隔離・拘束や強制入院の問題とも関わってくるはずです。そのあたりの論議を始めるとそれだけで本一冊になってしまうのでここでは深追いはしませんが、あるガードマン会社の人に聞いた話をちょっと記しておきましょう。

　幻覚や妄想、興奮が著しく、しかしなかなか入院に結びつかないケースはめずらしくありません。家族の力では患者を病院に連れていくのも難しい。そうした場合に、病院側が受診即入院（医療保護入院）として受け入れてくれる前提さえあれば、民間救急による搬送といった方法があります。

　あからさまに申せば、ガードマン会社の一部は搬送サービスも行っており、法律的条件をクリアすれば該当者をガードマンが無理にでも車で連れていく、そういったシステムがある。人権とからんでなかなかデリケートな案件ですが、こうしたものが必要悪となる場合はたしかにある。ちなみに料金は会社によっていろいろで、高いところだと数十万も取られることもあるらしい。

　家の中で、わけの分からぬことを叫びながら興奮して暴れている患者がいる。そこに何名かの屈強なガードマンが現れ、本人を車に乗せて病院まで送り届けるわけです。もちろん家族や関係者が本人にさんざん説得を試みたうえでの話ですが。

開口一番、何と言うか

　ある機会に、実際にそうした仕事に携わっているガードマンに尋ねてみたことがあります。「患者さんの部屋に臨場して、まず最初にどんな言葉を掛けるんですか」と。

　その返答にはいささか意表を突かれました。開口一番、「**助けに来ました！**」と力強く言い切るのだそうです。すると当人は一瞬、虚を衝かれたような表情を浮かべた後、大概はおとなしく指示に従ってくれるのだそうです。これはいったいどういうことなのでしょうか。

　たぶん患者さんとしては、遅かれ早かれこんなエンディングも訪れるかもしれないと漠然と考えていたのではないでしょうか。たとえ幻覚や妄想に翻弄されていようとも、彼らには案外冷静にものごとを見定めている部分があるものです。だからガードマンの登場は想定内なのかもしれない。

となれば、ガードマンが「おとなしくしなさい」「落ち着け」「言うことを聞け」などと言うはずだと予想していたでしょう。だが実際に発せられたのは「助けに来ました!」だった。

　あんたたちには助けられたくないんだよ、というのが本当のところでしょうが、いずれにせよ「助けに来ました!」には驚かされる。と同時に、患者さんにはたしかに助けてほしいといった気持ちがあるし、このままここで暴れていても展開がないこともうすうす分かっている。そうなれば、つい、**渡りに船とばかりにガードマンに頼ってみようと思ってしまう**ものなのでしょう。

表面的な理屈の、その奥

　ここで申したいのは、精神疾患の患者さんと向き合うときには、必ずしも表面的な理屈のみでは終始しないということです。

　一見したところは無理強いをしているように映ろうとも、実は患者サイドではそれを内心望んでいた。もうギブアップしたかった。でも素直に相手に従っては、今までの自分の苦悩や捨て身の行動が無意味になってしまいかねない。自分のつらさを誤解されてしまうのではないのか、事態を軽く見積もられすぎてしまうのではないか。そんな思いから、一通りの騒ぎがどうしても必要となってしまうような心情もあるのではないでしょうか。

　となれば、ガードマンの「助けに来ました!」はまさに適切なタイミングに発せられたからこそ意味を持ち得た。わたしたちが体得したいのはそのあたりの呼吸でしょうね。さらには患者さんの本音を洞察するセンスも。

　パズルやゲームのような調子で権利や強制に関する問題を平面的に論じても、「患者の本音」という微妙かつ重要な要素を考慮しない限り、それは不毛なだけでしょう。

拒薬をどう考えるか

一般論では答えられない

　しばしば援助者（ことにヘルパーさん）から寄せられる質問のひとつに、患者の拒薬問題があります。いくら説得し促しても薬を飲んでくれない。まさか相手の鼻をつまんで無理やり飲ませるわけにもいかないし、どうしたらいいでしょうか、と。

　このとき質問者は、本書で申せば101頁の「練習してみよう」みたいに即効性があり、しかも簡単なフレーズを期待しているようです。こんなふうに語りかければ当人は納得して服薬してくれる、そのような魔法の言葉を。

　でも残念ながらそうした言葉はありません。あったらとっくに日本全国に流布しているに決まっているではないですか。ではどうすれば良いのか。

　こうした質問には、それだけでは答えようがないのです。わたしとしては逆に質問者に問いたい。「**その薬は、何がなんでも絶対に飲ませなければならないのですか？**」と。そこがはっきりしなければ話を進めようがない。

医師に任せるか、気長に待つか

　もしも絶対に必要なのだったら、強制的にでも飲ませる手立てを考えなければならないでしょう。ことにそれが精神科の薬だったとしたら、拒薬もまた症状のひとつと捉えるべきかもしれない。そうなればもはやヘルパーさんの工夫や努力といったレベルの話ではないでしょう。入院させて、場合によっては静脈経由や筋注で投薬の必要があるかもしれない。食事に混ぜて（たとえばリスパダール液など）の投与を考慮すべきかもしれない。いずれにせよ医師が対応すべき段階にあります。

　いっぽう、何がなんでも服用させるほどではないが、可能な限りにおいて服薬が望ましいといったレベルならどうか。それがハッキリすれ

ば、ヘルパーさんもちょっと気が楽になりましょう。その精神的余裕が
プラスに作用する可能性は大いにあるでしょうね（I-3参照）。

　また、患者なりにつらかったり苦しいことがあるのだけれども、それ
を解消ないし解決することと服薬とが当人の理解としては結びついてい
ないのかもしれません。**つらい、という本音と援助の手段とがダイレク
トに結びつかないがために患者も援助者も困っている**という構図は結構
しばしば見掛けます。

　そんなときには、その食い違いを留意しながら気長に当人に寄り添
い、すると些細なことが契機となって服薬してくれる可能性も決して稀
ではない。長期戦になるかもしれないけれども、心の交流といった点で
考えてみれば、それはそれで得られるものは多いに違いない。

　というわけで、拒薬問題においても、その解決策を平面的に論じても
意味はない。服薬が絶対的に必要なのかと大前提を疑ってみるセンス
や、患者の本音と服薬とをいかにすり合わせるかといった問題（ないし
は覚悟）が重要になってきます。

　そして、そうした案件が自然に脳裏に浮かんでくるとき、援助者は現
場感覚をはっきりと自覚しているはずです。

I−5

「精神に問題がある」とは?

優先順位の問題

「精神に問題がある」をあえて定義してみる

　精神に問題がある、といった言い方があります。感情が不安定であったり、理性や分別を基盤にして思考を進められなかったり、現実との接点を失ってしまったり、異様な執着を示したり――そんな状態を表現する言い回しですね。

　つまりその人は精神を病んでいるか、脳が壊れているか、性格がオカシイか、そのどれかであると指摘している。なるほどそれはその通りでありましょう。でも、精神を病むにせよ脳が壊れているにせよ性格が異常であるにせよ、それは結局のところ何を意味しているのか。いろいろな人に尋ねてみれば、大概は「精神が病気ってことだよ」「壊れたパソコンと同じだろ」「性格が普通じゃないってことさ」などと同義反復の回答しか返ってきません。が、そこをあいまいなままにしておくと、「精神に問題がある」と聞いただけで**嫌悪だとか忌避、さらには差別感情にすら結びついてしまう危険が生じてきます**。

　では「精神に問題がある」についてわたしなりに説明したら、どのようなものになるか。

> **「精神に問題がある」とは**
> ものごとの優先順位が、良識や常識から逸脱している状態。

　こうなります。キーワードは優先順位ですね。

感情にも優先順位がある

　たとえば悲惨な状況や苦しい立場に追い込まれた場合、悲しみや抑うつ気分や無力感が生じるのは自然な反応でしょう。ある状況において、それにふさわしい感情や反応といったものがある。悲惨なシーンや苦境に際しては、「悲しみや抑うつ気分や無力感」といったものが精神のリアクションとしては「優先順位の上位」に位置するというわけです（人によっては悔しさや怒り、自己嫌悪といったものが突出してくるかもしれません）。それは社会的にも公認された感情表現であります。

　だが悲しい場面で逆にハイになってしまったり（たとえば、葬式躁病）、解離症状を呈したり、無関係な人を攻撃したりクレームをつけることで自分の感情をごまかしたり、反射的にアルコールやクスリで現実逃避を図ったりしたら、それこそ精神に問題があるといった話になりましょう。

　普通、こんな形でのリアクションをする人はいない。それは不自然だし周囲に迷惑や困惑や不快感を与えかねないゆえに、よほどのことでない限り自主規制される。少なくとも感情表現のありようにおいて、優先順位としてはうんと下位に位置づけられましょう。

妄想のあるなしではなく、その順位が問題

　妄想が生じている場合、**たとえどんな妄想を抱いていようとも、「それはそれとして」**普通に振る舞っていれば何ら問題はない。本人の勝手です。しかし実際にはなかなかそうはいかない。妄想でもっとも多いのは被害妄想ですが、その妄想が膨れ上がってくれば、遅かれ早かれ「敵」「加害者」と思う人物に逆襲をしたり、告発したり世間に訴えたりするでしょう。

　彼らにとって被害妄想はまぎれもない事実であり、だから「優先順位の上位」に位置する案件は、どんな手段で告発をするかとか復讐の方法のあれこれということになります。被害が自分の思い過ごしではないか、錯覚ではないか、あの人は本当に加害者なのか等々のためらいは

「優先順位の下位」に押しやられている。

　あるいは、たとえば妄想の持ち主が飲食店を経営しているとして、自分の店の壁に「NHKは毒電波で身体攻撃をしてくる」「人殺しが受信料を要求するなんて変だ」など告発の貼り紙をべたべた貼ったらどうでしょう。誰もその店に寄りつかなくなりますよね。NHKに文句があったとしても、わざわざ自分の店の客の足を遠のかせるような行動は常軌を逸しています。現実とのつながりが失われている。ここにおいても優先順位の逸脱が見られましょう。

　問題をはらんだ精神のありようは、優先順位というキーワードで捉えられるという次第です。

順位が少し違うだけで奇異に見えてしまう不思議

　なぜ、優先順位がどうしたなんてことをわざわざ言うのか。その理由とは、**「優先順位」という単語がニュートラルな言葉だからです。**

　精神に問題がある——この表現には少なからず陰性感情やマイナス方向への価値判断が伴っている。眉をひそめたり「やれやれ」と肩をすくめるような光景が容易に想像されてしまう。わたしたち援助者の「やる気」までも削いでしまいかねないニュアンスがある。

　しかしものごとの優先順位が良識や常識から逸脱している状態にすぎない、と捉えれば、それだけのことじゃないかと相応の心構えができましょうし、あまり不安を覚えたり感情的にならずに済む。冷静かつドライに向き合えましょう。

　ここでもうひとつ指摘しておきたい点があります。人間はほんの少しだけ優先順位がおかしくなっても、それだけでものすごく奇異に映ることが少なくない、という事実です。

　うつ病患者には自殺に走る危険が生ずるのはご存知と思いますが、そのとき彼らにおいて優先順位のトップは「みずからの命を断つこと」です。これってどう考えてもおかしいですよね。

　先ほど電波で攻撃されるからと店の中に告発の貼り紙をびっしりと

貼った店主のことを書きましたが、その人物は料理の腕はしっかりしているし金銭のやりとりもちゃんとできます。電波のこと以外の話題だったら、客と世間話も可能でしょう。しかし被害妄想を世の中に訴えるのが優先順位のトップになっている——そのことだけで、あの店主は精神に問題があると見なされる。頭がオカシイから近寄らないほうがいい、と。そんなふうに認識してしまうのが世間の常なのです。

大方はわたしたちと同じである

さてヘルパー向けの研修会で講師をしたりしますと、「精神疾患の患者さんとのファーストコンタクトはどうしたらいいでしょう」といった質問を受けることがあります。精神に問題のある人を援助する際に、最初の出会いにおいてどんな態度をとり何を言えばいいのか分からない。いやそれよりも、話が通じるかどうかも心配だし、正直なところコワイ、と。

まあその気持ちは分からないでもない。だから率直に質問するその態度は、潔くてよろしいと思います。では質問への答えは？　**普通に挨拶をすればよろしい。それが答えです。**統合失調症の人だと、こちらの挨拶を受けて反射的に挨拶を返すことが苦手で、それがために無視されたような気分にさせられる可能性はありますし、うつ病がひどければ挨拶をするという日常的な行為すらが困難になってしまいましょう。が、挨拶をしたらいきなり怒り出すとか暴れるとか、そんな心配はありません。挨拶は挨拶でしっかり受け入れてくれます（幻覚妄想で興奮状態だったり、意識レベルが低下していたりすれば話は別ですが）。

なぜなら患者さんにおいて**妄想や幻覚に関わる項目以外については、大抵の場合、優先順位の入れ替わりは生じていない**からです。たとえ途方もない妄想にとらわれていても、気候は暑からず寒からず過ごしやすいとか、浴槽は広くて清潔なほうがうれしいとか、腹が減ったらなるべく美味いものを食べたい、布団は湿っているより乾燥してふわふわのほうがうれしい——そういった「当たり前の感覚」についてはわたした

ちとほぼ変わりません。

「月並みな会話」の健全性

　一般に挨拶や無難な会話というものは、天気とか行事（オリンピックとかクリスマスとか盆や正月とか）を話題にします。あるいはパンダとか。それは当然で、相当に優先順位がおかしくなっている人でも、そのような話題においてはこちらと共通した感情を持つからです。うっかり野球とか政治の話題なんかを持ち出しますと人によって、ひいきの球団や支持政党が違いますから衝突を起こしかねない。でも天気や行事やパンダについてなら安心です。

　というわけで挨拶や「月並みな会話」は、それがニュートラルな性質を持っているがために、低刺激性でしかも精神に問題のある相手とも共通点を見出せる。そのような意味で無難かつ便利というわけです。月並みであるゆえに刺激が少なく共感を覚えやすいところに注目したい。無理に気のきいたことや面白いことを言おうとしたりすると、かえってやっかいな結果を招きかねないわけです。

不用意に驚かさないこと

　なおファーストコンタクトという点で付け加えておきますと、いきなり暴力をふるわれるのではないかと恐れる人がいます。まずそんなことはあり得ませんが、もしどうしても不安を拭えないとしたら、ひとつだけ注意点を伝授しておきましょう。**「急に真正面から近寄らないほうがいい」**というのが注意点です。

　と申しますのは、患者による暴力の多くは「お前はなんだかムカつくやつだな、殴ってやる！」なんて形ではない。あるいは「あ、こいつが盗聴器を仕掛けた張本人だな、許せん！」とかではない。自分が攻撃される、無理強いされそうだと錯覚して、いわば自己防衛のために手が出るというパターンが通常です。そしてそのような錯覚を生じさせるのは、不用意にぬっと相手の正面から近寄ったときなのです。そのとき彼

らは怯え、自分が攻撃されると認識してしまうようです。

　と、そのように説明したら、狭い安アパートの玄関では真正面から向き合うことしかできないのですが、と追い討ちの質問を受けました。いや、あのさあ、たしかにそのような場合はあるでしょう。でもだからといって「いきなりぬっと近寄る」のは控えられましょうし、ちょっと身を脇に寄せるような動作を交えたり、「一歩進みますからね」と声でもかければいいわけです。

🐾　　　孤独になれば誰でも狂う

バランスを欠いた極端な思考になりやすい

　自分自身を取り戻したり思索を深めるためには、孤独な状態は不可欠です。ただし薬を過剰摂取すると危険なように、孤独も度が過ぎると不健全な要素になってきます。つまり精神に問題を生じさせたり悪化させかねない。

　孤独な状態とは、すなわち主観オンリーの状態です。客観性がないから感情や思考が暴走しやすい。夜中に独りで部屋にこもって詩なんかを書いたりすると、そのときは大傑作ができた気がしても、朝になって読み返してみると結構恥ずかしい内容や甘ったるすぎるトーンに満ちていて顔を赤らめるなんて結果を招きがちです。詩ならばともかく、妄想だの病んだ思考もおかしな方向に突っ走りがちとなる。

　自分では論理的かつ冷静に考えているつもりでも、孤独な状態ではバランスを欠いたどこか極端な形に思考は結実しやすいのですね。例をあげましょう。

（1）**うつ病**の人は、表面的には他人と接点を持っているようでも本心はまったくの孤立状態にあります。孤独かつ無力感に満ちた状況で、しかもうつ病がもたらすマイナス思考が大きなバイアスとなりますから、自分で冷静に考えを突き詰めていったあげくに「や

　はりわたしは死ぬしかない」なんて結論を出してしまったりする。

（2）**統合失調症**の患者さん（在宅で外来通院中）が病状再燃となるとき
　　のサインのひとつは不眠ですが、多くは《怠薬→不眠→夜中に孤
　　独な状態で思いつめる→妄想の活発化→不眠と不穏→ますます妄
　　想が活発化》といった悪循環のパターンをとります。また不眠で
　　はなくても、夜昼逆転の生活リズムは「孤独な状態＝自分に対す
　　る客観性の喪失」という点においてやはり不健全と申せましょう。

（3）56頁で**共依存**について説明しましたが、あれも結局はふたりが一
　　組となって世間から孤立し、しかも互いを自分の思惑に従ってフ
　　ルに利用しています。客観的視点の入り込む余地がないわけで、
　　それが不健全さの源泉となっています。

（4）**パーソナリティ障害**では、彼らにとっての「当たり前」とわたし
　　たち世間にとっての「当たり前」とのあいだに齟齬が生じている。
　　それは取りも直さず彼らが精神的に孤独な状態であるのを意味し
　　ましょう（なぜなら、彼らのように感じたり考える人は滅多にいませんか
　　ら）。そしてそれでもパーソナリティ障害は自分を正当化し押し通
　　そうとする。彼らは客観性に乏しいみずからの思考をむしろ正義
　　になぞらえて自己肯定しがちなので、ぎすぎすしたトラブルが頻
　　発するわけですね。

コンタクトをとること自体に意味がある

　援助者は、関わりを持つというその一点だけにおいても、少なからず
孤独の解消に寄与しているのだと自己評価すべきです。

　何をやっても成果が上がらないと嘆きたくなる日もあるでしょう。だ
が、コンタクトをとる（たとえ直接顔を合わせず、メモだけを残すような関係
性でも）だけでもちゃんと意味がある。相手の言動や暮らしぶりに変化
が起きていないように見えたとしても、何らかのアプローチや偶発的出
来事によって改善が生じる確率はあきらかに上昇しているに違いないの
です。目に見えるものだけが成果ではない。

精神科領域の働きかけや工夫の大部分は、「これさえやれば解決」なんて性質のものではありません。大概は複数の組み合わせプラス「機が熟すのを待つ」といった形になる。だから変化が訪れないのは失敗であるといった発想はやめたほうがいいでしょう。

　変化はまだないけど、やるっきゃないんだよ!　といった（いささか楽天的な）考えを持たないと、わたしたちの仕事は「何をやっても無駄」というニヒリズムに陥ってしまいます。

精神的な視野狭窄

　医学の観点から病気とされるか否かはともかく、精神的に視野の狭い人は「精神に問題がある」と見なされがちのようです。結局は精神的視野狭窄状態が優先順位をおかしくする危険性を高めるわけですが、この状態についてはあらためて注目すべきかもしれません。

　精神的視野狭窄と密接な関わりを持つ要因について考えてみましょう。(1) 思い込みの激しさ、(2) 情報および想像力の欠落、といったところでしょうか。

世界を狭めることで対応する

　まず、思い込みの激しさ。妄想に取り憑かれている人は、いくら周囲から助言を受けても決してその妄想を手放しません。妄想をレンズにして、そこを透してしか世の中を見ようとしませんから、視野は狭まりしかも歪む。性格に問題を抱えた人も、あえて思い込みというレンズを手放そうとしない。**思い込みの激しさは、結局のところ「孤独な状態」とほぼイコール**になってきます。

　精神的に視野が狭まれば、入ってくる情報も少なくなります。普通はそれを補うべく想像力を働かせるものですが、彼らはそんなことをしない。なぜなら、彼らは視野が広がることを恐れているからです。視野が広がってしまったら、認識を改めたり自分を否定したりしなければなら

なくなるかもしれない。いろいろとやっかいなこと、面倒なことが視界に入ってきてしまうかもしれない。そんなのは耐えられない。というわけで、かたくなに視野を狭める（つまり自分の世界を狭める）ことによって安心感を得ようとする。我々からすれば「それって考え方が逆じゃない？」となりますが、心を病むと往々にしてこうした間違った方向に考えは進んでいくようです。

そして悪循環へ

さらに、視野が狭まれば、自分には見えないところ、把握できないところで生じる出来事が多くなってくる。すると世の中はますます得体が知れず、危険な様相を帯びてくるように感じてしまいます。この世界は油断がならない。理解を超えている。そんな実感が、いよいよ心を頑なにして精神的視野を狭めさせる。

せめて見える世界だけは十分に状況把握が可能になるように、と考えるのでしょうね。悪循環というべきか自縄自縛と申すべきか、まあそんな不健全な精神状態にどっぷり沈むことになる。

相手の言動や態度に溜め息を吐きたくなったとき、「やれやれ、この人は精神的視野狭窄状態にあるからなんだろうなあ」と思うと案外腑に落ちることが多いんじゃないかと思いのです。少なくともわたしはそうでした。**ちょっとしたキーワードで、一瞬にして状況把握が可能になったり気が楽になることがあります。**

❤ 中途半端に耐えられない人たち

「メンタルが弱い」人たちの共通項

精神を病みがちな人は、「メンタルが弱い」とか「繊細すぎる」「他人を気にしすぎる」などと言われがちです。だから心を鍛えろとか、大胆になれ、マイペースが肝心などと説教する人が出てくる。その説教はいかにもまことしやかに聞こえますが、鈍感で無神経なやつが偉いと言

われているようでどうも気に食わない。

　わたしが思いますに、精神を病みやすい人たちの共通項は「中途半端な状態に耐えられない」といった性向です。なるほど考えようによっては、「中途半端な状態を我慢できる」精神は鈍感さや無神経さに似た部分を持つかもしれないけれど、やはりもっと別なものと見るべきでしょう。

　困ったことにわたしたちの日常生活は、メリハリに欠け、とりとめのない事象を延々と相手にしているようなところがある。達成感や充実感を覚えられるなんてことは稀であり、自分なりにがんばりはしたけれど成果となるといまひとつ手ごたえを欠く――そんな生煮えだか生殺しみたいな日々の連続ではないですか。

　波乱万丈とか痛快で満足な気分とかは、リアルな日常とは縁が薄い。でもそんな地味で退屈な毎日のなかにささやかな喜びやひそかな意外性、ちょっとしたすばらしさを発見して心を潤わせられる態度が、わたしたちには必要です。たぶん実人生の幸・不幸はそういったあたりに分岐点がある。

結果がはっきりしない日常を生きる術

　たとえ切迫した問題やトラブル、金銭的不安などが（とりあえず）なくても相変わらずわたしたちの暮らしがストレスを抱え込みがちなのは、仕事にせよ生き方にせよ努力が報われないというよりも結果がはっきりしないことが多いからではないでしょうか。

　主婦がいつもよりも料理や掃除に手間ひまを掛けたからといって家族が喜んだり感心してくれることは稀でしょう。会社でいつもよりもていねいに仕事をしても、それが給料に反映するなんてわけではない。たしかに勤務評定に影響を与えるかもしれないが、無視されてしまう場合のほうが多い。売り上げ目標とかプロジェクトの立ち上げとか交渉などは成功・失敗が明確かもしれませんが、結果に至るまでには長い手探り状態が続きます。

　わたしたちは、いまひとつ手ごたえも反応もないまま、しかも先が見えず努力が意味のあることなのかどうかも判然としないまま黙々と日々を送っていくわけです。どうせだから手を抜いても構わないように思えることもあるが、やはり誠実にやっていかなければきっと違いが出てくるのだろうと信じながら。

　そのようなことを実行できるのは、鈍感さや無神経さというよりはある種の精神的余裕や「おおらかさ」、成功体験や他者との交流、見聞きした他人の人生のありようなどがわたしたちを勇気づけ支えてくれているからでしょう。

理詰めで自分自身を追いつめてしまう

　ところが精神に脆弱さを抱えた人はそのあたりの耐性が弱い。すこぶる弱い。すぐに結果が出ないと、たちまち不安になったりイラついたり、ときには猜疑的になり被害的になる。あるいは攻撃的になったり、うつっぽくなってしまったり、それどころか妄想的になってしまう場合すらある。

　彼らはよい意味での「いい加減さ」や楽天性を欠き、的外れな厳格さにとらわれています。中途半端で宙ぶらりんな状態と、**どうにか折り合いをつけつつじっくりと結果を待つことができません**（私見ですが、そこを補うためのひとつの工夫ないしは発明が、すなわち宗教というものではないでしょうか）。

　せっかちで、しばしば理屈っぽさのあまりに理詰めで自分自身を追いつめてしまう。だから彼らが妄想をつくり出してしまったとき、そこにはどこか急ごしらえの、形だけは整えられているものの「まがいもの」めいたトーンがつきまといます。

　いや、妄想だけではなく、たとえばクレーマーとかモンスターペイシェントといった人たちの言い分を聞いていても、わたしはこの「まがいもの」めいた感触を思い起こさずにはいられません。まるでファストフードだけの食生活のような不健康さを、そこに感じてしまうのです。

プライド、こだわり、被害者意識

　臨床医として働いてきた経験から申しますと、どうやら人の心の弱点というかアキレス腱は「プライド」「こだわり」「被害者意識」の3点に集約されそうに思われます。皆さんが精神的に傷ついていたり苛立っているときにも、おそらくこれら3点のいずれか（あるいは複数）に問題が生じているはずです。それぞれについて説明していきましょう。

プライド

　人は自尊心を守るためには自殺すらいとわない場合があります。己の潔白を証明するために、オレは今ここで命を絶つ、なんてね。ことほど左様にプライドは心の中で神格化されがちです。

　そんなわけですから、援助者を必要とする立場に追い込まれている人たちのうちの何割かは、すでにそのことだけでもう多かれ少なかれプライドが傷ついていると思ったほうがいい。当然、何の落ち度もない援助者を最初からいきなり敵視するような態度をとる利用者も出てくることになる。無力感や情けなさの裏返しとして援助者を憎んだりする次第で、そのあたりは「あるよね、ときどきそんなことが」と鷹揚に構えておいたほうが賢明です。

　個人的意見としては、認知症の患者さんと向き合うときには特にプライドという要素に留意したほうがよろしい。**自尊心を重んじ、恥をかかせないように気をつけましょう**、たとえ客観的にはもはや「恥も外聞もない姿」をさらしていようとも。

　彼らはごまかしたり、とぼけたりすることもありますが、それは根性が悪いとか意地悪というよりは**プライドを守るためのいじらしい工夫が裏目に出ている**と捉えたほうがいいと思います。少なくとも、わたしたちは立腹する前に「無力な人たちが自尊心を守るために行った不適切な言動」の可能性を吟味すべきでしょう。認知症のケースで気をつけるべき要素は「プライドと不安感」、それに尽きますよね。詳しくはⅡ-9

「認知症」を参照してください。

こだわり

　こだわりのラーメン屋、などと褒め言葉として“こだわり”が用いられることがありますけれど、その場合に意味しているのは「妥協しない」とか「その道一筋」「脇目もふらずに努力する」であり、ここで述べるこだわりとはニュアンスの違うものです。

　こだわることでもたらされるメリットは、精神的視野狭窄のところで述べましたように、世界が狭まる──これにほかなりません。世界が狭まれば、そこで生じる出来事を把握しやすくなりますし、対処法も立てやすくなる。必然的に、緊張が解けて不安も少なくなる。**井の中の蛙であるほうがストレスが少なくなる**というわけですね。

　何かにこだわっている人は、こだわりの対象以外は眼中に入らなくなっています。大切なことであっても、こだわりの対象外だと平気で無視をしている。それではまずいだろう。というわけで、「あなたは肝心なことをスルーしているけど、それでいいんですか?」と尋ねたら当人はどう答えるでしょうか。「**今、それどころじゃない**」と返答します。これが彼らなりの生き方の知恵であり、同時に病理でもある。

　わたしたちにとって「悩みの種」「なんとかしなければならない問題」は山ほどありますけれど、解決困難な大問題がひとつ目の前に「でーん」と横たわっているよりは、小さな問題がいくつも「取っ散らかって」いる状況のほうがよけいにイライラさせられたり気力を萎えさせられるようです。後者の場合、どこから手をつけるべきか、それを考えているだけで疲れてしまう。うっとうしくなってしまう。大きな問題がひとつだけ立ちはだかっている、といった形のほうが腰をすえて取り組めるだけまだがんばりようがある（さもなければ、諦めようがある）。

　それが心理における一般法則なのですが、「取っ散らかった」状態をクリアするためのいささか大胆な手段がすなわち《こだわる⇒精神的視野狭窄⇒目の前の世界が狭まって問題が少なくなったりシンプルにな

る》といった方式なのであります。

　援助者のなかには自分のやり方に固執し、他の方法を決して受け入れようとしない人がいます。自分の方法がベストと信じ込んでいるからでもありましょうが、そのやり方でうまくいかなかったらその時点で「もはや無理」「これ以上は不可能」「わたしじゃなくて相手が悪い」と諦めてしまえることが大きな利点なんでしょうね。つまり精神的視野狭窄を実践して、仕事を複雑にさせない。まあ普通は、こだわりつつもそれが自己欺瞞にすぎないことをうすうす自覚しているものですが。

被害者意識

　もともと人は被害的な考えに傾くように脳ができている気がします。まあ運命だか世の中の仕組みだかも、ずいぶん理不尽に人をもてあそぶ気はしますが。「なぜわたしばかりがこんな目に?」「あの人ばかり得をして、不公平じゃないの?」「まっとうに生きている人間が報われないなんて、どう考えても変じゃない!」──そう思いますよ、わたしだって。

　漠然と不満を抱えているうちはまだしも、心が苛立ちモードに変わるとたちまち被害的な考えが顕在化してくる。決して根も葉もない考えではないわけですから、**ことに孤独な状態ですと被害感情を反芻しているうちにどんどんエスカレートしていく**。へたをすると妄想レベルに「育って」しまう。

　しばしば被害者意識は「自分の気持ちを分かってもらえない」「うまく説明しようとしても、ただのケチくさい愚痴になってしまうのよね」といったもどかしさ、あるいは悔しさとペアになっています。相手が被害者意識（あるいは被害妄想）に苛まれていたなら、とにかくそれに付随する気持ちも含めてしっかりしゃべってもらいましょう。愚痴をこぼしてもらいましょう。

　すると十中八九、「あなただって、こんな状況に置かれたら腹が立つでしょ?」と尋ねてきますから、そのときには「そりゃわたしだってム

カつきますよ。だけどいつまでも気にしていたら、自分が安っぽくなってしまいそうなんで、適当なところで区切りをつけます。そのほうがエレガントだと思いますけどねえ」と答えてみてはどうでしょうか。

当方の経験ですと、意外にも、「エレガント」という言葉に敏感に反応する人が多いので驚きました。う〜ん、エレガント……。

アイデンティティという罠

「自己像に対する一種の確信」が持てない人

先日、社会心理学の本を読んでいたら（菅原健介『人はなぜ恥ずかしがるのか』サイエンス社、1998年）、「アイデンティティ」という言葉に対するうまい説明が書いてあったので思わずメモしてしまいました。いわく、「私たちは自分自身の性格や生き方、あるいは思想信条に関する特定の自己像を持っています。自分はこういう人物として生きているといった自己像に対する一種の確信を心理学ではアイデンティティと呼びます」

なるほどね。「自己像に対する一種の確信」という言い回しは、なかなかの説得力を感じさせます。

ところで世の中にはこの「自己像に対する一種の確信」を持てない人も少なくないようです。自己イメージがあいまいであるとか自分の存在が希薄であると感じている人は、いわゆる健常者であっても案外多い。

どんなアイデンティティでも「ないよりいい」

くっきりとした自己像を持てないと、結局のところ生きているといった手ごたえを明瞭に感じられなくなるわけで、これは結構つらいようです。そんなとき、人はどのような振る舞いに及ぶでしょうか。

とにかくアイデンティティを獲得したい、どんなものでもいいからそれを獲得しなければヤバい、と考えるらしい。そしてそのアイデンティティには嫌われ者、変わり者、いざというときに必ず失敗する人、惚れた相手とは決して結ばれない人（フーテンの寅さんですね）、あきれるばか

りに運の悪い人、いつも誤解される人等々、ろくでもない自己像も含まれている。まっとうな精神だったら遠慮したくなるような。

　人の心の興味深いところは、普通だったら敬遠したくなるようなろくでもないアイデンティティであろうとも、「ないよりはずっといい」と考えるケースが稀でないことです。

　みずから「いつも誤解される人」になりたがるなんて、ちょっと信じられないじゃないですか。しかし「ああ、また誤解されちゃった」とつぶやく本人の表情には、十中八九、落胆とともに微妙な満足感が混入しているはずです。たまたま「誤解されずに済んだ」なんて状況になったりすると、「これじゃあ、ちっともオレらしくない」と複雑な表情になったり。わたしに言わせれば、これは**人生に仕掛けられた罠**としか言いようがないですね。

　でも自分に何らかの傾向を自覚したら、それをエスカレートさせて自分らしさのレベルに持っていきたくなってしまうものらしい。たとえマイナス要素であろうと、自分らしさを自覚できるほうが安心感を覚えられるらしい。こんな恐ろしいメカニズムが精神に付与されているなんて、やはり（神が仕掛けた?）罠としか言いようがないですね。

「そうせざるを得ない人」と考えてみる

　クレーマーとか依存症者（共依存も含む）、慢性の不安症や抑うつ状態の人、心気症の人、強迫的な人、自傷行為にのめり込んだ人──こうした人々を観察していますと、自分のいささか困った「ありよう」に辟易（へきえき）しつつも執着している様子がまさに「これでも自分らしさを自覚できるだけマシ」と思っているようにしか見えない。切実といえばまさにそうですし、いじらしさすら感じられる。

　そんな言動ばかりして自己嫌悪に陥らないのかなあ、と思いたくなるような人たちは、往々にして「ろくでもないアイデンティティ」にすがりついているという点で、精神に問題があるということなのでしょう。

　本人だって頭の隅では分かっている。しかしそうせずにはいられな

い……。そのように捉えてみれば、援助者としていささか困惑してしまう人たちと向き合う際の心構えも、今までとはいくらか違ってくるのではないでしょうか。

　なお、わたしたち援助者も、**援助者アイデンティティ**（それは尊いもののはずです!）にとらわれているからこそ、損得勘定からすればあまりにも割の合わない仕事に懸命に取り組んでいられるのかもしれません。

安心感を処方する

🐾 　　　　　便秘を望む老人

「便秘になるよう心掛けている」

　わたしの外来にSさんという老人（男性）が通っていました。軽度の認知症で、毎月ひとりで受診してアリセプトの処方を受ける。とりあえず問題行動はなく、身体疾患もなく、家族も病気を理解している。そういった、病状も生活も安定している患者さんです。

　皆さんもご存知と思いますが、認知症に便秘は禁物です。便秘が精神症状を悪化させる要因になりかねません。というわけで、診察室でふとSさんに尋ねてみました、「便秘はしていませんよね？」と。普段そんな質問をしなかったのは、奥さんが健康状態への配慮や栄養管理などをしっかり行ってくれる人であると分かっていたからです。

　さてSさんは、わたしの質問に意外な返答をしました。「いや、便秘ならしていますよ」と。おやおやそれはまずいですねえ、軽い下剤でも出しましょうかと応じると、そんなものはいらないとSさんは渋い表情で言います。便秘のほうがいいんです、それどころか便秘になるように心掛けている、だから食べ物もなるべく繊維を含んだものは避けているなどと語るのです。奥さんには、便秘の件は隠しているようでした。

ある失敗からトラウマに

　なぜ便秘が好ましいのか。いささか困惑しつつ、本人からじっくりと聞き出してみました。その結果、何が分かったか。

　どうやらSさんは、外出先でうまくトイレを探し当てられずに大便を

漏らしてしまったことがあるらしい。これは相当にショックというかトラウマになったようでした。プライドに関わるのだから無理もありません。いい大人がウンコで失敗してはねえ。

　Sさんは、二度とこんな目にはあいたくないと痛切に思いました。それは当然ですが、そこでSさんは考えました。便秘をしていれば外出しても心配がなくなるだろう、と。いささか飛躍した発想ですが、本人としてはきわめて合理的かつ切実な解決策なのでした。そしてそれを忠実に実行していたというわけです。

　医療者の立場からは「便秘なんて、とんでもない」ですが、本人には本人なりの思いがある。それに対して医学的に不適切であるなんて主張しても、説得力はありません。まずはSさんの気持ちを受け入れ共感するしかないでしょう。でもそのあとはどうするのか。どのような対応が正解だと皆さんは考えるでしょうか。

　たぶん正解はこんな説明です。

「便秘のほうが安心、というお気持ちはよく分かります。わたしだってそう考えそうな気がします。でも、これから先、ずっと便秘のままってわけにもいきませんよね。やはり、ときどき排便は必要ですし、便秘は気分が悪いじゃないですか。だから理想は、毎日決まった時間にお通じがあることだと思いますよ。時間が決まっていれば、そこから逆算して外出時間を決めれば安心じゃないですか」

　このように説明し、奥さんとも連絡をとりつつ少量の下剤を併用して排便の時刻を一定にするように持っていく。それがいちばんスマートな解決のはずです。

排尿誘導と安心感

おしっこコールを減らすには

　病院や施設で、夜中に何度もおしっこを訴える（でもトイレに行くとあまり尿は出ない）といった患者ないしは入居者にはどのように対応するで

しょうか。いちいち本人の訴えにつきあうのは煩雑だし、でも本人はさかんにコールを鳴らす。錯乱したかのように鳴らしまくる。

こうした人には、夜中に何度か一定の時間にこちらから出向いて排尿誘導を行いますよね。それを続けていくうちに、夜中に頻繁にコールすることはしだいになくなり、排尿誘導の回数も減らしていけます。

なぜそうした対応がうまくいくのかと申せば、それは結局、**トイレの訴えは本人の不安感を反映しているからです**。何かのきっかけで、漏らしたら大変と強迫的になってしまう。不安感が暴走気味になり、それが頻回のコールとして顕現する。

しかし援助する側が、決まった時間に必ずやってきて排尿誘導をしてくれるとなると、そこで安心感が生じます。たんにおしっこの話だけでなく、自分は守られている、気に掛けてもらっているという安堵感を覚えることになる。だから次の誘導時刻まで待とう、とコールを思い留まることが可能になってくる。それが継続していくうちに、しつこいコールは沈静化する。

「一定の時間」という魔法

つまり、一定の時刻に「救い」が必ず訪れるといったパターンが形成されれば、本人は徐々に気持ちに余裕が生まれて周囲を困らせなくなる。先ほどのSさんの便秘問題もその応用です。

決まった時刻に排便できるようになれば安心が訪れる。このように《決まった時刻になればとりあえず解決する》と《本人の安心感》とのペアは、いろいろ使い道のある工夫だと思います。

けじめがつけられず、保健所だとかセンターに見境なく相談電話を掛けてくる人には閉口させられますが、そういった場合にこちらから電話を受け付ける時間を指定し、それ以外は駄目、だけれども決められた時刻ならばしっかり対応しますといった方針を打ち出すと、案外効果的なことがあります。

それも考え方は排尿誘導と同じです。いかに安心感を与えるか、その

ひとつの答えの雛形が排尿誘導という次第です。

 ## マンネリと安心感

予想外を避ける必要性

　ことに慢性期の統合失調症の患者さんの場合、外来でのわたし（つまり主治医）の対応はおおむね決まっています。会話の内容、その順序、口調、どれもほとんど変わらない。毎回ほぼ同じ、決まり切っている。つまりマンネリ診察です。これは手抜きなのでしょうか。あるいは患者をナメている？

　いえ、これは意識的に行っています。**統合失調症の患者さんたちの特徴のひとつに、不意打ちに弱い、といった性質があります。**ある種の不器用さないしは糞真面目さにつながる性質でもあり、とっさにソツなく受け流したり、目から鼻へ抜けるような反応を示せない。むしろ困惑してフリーズしてしまう。

　だから、外来でわたしがいきなり「先日、首相が所信表明演説をしたけど、君はあの内容をどう思うかね」なんて切り出したら、こちらが予想する以上の強いストレスを与えてしまうようなのです。当方としては、ちょっと目先の変わったことを言って単調さを払拭するつもりでいても、それは患者さんにとって迷惑なことになってしまう。圧迫感を与えてしまう。

マンネリの効用

　マンネリであるというのは、言い換えれば展開に予想がつくということです。ああ、次はこんなことを尋ねてくるんだろうなあと自然に分かる。それは安心感につながるのですね。予想通りにするすると事態が運ぶのは、ことに心が弱っているときには、安心感や気持ちよさに近い感覚を呼び寄せます。**意外性を楽しめるのには、精神状態にある程度の強靭さと余裕が必要なのです。**

漫才だって同じじゃないですか。意表を突いた新ネタが喜ばれるいっぽう、毎度おなじみの「あのギャグ」が出て会場がわくといったケースもある。新鮮なものばかりが喜ばれるとは限らない。吉本新喜劇なんて「毎度おなじみ」だけでつくられているようなものです。

わたしが思いますに、援助者としてマンネリな対応を実行することに耐えられるのは、よほど鈍感か自覚的かのいずれかですね。そうでなければ気まずくなってしまう。普通の神経だったら、ぬけぬけとマンネリなんか実践できるものではありません。大概は態度が半端になってしまう。でも対応に「ためらい」があってはうまくいかない。**確信犯になり切るのが重要です。**

慢性期の統合失調症だけでなく、うつ病患者や認知症の老人でもやはりマンネリ系を意識したほうが長いつきあいには有利なようです。マンネリもひとつの戦略と考えてみましょう。

BPD にもマンネリ的低刺激対応

なお、境界性パーソナリティ障害（BPD、181頁）の場合はどうでしょう。彼らは斬新で先鋭的でユニークどころか過激なものを好む傾向にある。ならばこちらも常識を超えるノリで接すれば良好な関係性が築けるのか？

とりあえずはそうだと思います。でもそれはむしろ**意気投合しただけのこと**で、こちらが援助者という立場にあるのに鑑みれば、それが望ましいものであるとは言いがたい。

BPDの人たちも、勢いはよくても精神的な余裕においてはかなり苦しさを抱えています。そのことに居直っているようなところのある人々です。したがいまして、こちらがそれこそ機械的にマンネリ対応をすれば「馬鹿にするな!」と腹を立てましょうが、低刺激性対応という意味で「あえて」淡々とマンネリ的対応をするぶんには賢明な方策だと思われます。

そもそもBPDの人たちには、**こちらに過剰な期待を抱かせないのが**

対応のコツですから（過剰な期待にこちらが応えられないと、途端に裏切られただの見捨てられたと逆上するのが彼らの困ったところなのですから）、そうした点からも結局はマンネリ式低刺激対応が正解と思われます。

🐾 均一性と安心感

「担当を変えろ！」にどう対応するか

　あのヘルパーは手抜きばかりして駄目だ、今度のケアマネは無能だ、といった具合にさかんにケチをつけては、やたらと担当者の変更を要求してくる利用者がいます。被害的かつ他責的で、しかも非難や変更要求によって自分の「思い通りにならない人生」に対する憂さ晴らしを行っている気配さえ漂ってくる。考えようによっては可哀想な人かもしれないが、クレーマーに近いわけですから援助者サイドとしては迷惑きわまりない。

　こうした場合には、いくらこちらでていねいに説明をしてもラチは明きません。彼らは意地でも要求を取り下げません。だから、とりあえずは希望に添って担当者の変更を行う。ただしそれは相手のクレームに屈したからではない。「ほら、人が変わっても結局のところ内容は同じでしょ。あの人がことさら問題だったという話じゃないんですよ」ということを実感してもらうために変更を行う。

　それでもなおお文句を言うようならば、「誰に変更しても同じです。だから現行で納得していただくか援助そのものを拒否するか、2つに1つです」──といった二者択一（断固たる態度で示す二者択一です）に持ち込む。それが対応策となる。

マクドナルドでいいじゃない

　ここで重要なのは、誰がやっても同じである、劣った人や優れた人はいない、と**援助者サイドの能力の均一性を証明する**ことです。

　援助職として働いていると、たしかに人によって能力や意欲に "ばら

つき"はあります。だがそれは基本的にマズイことです。もし不均等であったとしたら、利用者としては自分にハズレの援助者があてがわれたのではないかと疑心暗鬼になりかねない。否応なく弱者の側に立たされた利用者は、しばしばひがみっぽくなります。それはある程度は仕方がない。だからこちらはせめて均一性を担保して、相手を安心させる義務がある。

　これってマクドナルドなどのチェーン店と同じ発想ですね。100個のうちひとつだけ、まずいハンバーガーがあっては信用に関わるし、ひとつだけ飛び抜けておいしいハンバーガーが混ざってしまっても、それは客に誤解や不満を与えかねない。「同じ料金なのに、あの人のバーガーだけ特別においしいなんておかしい、それって差別じゃないの」なんて言い出されかねないわけです。だからマニュアルを遵守して均一化を図るということになる。

　援助者の仕事はマニュアルだけですべてをこなせるような単純な仕事ではありませんが、必ずしも**マニュアルを思考停止と同じようには捉えないほうがよろしい**でしょう。

口裏を合わせることも

　クレーマーがあちこちの窓口に「あなたはこの件についてどう考えるか」と質問をして回る場合があります。そうやって自分に都合のよい返答を探し求め、さもなければ矛盾した回答を見つけ出して糾弾しようと画策するわけです。

　この場合には、質問を受けそうな機関や施設、人間が連携して足並みをそろえ（つまり誤解を恐れずに言えば、口裏を合わせる）、回答に均一性をもたらすのが肝要となります。援助者サイドは、**面倒を避ける手段のひとつとして均一性というものが大切**と思ってください。

　そして均一性は、つまり誰が担当しても同じような満足を提供しますよという意思表明でもあります。それは最終的には、拗ねたりひがんだりしがちな利用者に安心感をもたらすことになる。

　この節「安心感を処方する」において、わたしは一貫して利用者に安心感をもたらす戦略のあれこれを語っているわけで、均一性もまたそのひとつということです。

BPDに対しては決定的に重要

　ここで再びBPDについて言及しますと、彼らにとって中核的な問題点は、世の中（人、システム、社会のありよう）に対して確固とした信頼感を持てないことです。

　たとえば同じヘルパーとある程度長期間のつきあいがあれば、お互いに人柄も見当がついてきますよね。もしもそのヘルパーが定刻になってもやって来なかったとしたら、普通だったら何らかのアクシデントが起きたのではないかと心配する。あの人が遅れるなんて、きっと相応の理由があるはずだ、と。

　でもBPDでは、そこで「あのヘルパーは裏切った！」「わたしを見捨てた！」と曲解し恨んだり憎むといった傾向が強い。今までの誠実さの積み重ねを無視して被害的になるなんてずいぶんじゃないか、とぼやきたくなりますが、まあそれくらいに世の中は信用できないと感じている。性悪説に近い感覚を根底に秘めています。だから些細なトラブルで大騒ぎし、被害的になり、クレーマーと化しやすい。

　というわけで、BPDに対してはつねに均一性を心掛けるべきです。態度も仕事内容もつねに同じ。そうした安定性を欠くと、猜疑心に満ちた彼らはたちまち邪推し、攻撃性を発動したり混乱に陥ります。均一性は、確信犯的マンネリにも通じる手法なのです。

🐾　　安心感を与えるいくつかの方法

「相手に寄り添う」を具現化する

　相手に寄り添う、なんて言葉がしばしばケース検討会などで出てきます。これって、どういう意味なのでしょうかね。深い共感を維持し、悩

みや当惑を洞察してそれに対処しつつ、そっと相手を見守っていくといったところでしょうか。

　言うのは簡単ですが、実行するのは容易ではないでしょう。寝食を共にしなければ、とてもじゃないが無理ではないだろうか。ましてや悩みや当惑を洞察しても、それにどう対処すべきなのか。

　解決してあげればよいわけですが、相手の苦悩や困りごとを解決するなんて、大変に困難です。背中がかゆいとか、リモコンに手が届かないとか、そういったレベルの話ではないのですから（たぶん）。

　でも「解決」できなければ援助者にとって敗北であるとは限りません。それなりの「落としどころ」があるのではないでしょうか。

一緒に困ってみる

　優秀な営業マンやサービス業従事者を観察していますと、こちらが無理難題を相談したときの対応法が見えてきます。彼らは、「無理です」なんて却下しません。その代わり、できるとも言わない。とにかくこちらの希望にきちんと耳を傾け、ストレートにそれを解決するのが難しそうだったら、まずは「一緒に困ってみる」といった振る舞いをするようです。

「うーん、ご要望は分かりました。が、それは今のところちょっと難しいんですねえ。わたしの一存でなんとかなるとか、上司に掛け合えばどうにかなるといったものならそうするんですけど」と、共感を示しつつ困ってみせる。

　ついでに「**悔しいです**」なんて言い添えたら盤石ですね。それから何らかの「次善の策」を示してきます。わたしなりに、これがとりあえず精一杯の提案なのですがいかがでしょう、と。

　この「次善の策」がイマイチだったとしても、一緒に困ってみるその様子に真剣さと誠意が感じられたら、こちらとしてもあなたの真摯な態度に免じて妥協しましょうといった気分になってくる。このあたりはある程度の演技力とか雰囲気とか人柄も関与してきましょうが、やはり一

緒に困ってみるという手続きが重要なようです。換言すれば、内心面倒だなあと思っても、とりあえず一緒に困ってみればよろしい。それでかなり相手を懐柔できるのですから。

　人間は、問題解決という結論のみならず、それとペアで「他人の誠意や優しさに触れた」という実感を望みます。「3割引は無理で、最大限で2割5分までしか値引きはできませんけれど、せめてわたしの裁量でサービスにこれをオマケとして付けさせていただきます」といった方法がちゃんと功を奏するのです。それが結局、自分を大切してもらえたという満足感や安心感につながる。「**相手に寄り添う**」のプチ実践といったところでしょうか。

「練習してみよう」という提案

　それに関連して、こんな経験を述べておきましょう。病院で当直をしていますと、ときおり患者さんから電話がかかってきます。よりによって真夜中に。内容に緊急性はありません。寝付けないので起きていたら不安になってきたので電話してみた、と。しばらくのあいだ、話し相手になってもらいたいようです。

　しかしこちらはそれなりに仕事がある。電話回線だって長時間ふさいでしまうわけにはいかない。不安ならば来院しなさい、注射でも打ってあげようなんて言うわけにもいかない。夜中だから交通機関がないし、時間外の注射は高価ですから。といって事情をすげなく告げて電話を切ってしまうのも躊躇される。相手は、広い意味で「甘えて」きているのですから。

　どう対応すべきかとしばらく考えてみてから、こんな提案をしてみました。

「君が不安になっているのは十分に見当がつくよ。でも今までの経験からすると、不安になるのは真夜中だからなのであって、夜が明ければ結構気分が持ち直したよねえ。じゃあ今夜はいい機会だから、ひとつ朝まで不安をやり過ごす練習をしてみようじゃないか」と。

この提案をすると、不思議なことに、多くの人は再び電話をしてきません。なぜなのか。

キモは「練習をしてみよう」という言葉にあります。わたしが練習と言っているからには、それはすなわち「失敗しても構わないよ」、つまり耐えられなくなってまた電話してきても怒らないよと告げているわけです。それだけでも相手は気が軽くなるらしい。

さらに、わたしからわざわざ練習してみようと提案しているからには、物理的に君の脇にわたしは寄り添ってはいないけれども少なくとも君のことを案じているよ、といった意思表示となる。これも安心材料となるらしい。しかもそれで朝まで我慢できたとしたらそれが立派に「成功体験」となるわけですから、以後は「この前だってがんばれたじゃないか」と励ますことが可能になる。

これもまたささやかな満足感と安心感を与える戦略のひとつという次第です。

本音を漏らす、という方法も

援助者は本音を漏らしてはいけないといった暗黙の了解が、わたしたちの業界にはあるようです。なるほど「あんたの大便なんか触りたくねーよ」「お前は本当に性格の悪いやつだな」「しつこいんだよ、いい加減にしてよ、もう」なんて口に出すのはまずい。たとえそう思っても、それを言ったとたんに関係性は崩壊するでしょうし、場合によっては虐待レベルの言動として告発されかねない。

しかし本音を漏らす"フリ"は、ひとつのテクニックになります。漏らすべき本音の内容が重要ではありますが。

たとえばクレーマーが、この制度はおかしいだとかルールに納得がいかないと執拗に文句をつけてきたとしましょう。いくら相手が不平不満を言いつのっても、「では、あなたに限って許可しましょう」なんて答えるわけにはいかない。

そこで不毛なやりとりが始まるわけですが、やりとりをしているうち

に相手は、あなた自身を「融通のきかない制度やルール」そのものと同一視するようになります。あなた個人が憎いわけではないはずなのに、いつしかあなたを「融通のきかないムカつくやつ」と思うようになる。

　これって嫌ですよね。そんなふうに憎まれたり怨まれる筋合いなんかない。そんなときには先ほど「一緒に困ってみる」の項で述べたように、

「うーん、ご要望は分かりました。が、それは今のところちょっと難しいんですねえ。わたしの一存でなんとかなるとか、上司に掛け合えばどうにかなるといったものならそうするんですけど」

　と言って次善の策を一緒に探ればよろしい。そしてそのときに、本音を漏らすような態度を演じてみればどうでしょうか。

「わたしも、もう少しこの制度に柔軟性があればなあと感じているんです。でも立場上、わたしがルールを変えるわけにはいきませんのでねえ」と。

　たっぷりと感情を込めてトライしてみてください。かなりの確率で、あなたと「融通のきかない制度やルール」そのものとを同一視する態度はやわらぐと思います。なぜなら相手もあなたも、**そのどちらもが「融通のきかない制度やルール」の被害者であるという構図になりますから。**

　わざわざ制度やルールの化身となって憎まれる必要はないし、それでは仕事に差し支える。相手は誰かを（あるいは何かを）憎まなければ気が収まらないような面倒な精神構造の人間なのですから、あなたではなく「融通のきかない制度やルール」そのもの、ないしはそれをつくった人を憎んでもらえばいい。そのためには本音を漏らすといった演技（いや、半分以上は本気ですよね）をもって同一視されるのを回避するのが有効、というわけです。

　そんなアプローチがまったく役に立たない人もいますよ、残念ながら。でもそういった場合には、相手は感情だの心情に訴えても無駄だということが確認されたわけだからそれはそれで成果があったと前向きに

考えましょう。それがはっきりすれば、「駄目なものは駄目」と冷徹に言い放ったほうが賢明だと方針が決まるのですから。

実況中継をして警戒心を解く

　ちょっと以前の本なのですが、虐待された子どもを扱う方法が書かれた『子どもの虐待――子どもと家族への治療的アプローチ』（西澤哲、誠信書房、1994年）を読んでいたら、興味深いことが述べられていました。

　虐待を受けて、精神が不安定かつ過敏になっている子ども（リンダ）へ施設でどうアプローチすればよいかと述べている箇所で、海外のケース報告に基づいています。引用してみましょう。

> 治療者は彼女（引用者注：リンダ）の行動をモニターしながら、「リンダは悲しそうで、私はどうすればリンダを助けることができるのか知りたいと思っているけれど、リンダは今はしゃべりたくないと思っているみたいだから、また後で聞こうと思います」といったことをナレーション調で伝えたのである。このような治療者の言葉に反応して、リンダはすすり泣きを止めて治療者の顔を見るといった行動を示すことが、ときどき見られるようになった。リンダがこのような反応を示したときには、治療者は微笑んで、「リンダがいま私の方を見ています」といったようなナレーションをしてリンダの行動を強化した。（同書101頁）

　あえて距離を置きつつも、**こちらの目に映った相手の様子、さらにはこちらの心の内や本音を実況中継していくことで、相手の警戒心が解けていくわけです。**

　なるほどねえと思いながら考えてみたら、自分でも似たようなことを無意識ながら行っていた。拒絶的な相手に、わざと軽い調子で、「困っちゃったなあ。せっかく来たのに話もしてもらえないなんて寂しいなあ。ヨシダさん、機嫌が悪いのかなあ。ま、今日は暑いしねえ」なんて

調子で実況中継をしてみせる手法を使っていました。すぐに効果が上がるわけではないけれど、何度か繰り返していると、相手が苦笑いでもするみたいな調子でやっと態度を軟化させ、向き合ってくれたなんて経験が何度もありました。

　おそらく皆さんのなかにも、似たようなアプローチをした経験のある人は結構いるのではないでしょうか。そのアプローチに、引用したような意味づけがなされれば、テクニックとしてきちんと試してみる価値が生じましょうし、理屈が分かっていれば自信を持ってトライができ、効果も上げやすくなりましょう。

II

疾患のイメージ
——目の前の相手を理解する

高齢者の(突飛な)妄想

病気ではない?

統合失調症の再燃はありうる

　一般的に、統合失調症は比較的若い世代の病気です。本来は思春期、青年期に発病することが多いのですが、昨今は精神的な成熟が遅くなりがちな傾向とあいまって30代の発病が多くなっている印象です。

　現在はその要件は削除されていますが、かつてはDSM(米国精神医学会による『精神疾患の分類と診断の手引』)では、統合失調症の診断基準のひとつとして「45歳以前の発病」という但し書きがついていました。高齢になって統合失調症が発病したように見えても、生活史を詳しく調べてみると、**実は青年のころからあまり目立たない形で徐々に発病していた**などといったケースが多いですね(だから生活歴の聴取が大切なわけです)。

　というわけで、若い時期からちょっと風変わりな言動を示していたり、常識からやや逸脱した人生を送っていた人が、老いてから急に突飛な妄想を呈したとしたら、未治療のまま寛解していた統合失調症の再燃、といった文脈で病状を解釈したほうが正解かもしれません。そうなったら薬による効果も期待できそうです。

「普通の人」がおかしなことを言い出すとき

　けれどもそのような形とは異なり、それまでは「普通の人」として世間にそれなりに適応し、穏やかな生活を営んできたのに、老人になったら唐突に妄想状態を呈するようになって周囲を驚かせたり、あれこれと

トラブルを重ねるようになったというケースが世間には散見されます。近ごろはそうしたケースが増加している印象もあります。

　それらで語られる妄想の中身はどんなものでしょうか。

「隣のアパートから**電磁波**を放射されて身体がピリピリする」

「向かいの家の住人が**変な粉**をまき、そのせいで皮膚が黒ずんできた」

「マンションで階上に住む男が、わざと騒音を立てて苦しめる。先月はベランダ伝いに夜中に侵入し、わたしが寝ている姿を**カメラ**で撮っていった」

「ウチの嫁、あれはね、商売女が**変装**して家を乗っ取ろうとしているのよ！」

「**天井裏**に変な人が住み着いているんです。わたしが買い物に行ったり風呂に入っているとそのスキをねらって天井裏から出てきて、いろいろとイタズラをしていくので困っています」

　電磁波だの電波だのと言われると、つい統合失調症を疑いたくなる。人物誤認があると、認知症も疑いたくなる。天井裏に人が住んでいるなんて馬鹿げたことを言われると、むしろ注目を浴びたいがための狂言ではないかと疑いたくなる。でも生活歴をたどっても統合失調症に結びつきそうなニュアンスは浮かんでこない。HDS-R（改訂長谷川式簡易知能評価スケール）を施行してみても、脳のCTやMRIを撮ってみても、認知症ではない。狂言にしては妙にドライなところがあり、性格もさして自己愛的だったり演技的ではない。試しに、統合失調症の幻覚妄想に使われるような**抗精神病薬を服用させてみても効果はない**。副作用しか生じなかった。

　──そんな次第で、おそらく読者諸氏が困惑するのは、今述べたように診断がはっきりしないし薬物治療も期待しがたいケースでありましょう。

高齢者は妄想と親和性が高い

「よるべなさ」が妄想を引き寄せる

　ごく普通に生活を送り無事に老いを迎えた人が、電磁波を用いて隣人が身体を攻撃してくるだとか、天井裏に怪しいやつが潜んでいるなどと急に言い出したら、わたしたちはそこに深い病理を想定せずにはいられないでしょう。ああ、この人はいったいどうしてしまったのだろう、どれだけ深刻な精神の病に取り憑かれてしまったのだろう、と。

　むしろ錯乱してしまったりすべてが無茶苦茶な状態になってしまったほうが、まだ納得がいくかもしれません。こんなになってしまったら、理性や常識を超越したことを言い出しても無理はないなあ、と。でも奇矯な妄想は口にするものの、どうにか日常生活は営めたり、人格が大きく崩れていなかったりすると、よけいにわたしたちには不思議に感じられてしまうのではないでしょうか。

　しかし、**どうやら条件しだいで老人は案外簡単に妄想状態に陥ってしまうものらしい**。その条件とは、独り暮らしであるとか、社会的に孤立した状態にあるとか、難聴が伴っているとか、喪失体験があったとか（それは他人からすれば年齢的にちっとも特別には思えぬような出来事かもしれません。引退とか、老化による容貌の変化とか、親しい人との死別とか、能力の衰えの自覚とか……）、あるいは身体的不調など、つまり「よるべなさ」「孤独感」「無力感」といったものを強調する案件ですね。

　もちろん認知症には至らなくても、老いによって脳機能に多少の脆弱性が生じているといった前提は必要でしょう。

ストレス反応としての妄想

　こうした案件に徐々に追いつめられていったとき、ある人は抑うつ的になっていくでしょう。うつ病そのものになってしまう事例もあるでしょう。他方、そこで妄想的になっていく人もいる。その違いはおそらく性格的・体質的なものに根差していましょう。

いずれにせよ孤独でよるべなく、しかも漠然とした不安感を覚えている状況下では、ある種のストレス反応に近いものとして老人にはとんでもない妄想が結構簡単に生じてしまうものらしい（徴候としては、痛みや体感異常が結構多いようです。それを妄想的に解釈してしまう、電磁波だとか得体の知れない粉のせいだといった具合に）。

医学的には「遅発パラフレニー」とか「接触欠損パラノイド」などの名称があり、また統合失調症の特殊型である可能性についても論議されていますが、そうした話題に深入りしても援助の場ではあまり役に立ちません。どんな名称が適切かをうんぬんしても、そこで特別な治療法が導き出されるわけではないからです。わたしはこうしたケースに対して、とりあえず「老年期妄想状態」といった診断名にしておくことが多い。

アパート住まいの老女の話

「そうそう、実はね……」

老人の妄想については、インパクトに満ちた思い出があります。ちょっとそれをお話ししておきましょう。

精神保健福祉センターに勤めていたころ、保健師さんから相談を受けました。アパートに独り住まいの高齢女性がいるが、妄想めいたことを口にしている。生活は営めているようで、近隣とのトラブルもない。だがこのまま見過ごすのも心配である。統合失調症ないしは認知症の可能性はどうだろうか、と。

情報が不足していたので、実際にわたし1人で訪問してみました。なるほど古い木造モルタルのアパートの1階に住んでいます。当人のKさんは結構明るい表情です。身だしなみも整い、会話もしっかりしています。話の内容がループしたり反復することもなく、記憶もハッキリしており、認知症の可能性はなさそうでした。統合失調症にありがちな、どこか他人を寄せ付けないよそよそしいトーンもありませんし、ぎこちなさや不自然な幼稚さもうかがえません。

コタツに入ってＫさんと雑談をしながら、話題を「近ごろ困っていること」へ移していきました。すると彼女は、まるでゴミ収集の日数が減って困るとでもいった調子で「そうそう、実はね」と語り始めました。

　天井裏に、誰かが住み着いていると言うのです。

「え、アパートの１階でしょ。天井裏なんてあるんですか？」
「それがね、ちゃんとあるのよ。高さは30センチくらいしかないけど、うつ伏せになっているぶんには十分でしょ」
「………」

　そこまで話すとＫさんはわたしを奥の部屋へと促しました。畳敷きで、寝室に使っているようです。ふすまを開け、押し入れの中を指さします。どうやら押し入れの中の天井板部分は取り外すことが可能なようで、電気工事などの点検にはそこから出入りするらしい。その箇所が、段ボールとガムテープで封印してあります。
「ちょっとテープをはがすわね。ほら、のぞいてみて。ちゃんと天井裏の空間があるでしょ」

　なるほど、たしかに真っ暗な空間が広がっています。高さは30センチしかないわけです。ここに今も何者かが潜んでいるのだとＫさんは平然と語るのです。空間のあまりの暗さと、Ｋさんの主張の突飛さで、正直なところわたしは背筋が寒くなりましたね。

座敷童子か幻の同居人か

　天井裏の闖入者（ちんにゅう）は何者なのか分からない、とＫさんは言います。その得体の知れぬ人物は、普段はうつ伏せのまま息を殺している。が、彼女が外出したり入浴したりしていると、そのスキをねらって素早く天井裏から出てきます。そしてアルバムから古い記念写真をはがして持ち去ったり、畳んで重ねてあった洗濯物の順番を入れ替えたり、茶筒の中身を台所のシンクにまいたり、金魚鉢の金魚の色を変えたりするという

のです。そんなことを淡々とKさんは語るのでした。

　そもそも天井裏に人がいるならば、Kさんが就寝するときには天井裏の何者かと天井板越しに顔が向き合うことになりましょう。それは恐怖につながりそうなものですが、彼女はなんとも思っていない。Kさんが不在のときに室内に侵入して狼藉を働くことに対しても、立腹したり気味悪がっている様子はない。あえて言うならば、座敷童がいたずらをするので困っていますと半分面白がりつつ話題にしているといった雰囲気なのですね。

　さすがにこのケースについては精神医学的にどう解釈すべきなのかと考え込んでしまいました。しかしセンターに帰ってから文献を調べてみて、ちゃんと報告があるのを知りました。米国ニューハンプシャー・ホスピタルの精神科医E.L.RowanがAmerican Journal of Psychiatry誌（141：580-581,1984）にPhantom Boarders as a symptom of late paraphreniaというタイトルで発表している。日本語訳は「幻の同居人」ですね。

　自宅の屋根裏や地下室、納屋など普段は立ち入らぬ薄暗い空間に、見知らぬ者がいつしか住み着き、居間から物を盗んだりいたずらをしたり、さもなければ天井越しに会話や騒ぎが聞こえるといった内容の妄想がすなわち「幻の同居人」で、ひっそりと孤独な暮らしを営んでいる老婦人（認知症や統合失調症には該当せず）において特に認められる、とRowanは記しています。これの日本版が、すなわちKさんのケースに該当するようです。

　Rowanによれば、薬物療法は効果がありませんでした。病院や介護施設に移ると落ち着きを取り戻しはするが、それでも妄想を「あれは思い違いだった」と否定することはなかった、と。

空白部分にやってくる

　Kさんに話を戻しますと、重視すべきは**彼女が幻の同居人を恐れたり憎んでいないことでしょう**。むしろ「やんちゃな孫」に対するような親しみに近いものすら感じられる。

孤独でよるべない老婦人にとって、住居は自分を包み込み守ってくれる頼りになる装置です。そうしたものの「空白部分」に相当する空間へ、いつしか何者かが住み着いていたずらを仕掛けてくる。そこには世の中に対する恐れや拒絶感と、同時にひしひしと感じる孤独感や寂しさ──それらを調和させる苦肉の策といったニュアンスが付与されているのではないでしょうか。こちらが想像する以上に切ない存在なのです、幻の同居人は。

　デイケアだとか、とにかく他人との触れ合いを増やす方向で働きかけつつ保健師さんが様子を見ていましたが、Ｋさんはその後、認知症や統合失調症を呈する様子は見られませんでした。幻の同居人が消え去ってしまったのかどうかは確認ができていません。まあいずれにせよ、孤独な老人には案外簡単に妄想が出現するものだなと気づいた最初のケースがＫさんだったのでした。

　以後しばらくは、独り暮らしの老人を訪問するときには天井裏に誰かいるかと尋ねていたものでした。けげんな表情を浮かべられる場合もあれば、「実は……」と存在を肯定されることもありました。いま現在も、日本全国では、たぶん何万人もの「幻の同居人」が天井裏に潜んでいるはずです。

🐾　なすべきことは何か

まずは驚かない

　まず、老人がびっくりするような妄想を語っても、そこであまり驚かないほうがよろしい。**本人や家族から詳しく生活歴を聞き出し、その人の人生の軌跡を把握する。**そこで統合失調症の可能性が浮上してくる場合もあるかもしれませんし、精神科医にコンサルトをしたりケース検討会を立ち上げるとしたらやはり生活歴は必須でしょう（生活歴作成のチェックポイントは、134頁参照）。

　また現在の暮らしぶりや面接から、認知症の可能性をチェックする。

機械的にHDS-Rを行おうとすると相手が怒り出したり（特に、本人がうすうす認知症の可能性を自覚しつつもそれをごまかしている場合ですね）関係性が崩れる危険があるので、CTやMRIを含めて検査の施行には相手の気持ちを汲むことが重要です。当たり前の話ですけどね。

共感的肯定とは

　統合失調症および認知症の可能性が低そうだったら、薬物投与で妄想を消そうなんてことは考えずに、あとはじっくりとアプローチを図っていきましょう。たとえ本人が独り暮らしではなくとも、家族のなかで事実上孤立している可能性は高い。無理強いは避けつつ信頼関係を徐々に構築し、共感的に接します。

　共感的であるのを、「そうですか、分かります」と機械的に繰り返すことだと思っている人がいるのでここで言及しておきます。

　共感的と共感のふりとは違います。「共感的肯定」というのがありまして、これは「ああそうですか、うん、なるほどあなたがそう感じるのも無理はないですよね」と一歩踏み込んだ形で相手を認め、こちらとのつながりを強調する態度です。このほうがリアルかつ共感的に接することになりますよね。共感的肯定だと相手の無力感を癒せる可能性があるとも言われております。

　可能ならばグループ活動などに誘い出しつつ孤独感を払拭していきます。難しかったら、たまに立ち寄って世間話（愚痴をこぼしてもらえれば、もっとよろしい）でもしていく関係性をつくり上げて、じっくりとやっていけば十分ではないかと思います。

　老人の妄想の突飛さは、経験を積んでいくうちに、いつしか自然に感触や受け入れ方が身に付きましょう。

統合失調症

🐾　　　この病気は慢性疾患である

高血圧や糖尿病と同じ

　まず最初に押さえておきたいことがあります。統合失調症は慢性疾患であるという事実です。

　慢性疾患とは、たとえば本態性高血圧や糖尿病があげられましょう。これらに対して「治った」という言葉は使われません。「**コントロールがついている**」といった言い回しが用いられます。

　すなわち、降圧剤やインシュリンなどによって血圧や血糖値が正常に収まっていればそれで問題はないものの、だから服薬や生活上の注意を怠って構わないことにはならない。風邪が治るように「治る」ことは期待できないが、養生さえちゃんとしていれば過剰に心配する必要はない。

　統合失調症も同じです。しばしば患者さんやその家族から「統合失調症はいつになったら治るのですか」と尋ねられます。その答えは「治りません」です。「いつまで薬を飲み続けねばならないのですか」への答は「ほぼ一生」です。しかしそれを言い切ってしまっては酷です。

わたしならこう答える

　そこでわたしがしばしば行う説明は、次の通りです。

「あなたにとって薬を飲むのは仕事のひとつと考えてください。近ごろは定年が来ても、再雇用や再就職で長く働き続けますよね。あなたもそれと同じように長く服薬していく必要があると思います」

　さらに、

「状態がよくなったからと、それを理由に服薬をやめるのは間違いです。薬を飲んでいるからこそ、状態のよさが続いているのです」

「また悪くなってしまわないための保険として、服薬をしているのです」と。

「薬には2種類あって、具合が悪いときにだけ使うもの——風邪薬とか痛み止めとか抗生剤などですね。それからもうひとつは、飲み続けることで慢性疾患をコントロールするもの。統合失調症の薬は後者に相当します」といった説明も加えます。

　統合失調症は“一生もの”の疾患です。だからこそ患者さんのみならず家族もそれをしっかりと理解する必要があり、また援助者にも多彩な知識が求められるのです。

援助者の立場によって、病気のイメージが大きく異なる

　統合失調症は変化します。時間経過にしたがって病像が大きく変わる。つまり時期によって症状も印象もまるで違うのです。知識がなければ、時期の異なる2つの病像が実は同じ病気であるとは、とうてい信じられないかもしれない。

　おしなべて援助者は、ある特定の時期の患者のみと関わることが多いので、なおさら統合失調症の全貌を捉えにくくなるかもしれません。そこで、時間軸に沿ってこの病気を「急性期」「慢性期」に分けると、病像の把握が容易になります。

急性期——陽性症状の時期

　最初は急性期です。これは分かりやすい。幻覚・妄想・興奮といったものが活発に出現しているときです。いかにも精神が病んでいる、と一目瞭然です。それこそお笑い芸人を連れてきて、狂気に駆られている人の姿を演じてみてくださいと頼んだら披露しそうな言動——そのような

症状です。陽性症状と呼びます。

では陽性症状についてもう少し詳しく見ていきましょう。

幻覚（幻聴）――「聞かされる」という受け身体験

まず幻覚。統合失調症の幻覚は大部分が幻聴です。もしも幻視――ビジュアルなものが見えるようでしたら、むしろ薬物（アルコール、覚醒剤など）の離脱症状や、代謝異常・中毒・発熱等に由来するせん妄、認知症老人の夜間せん妄、レビー小体型認知症、脳の器質性疾患（てんかんの一部を含む）などを考えるべきでしょう。

なぜ幻視は存在しないのか。実は統合失調症における幻聴は声を「聞かされる」という受身形です。積極的に聞こうとするのではなく、一方的に声（もちろんその声は実在しません。自分の病的思考が外在化しているように感じられているだけです。したがって、ろうあ者にも幻聴は生じます）を聞かされるのですね。いくら拒んでも聞こえてしまう。だからツラい。

ではそのような構図を視覚の文脈に置き換えてみるとどうなるでしょうか。「見る」ではなく「見られる」という受け身形になりますよね。すると彼らはたしかに「誰かに見張られている」「他人の視線が気になる」「監視カメラでチェックされている」「誰もが自分をいぶかしげにじろじろ見る」等の受身形の訴えをするのです。

というわけで、**聴覚レベルでは「（幻聴を）聞かされる」、視覚レベルでは「（自分が）見られる」という体験**が立ち上がることになるわけです。

あんな幻聴、こんな幻聴

幻聴にはさまざまなバリエーションがあります。

- 得体の知れない何者かの声が聞こえてくる（聞かされる）というケース（悪口とか、患者の行動にいちいちツッコミを入れてくるとか、自殺しろ！　と命令してくるとか、おしなべてロクな内容ではない）
- 幻聴と本人とで対話をするケース（横で観察していると、ぶつぶつ独り言

をつぶやいているように見えます）

● 複数の声が本人のことについてあれこれと噂をしているケース、など
です。

　幻聴の有無は本人に尋ねないと分からないわけですが、面と向かって
尋ねても否定する場合が多い。どうやら幻聴を発する相手（実は自分自身
なのですけれど）は、箝口令を敷きたがるようです。そんなときでも紙に
「ひょっとして、"声"に口止めされていますか？」と書き、それを黙っ
て本人に差し出すと、おずおずと首を縦に振ってくる場合があります。

　誰もいないところで表情を硬くしたまま独り言をつぶやいている姿
（ときにはさかんにうなずいたりして、ひとり芝居のように映ることも）を見掛け
たら、幻聴が聞こえている可能性は高いでしょう。

妄想──得体のしれぬものに脅かされる体験

　妄想は基本的に被害妄想です。しかも加害者ないしは敵は、スパイ組
織だとかCIA、秘密警察、フリーメイソン、公安、テロ組織など匿名的な
存在（たしかにスパイ組織は世の中に存在しているだろうし影響力も大きいだろう
が、誰もその実体を見たことがない。そのような得体の知れない不気味な存在）であ
ることが多く、隣の山田さんとかそういった具体性を欠くことが多い。

　被害妄想は、自分の心の中や秘密を見透かされているといったニュア
ンスを帯びがちです。しばしば統合失調症の患者さんの話に出てくるア
イテムに、盗聴器、監視カメラ、テレパシー、集団ストーカーなどがあ
りますが、これらはまさにプライバシーや秘密を暴く存在です（統合失
調症では病気ゆえに自我の壁がもろくなり、そのため秘密が拡散されてしまいかね
ない気分に陥り、そうした気分が盗聴器などのアイテムに託されているという説も
あります）。

　電波で自分のことが放送されている、電磁波で攻撃を受けるなどの訴
えも少なからずありますが、電波や電磁波は姿が見えないわけで、でも
影響力は強大です。そのあたりは、実はスパイ組織などと性質が似てい

るのかもしれません。

　また、**偶然に対して過剰な意味づけ、関係づけをする傾向も散見され
ます**。すれちがった自動車のナンバープレートが1564（ヒトゴロシ）だっ
たから、あれはテロ組織からの警告であるとか、あるいはこちらがどう
反応するか試しているのだなどと主張する。家のドアを開けたらたまた
ま隣人もドアを開けた場合、あれはわたしを見張っているのであるとか、わざと"当てつけ"をしているのだと言い張ったりもする。そんな
調子で、しだいに被害妄想は拡大し、いつしか体系だったものに発展し
ていきます。

　そして幻聴や妄想に苛立ったり、さもなければ恐怖のあまりに、ある
いは困惑の果てに興奮や怒声などの不穏状態を呈するに至る。

　──と、こうしたいわば「いかにも」といった派手な症状を陽性症状と
呼ぶ次第です。

陽性症状は短期でおさまる

　さて、陽性症状を呈している患者さんは、誰が見ても「普通じゃな
い」。そうなりますと、さすがに家族が無理にでも病院へ連れていった
り、あるいは奇行やトラブルなどで警察が速やかに介入し、やはり最終
的に精神科医療につながることが多い。ですから、統合失調症の出現率
は人口に対して１％弱の高率であるにもかかわらず、陽性症状の人をわ
たしたちが日常生活で見掛ける機会は少ないわけです。

　精神疾患の治療には、ひとつの原則があります。**派手な症状ほど薬物
治療は効果が出やすい**、というものです。こんなに現実離れしたことを
わめいていたり、こんなに興奮していて大丈夫だろうかと心配になるよ
うなケースのほうが、むしろ薬は効きます。効きにくいのは、なんとな
く元気が出ないとか、いまひとつ意欲がわかないとか、そういった「生
煮えの症状」ですね。メリハリの乏しい症状には薬の効果は薄い。

　わたしが働いている病院では、病棟は急性期病棟しかありません。そ
して厚生労働省によって急性期病棟での入院期間は３か月以内と定めら

れています。これは換言すれば、どんなに派手な陽性症状であろうときちんと適切に治療をすれば3か月以内にはどうにかなると厚生労働省も考えているからです。急性期の陽性症状は、短期決戦で乗り切れることが多い。

　こうしたわけで、急性期の統合失調症患者さんを扱うことの多い援助者にとっては、この病気は騒がしくて派手なイメージが強いかもしれません。

慢性期——陰性症状の時期

この病気の大部分は陰性症状

　陽性症状をさかんに表出している患者さんを見ていると、この陽性症状さえ消え失せればそれで統合失調症は治ったことになりそうに思えてきます。落ち着きを取り戻し、我に返ればそれで一件落着ではないだろうか、と。でも実際にはどうなのでしょうか。

　残念なことに、陽性症状がおさまってもそれに対する一種の反動ないし後遺症が、ゆっくりと改善傾向は示すものの、ほぼ生涯にわたって持続します。それを陰性症状と呼びます。慢性期の症状にほかなりません。

　陽性症状を示している患者は、すでに述べましたように比較的速やかに医療につながりやすい。そして薬物治療に反応が良好なことが多いので、短期間のうちに落ち着く。統合失調症患者の一生を考えてみれば陽性症状の時期（急性期）はほんのわずかで、あとの大部分は陰性症状の時期（慢性期）なのです。さらに、陽性症状が活発なときには医療機関がメインで対応することになる。

　というわけで、社会復帰や日常生活に関与する人たちは陰性症状（慢性期）がどのようなものであるかをしっかり理解していないと仕事にならない、といった話になります。

陰性症状は分かりにくい

　ところが陰性症状とはどのようなものであるのか、その説明がなかなか難しい。いまひとつ分かりにくいところがあるのです。

　松沢病院に勤務していた当時、陰性症状がメインの患者さんたちが入院している（多くは退院間近です）病棟を見学に来た看護学生たちに、患者さんの印象を尋ねてみたことがあります。彼らの返答はほぼ同じで、「あの人たちが統合失調症だなんて意外でした。率直なところ、健常者ないしは軽いうつ病の患者さんとしか思えませんでした」と。

　なるほど正直な感想だと思います。彼らとしては、統合失調症イコール陽性症状と思い込みがちなので、それが見られないことに意外性を覚える。ちっとも興奮していないし、奇異な言動なんか見られない。でも全体的にどこか生彩や活気に乏しい感触もあり、そこで「軽いうつ病」といった表現がなされたのでしょう。

　では陰性症状とは、軽い抑うつ状態のことなのでしょうか。いえいえそんなシンプルな話ではありません（ちなみに、彼らの抑うつ状態は抗うつ薬を処方しても改善しません）。順次、解説していきましょう。

（1）表情が乏しくなる

　とっさの対応や、臨機応変でソツのない対応をとれない。口が重く、ぶっきらぼうな印象。ときには他人を拒むような超然とした印象を帯びる——これらを「症状」にカウントするのかよ、と驚いた人もいるかもしれません。世間には、素っ気ない人、人づきあいのへたな人、取りつく島のない人、あきれるほどマイペースな人たちなどちっともめずらしくないからです。

　でも、もともとそんな人であるならば、ある意味で、彼らの態度や振る舞いには必然性がある。自然であり、その人らしさとして納得がいく。

　いっぽう統合失調症による「感情の障害」や「意欲の障害」、「思考過程の障害」や「認知機能の障害」等々によって導き出された彼らの無愛想さは、本来の彼らの姿ではないのです。必然性のある姿ではない（少

なくとも、不自然に誇張された姿です）。しかも結果的に彼らはそうした姿によって損をしたり誤解をされてしまう。だから症状と呼ばざるを得ない。

　皆さんが援助の働きかけを試みようとして、慢性期の患者さんのところを訪問したとしましょう。まずは「こんにちは」と挨拶ですよね。普通は、面と向かって挨拶をされたら無視はしないでしょう。だが往々にして彼らは一言も発しないまま、おまけに表情すら変えないまま、突っ立ってこちらをじっと見つめていたりする。

　そうなると皆さんは困惑してしまうでしょう。敵意でも持っているのだろうか、用件も分からぬうちから無視を決め込んでいるのだろうか、挨拶を返さないって失礼だと自覚しているのだろうか、などいくつもの疑問が頭の中に渦巻くことになる。

　でも彼らは失礼でもなければ敵意も抱いていない。無視をする気もない。が、表情が乏しく、見知らぬ人に挨拶をされたらソツなく挨拶を返す前にフリーズしてしまい、そうした事情をうまく説明して相手に自分のことを分かってもらう術も心得ていないだけなのです。したがって、**彼らを誤解しないでもらいたい**という気持ちを込めて、陰性症状の説明の1番目にこうした項目を置いた次第です。

　なおケースによっては妙に幼稚なトーンになり、「人なつこい」態度がいささか過剰になってしまう場合もあります。無愛想の正反対で、これもまた相手を困惑させかねません。

（2）ある種のルーズさや無頓着さ。さらには感覚的なバランスの悪さ

　不潔であったり整理整頓をまったくしなかったり、健康を無視した食生活（同じ銘柄のカップ麺を365日食べ続けるとか）をしたりする。あらたまった場に出掛けるときに、いちおうスーツにネクタイは身に着けるが、髪には寝癖がついたままでいたりする。でも、「だから駄目」だと社会人失格の烙印を押されるような話でもないわけです。

　これはバランスの悪さというよりは、まとまりの悪さとみなすべきか

もしれない。生活のありよう、自分の姿、自分の言動——そうしたものをトータルとして眺め評価する能力が落ちているのでしょうね。ですから彼らの振る舞いは部分的には正しいが、全体的にはバラバラでおかしなものになりがちです。

（3）鈍感さと過敏さとの同居

　前項で述べたようなルーズさや無頓着さ、他人や世間への関心の薄さがあるいっぽう、86頁で述べた「プライド、こだわり、被害者意識」において意外なほどの過敏さを示すことが少なくない。そのため援助者は戸惑わされる場合がある。

（4）連想における飛躍傾向

　わたしたちの生活は、連想によって奥行きや広がりを獲得しています。誰かの顔を見ればその人と面差しの似た知人を連想し、さらにはその知人との滑稽なエピソードを思い出して笑みが浮かんでくるかもしれない。急に降り出した雨の音を耳にして、天ぷらを揚げるときの音を思い浮かべるかもしれない。バニラの香りから、幼いころに食べたケーキをありありと思い起こし、懐かしさで胸がいっぱいになるかもしれない。

　そのような経験を通して、わたしたちは心に複雑な陰影を刻んでいきます。そうした陰影はきわめて個人的でかけがえのないものであると同時に、他人にも直感的に共有可能であり、だからこそわたしたちは互いにつながっているといった感覚を持てるのでしょう。

　さて、たとえば「タバコ」という言葉を聞いて、そこから何が連想されるでしょうか。紫煙、灰皿、昭和の喫茶店、肺癌、COPD、ニコチン、ライター、マッチ、火事、パイプ、キセル、葉巻、ボガート・スタイル（紙巻煙草の持ち方）、スモーク（ウェイン・ワン監督の映画、1995年）、「今日も元気だ たばこ がうまい」（専売公社の広告コピー、1957年）など、まあ人さまざまでしょう。

　でもなぜそれが連想されたのか、そういった経緯はおおむねすぐに分

かります。ああ、この人ならこれを連想するのも無理ないなあ、と相手の人柄さえうかがえることもある。いずれにせよ、共通認識を持てましょう。

　だが統合失調症においては、しばしば飛躍しすぎた連想が行われるようです。例を示しますと、ある患者さんは「タバコ」から野球の広島カープを連想しました。《タバコ→広島カープ》、これはちょっと戸惑いますね。なぜこの2つが結びつくのか、わたしたちには見当がつかない。そこで本人に訊いてみますと、以下のように説明してくれました。火のついたタバコは、先端が赤い。広島カープの選手は、帽子やヘルメットが赤い。どちらも「端っこが赤い」わけで、だから《タバコ→広島カープ》なのだ、と。

　説明されれば、なるほどとは思いますが、完全に「考えオチ」ですよね。あまりにも突飛だ。普通はそんな具合に飛躍した連想はしない。もちろんどんな連想をしようとそれは本人の勝手ですが、**こうした飛躍ぶりではコミュニケーションに差し支えるのではないだろうか**。イメージや雰囲気を共有する際、差し障りが生じるのではないか。

　たしかに彼らの連想の飛躍はときにユニークであったり詩的であったりします。だが日常生活を滞りなく送り、円滑なコミュニケーションを成立させるには足かせとなりかねない。彼らにとってこれが疎外感の源になっているかもしれない。

　こうした状態を医学用語では「連合弛緩」と呼びます。

（5）エネルギー水準の低下

　ある高名な精神科の先生が、統合失調症の患者さんは背中に漬物石をくくりつけられて生活しているようなものだ、といった意味のことを言っていました。これは至言だと思いますね。

　何もしていなくとも、彼らは生きているだけ、存在しているだけで疲れてしまう。当然です、見えない漬物石を背負わされているのだからそこでエネルギーが消費され、その人が秘めているエネルギー水準が低下

してしまう。気力がわかなかったり、覇気を欠くのもその一環でしょう。

　慢性期の患者さんが「軽いうつ病」のように映りがちな理由のひとつに、このエネルギー水準の低下がありそうです。

（6）気がきかない、理屈は合っているが非現実的、空気を読めない

　かつて勤務していた静岡県の精神科病院での経験をお話ししましょう。もしかすると読者の皆さんは生まれていなかったかもしれないころの出来事です。

　病院の近くにスーパーがあります（まだコンビニは普及していなかった）。慢性期の患者さんたちを何名か引率して、そこへ買い物に行きます。退院が近いので、どんな具合に買い物をするのかそれを見届けておこうといった心積もりが当方にはありました。

　商品を籠に入れ、レジの列に彼らが並びます。果たしてスムーズに買い物を済ませられるだろうか。

　当時はまだ消費税がありませんでした。が、スーパーですから値引きをしています。99円とか287円といった具合に。ですから買い物の合計金額が1001円という場合がある。売り子さんに「合計で1001円になります」と告げられ、患者さんは自分の財布の中を覗き込みます。

　財布の中身は、小銭のほうは一円玉、五円玉、十円玉、五十円玉、百円玉と全種類がそろっていました（まだ五百円玉は発行されていませんでした）。紙幣のほうは、残念ながら千円札がありません。五百円札もなかった。あったのは五千円札と一万円札だけです。

　さて以上のような内訳で、それを使ってどのように患者さんたちは1001円を支払うでしょうか。

　いや、金額さえ足りていれば、どんな払い方をしようと本人の勝手ではあります。しかし、もしも皆さんだったらどうでしょう。多くの人は、たぶん五千円札か一万円札に1円玉を添えて払うのではないでしょうか。そうやって払えばお釣りは4000円ないしは9000円で、まことに

シンプルです。すぐにお釣りが出てくる。時間も短くて済むから、後ろに並んでいる人にも迷惑をかけない。たくさんの小銭を受け取って、それで財布が膨れかえってしまうのも避けられる。つまり紙幣に一円玉を添えて出すのがもっともスマートな「1001円の払い方」ということになる。

しかし観察していると、どうも統合失調症の人はそういった払い方ができないようです。五千円札ないしは一万円札をぶっきらぼうに出すだけで、一円玉をそこに添えられない。**おそらく、彼らには精神的に余裕がないのでしょう。**一円玉を添えたほうが適切であるというシミュレーションを行えない。とにかくお金が足りてさえいればそれでよい、といったレベルにとどまってしまっている。

売り子さんのほうから、「お客様、一円玉はございませんでしょうか」と尋ねてくれればよろしいのですが、患者さんは表情が乏しいし身体の動きも微妙にぎこちなかったりする（抗精神病薬の副作用でしょう）。なんとなく健常者と雰囲気が違うし、近くに精神科病院があることも知っている。そこで売り子さんとしても面倒なことを避けようと、何も言わない。という次第で、スーパーマーケット側から3999円とか8999円のお釣りが返されることになります。つまりキャッシュトレイには小銭があふれかえる。

統合失調症の人は妙に律儀なところがあるから、それらの小銭をいちいち確かめながら1枚ずつ財布にしまっていきます——ゆっくりと、ていねいに。途中でコインを1枚床に落してそれをしゃがみ込んで探したり、数え直したりで、なおさら時間がかかる。周囲はイライラし、後ろに並んでいる客のなかには舌打ちをする人も出てくるかもしれません。

そのとき、患者さんはどのように感じるでしょうか。

「わたしだって客であり、こうしてちゃんとお金を払っている。なのに、なぜわたしのときだけ皆は苛立ったり舌打ちをしたりするのだろう？」

そんな不条理感にとらわれるでしょうね。自分は嫌われている、迫害

されるといった具合に被害感情すら生じるかもしれません。

　こうして患者さんはちょっとした「わだかまり」や違和感、釈然としない気分で買い物を終える。そしてこの買い物に限ってはせいぜいそれだけのことかもしれませんが、退院して社会生活に復帰すれば、おそらく1001円問題に類似したエピソードを繰り返すでしょう（ただし、どのようなエピソードであるかは見当がつきません。健常者ならば無意識のうちにクリアしているであろうミッションだから、予想のしようがない）。そのたびに患者さんは漠然とした疎外感を覚えさせられ、でもその理由は絶対に分からない。

　いやはや世の中には、学校で教えてくれるわけではないし、本だのパンフレットに明記してあるわけでもないのに、「誰もが知っていて当たり前」のこと、つまり**自明の理とか暗黙の了解とか常識といったことがたくさんあります**。もしそれをわきまえていなかったら、恥をかきかねないし迷惑をかけてしまうかもしれない。白い目で見られかねない。

　わたしは最近、やっとスマホを買いましたが、とうていそれを使いこなすには至っていません。興味がないのがいちばんの理由でしょうが……。フリック入力は面倒でやりにくいし、いろいろな操作も手順が理解の範疇を超えている。たまに店で買い物をすると、レジでQRコード決済だと割引になるとか、お財布ケータイがどうしたなどと言われて混乱することがあります。

「うるせーなー、現金かクレジットカード以外によけいなことをする気なんかねーよ」と居直っていますが、もし居直れない世界になったら、正直なところコワイ。もしかすると統合失調症の人たちは、感覚的に、日常のすべてがそんな状況になっているのかもしれない。

　いずれにせよ、**1001円問題に類似したつまずきを統合失調症の患者さんは日に何度も繰り返し、そのたびに排除された気分になっていく。**世の中から疎まれた気持ちに陥っていく。実際、そうやって精神が不安定になって、再入院になってしまった人がいるのです。

　せっかく退院になったのに、なぜまた病院に戻ってきてしまったのだ

ろう？　その原因をたどってみると、1001円問題に即して考えればすなわち「一円玉1枚」の話に行き着いてしまう。たかが一円玉1枚、それが彼らを追いつめる。暗黙の了解であるがために彼らは「当たり前」を実践できない。そして疎（うと）まれる。

　そうした悲劇が生じてしまう理由について誰かを責めるわけにはいかないでしょう。でも、統合失調症の人たちは理屈と現実との狭間で失敗しがちなことを、世間はせめて理解する必要がありましょう。患者さんたちが気のきかない行為をしてしまうのは、症状のひとつとして捉えられるべきなのです。

（7）仕事の覚えが悪い、経験を生かせない、融通がきかない

　アルバイトをしようと思い立った統合失調症の人たちは、自分の弱点を自覚しないまま、しばしば接客関係の仕事に応募してしまいます。でも大概失敗します。無理もありません、表情が乏しく愛想笑いなどできない。営業トークができない。機転をきかせたり、とっさの判断が不得意。動きもスピーディーではない。まったく不向きです。

　ならば黙々と何かを組み立てるとか、流れ作業を地道にこなすとか、決まりきった手順を繰り返す仕事ならどうか。こちらのほうがまだ活躍の余地はありますが、それでも仕事の覚えが悪い。分からなかったり困ったらすぐにリーダーへ相談したり尋ねればいいのに、それをしたがらない。経験をいかせず、同じ失敗を反復する。じっくり時間をかければそれらは克服できましょうが、たいていはその前にクビにされてしまう。

　統合失調症になっても、知能は落ちないと言われています。だがテストで答えが分からなければ0点ですが、答えが分かってもそれをしっかり解答欄に記入しなければやはり0点です。彼らにはどうやら後者に近いところがある。

　プランを立てたり集中したりが、意外なほどできない。融通もきかない。能力はあるのに、陰性症状に阻まれて本来の力が発揮できないといった印象なのですね。そこを克服すべく、デイケアや作業所、精神障

害者向けの職業訓練プログラムなどが用意されているわけですが、それを利用したからといって段階を踏んでどんどん改善していくわけではない。

　個人的な印象としましては、**彼らは不器用であり続けることに対して逆説的な安心感を心の底で覚えているのではないか**。不器用で進歩しないところと、不変不動がもたらす安心感とを混同しているようなところがあるのではないか（彼らはそのように本質を取り違えることに関しては、得意中の得意ですから）。

　もしそうだとしたら、援助者はそのような思い違いへそっとアプローチすることからスタートするべきなのかもしれません。具体的方策はわたしもまだよく分からないのですが……。

　以上7項目を列挙してみました。どれもそれひとつだけでは大問題には思えないかもしれませんが、トータルとしてはやはり憂慮すべき問題ですし、少なくとも援助者はそれをしっかり把握していなければ援助行為そのものが成り立ちません。

　それにしてもこれら7項目をすべてひっくるめて、陰性症状と呼ぶ以外に何と言えばよいのでしょうか。せいぜい「**人生に不器用になってしまう症状**」としか表現しかねる。でもそうしたもどかしさこそが、まさに陰性症状の中核そのものであるとも申せましょう。

　なお診断書や公的書類では、慢性期について「残遺状態」といった表現が少なからず使われます。後遺症的ニュアンスを表現しているのでしょうね、意欲低下が著しい場合は「欠陥状態」といった表現も用いられていましたが、さすがに最近はあまり目にしません。失礼だものね。

　それからもうひとつ。慢性期においても、怠薬をしたりストレス状況（たとえば転居で環境が激変した、とか）で急性期の陽性症状が再び出現することがあります。これは再発ではなく「再燃」と呼びます。再発はいったん完治してからまた同じ病気になった場合であり、いっぽう統合失調症は慢性疾患ですからこの場合は再燃と呼ぶのが正解です。そして状態

が落ち着き安定していればそれは治癒ではなく「寛解」と呼ばれます。

誤診しやすいケース

　陽性症状が前景に出ていれば、診断は難しくありません。だが陰性症状が主体の時期、つまり慢性期ですと見誤りやすいケースがいろいろ出現します。

ひきこもりと統合失調症

　実はひきこもりには2種類あります。そのひとつはいわゆる「思春期の挫折」であり、通常世間で思い浮かべるひきこもりはこれに相当しましょう（それがこじれて長引き、もはや思春期とは無縁の50代のひきこもりが近ごろでは話題になっていますが）。

　この場合、薬物療法は無意味です。家族との共依存といった観点から全体の構図を検討したり、家族療法の実施が必要です。そして本人をむりやり自室から引きずり出そうとしたり、早急な解決を図るべく焦るのは逆効果です（Ⅲ-2参照）。

　もうひとつは統合失調症そのものでして、ときおり陽性症状がはっきりしないまま陰性症状に突入してしまうタイプがあるのです。しかも統合失調症は思春期に発病しやすい。そうした事実に加えて、おしなべて家族は子どもが精神疾患であるとは信じたくない。また陽性症状を反映した奇異な言動が若干あっても、思春期はそんなものだと見過ごしてしまう親も案外多い（びっくりするほど鈍感な親って、決してめずらしくない）。そうなると先入観に引きずられて、我が家の息子ないしは娘は（思春期の挫折としての）ひきこもりであると思い込んでしまう。

　あたかもひきこもりに見えても、もしその正体が統合失調症であったなら、躊躇することなく可及的速やかに医療のレールに乗せるべきです。無理やりにでも自室から引きずり出して治療を開始すべきです。そのほうが予後がよい。

というわけで、ひきこもりに映るケースでは、「思春期の挫折」なのか「統合失調症」なのかを判別するのが大前提となります。対応において、じっくり構えるべきか、できる限り早く薬物治療を始めるべきか、まったく正反対の方針になるからこそ重要なのです。

　精神科医が家族からじっくり話を聞き出せば、どちらであるのか見当がつくことは多いですが、それでも最後まで判断が難しいケースはあります。いずれにせよ、ひきこもりについては統合失調症の可能性をつねに念頭に置きながら、生活歴を詳しく聞き取るべきでしょう（134頁参照）。

　医師にコンサルトを依頼するとしても、あらかじめ援助者の立場からヒストリーの聴取をして、それを提供することが重要です。

抑うつ状態と統合失調症

　抑うつ状態は、慢性期の統合失調症とまぎらわしいことがあります。

　ある家族が、ウチの娘（20代）はうつ病で自宅療養していると話してくれたことがありました。だが服薬どころか精神科を受診したことすらない。しかもくわしく問いただしてみると、会社でイジメにあってOLをやめ、以来7年間も家でぼんやりと無為に過ごし、美容院にも行かないしSNSもしないし誰とも会わない、と。もちろん精神科受診も拒んでいる。家族によれば「娘は医者嫌いなのでねえ」。昼間でも窓のカーテンを閉め、半病人みたいに横になっているだけらしい。

　それを聞いただけで、精神科医療に関わっている人なら統合失調症の可能性を強く疑いますよね。「会社でイジメにあってOLをやめ」たというあたりも、もしかすると被害妄想だったのかもしれないし、陽性症状によって会社サイドが困り果ててしまったのが実情だった可能性のほうが高そうです。

　娘がそんな状態なのを家族は変だと思わないのかとあきれざるを得ませんが、そのように「驚くほど鈍感」というか常識外れな人たちは意外にいるものです。そんな家族であっても普通に仕事をこなし世の中とも接し、でも娘が7年間ほぼひきこもり状態なことに関しては「うつ病」

と勝手に解釈して納得している。

　こちらとしては困惑してしまいますが、世間にそんなケースはちっともめずらしくない。まあ、うつ病というのは現実から目を逸らすためには、すこぶる便利な言葉なのでしょうね。ですから**家族がさも分かり切ったかのように「うつ病です」と断言するときには、本当に受診したうえでの病名なのかどうかは確認すべきです。**

ゴミ屋敷の住人、ホームレスと統合失調症

　ゴミ屋敷については259頁で論じますが、屋敷の主の半数くらいは軽い統合失調症ですね。タフな生活能力はあるのでそれが安心材料となるいっぽう、だから医療のレールに乗せて人生の仕切り直しをしてもらうチャンスを得ることが難しいことになる。ホームレスにも統合失調症の人はかなり混ざっております。

　ゴミ屋敷の住人やホームレスのたくましさには目を見張るものがありますが、**ここで思い起こされるのが、統合失調症はなぜ存在するのかというある意味で根源的な問いです。**

　人種や国、時代を超えて、統合失調症の発病率はほぼ1％弱と一定しております。また、統合失調症の発病には遺伝的要素が少なからず関与していることも分かっています🐾。

　統合失調症が人類にとって完全に有害そのものであるとしたら、発病に関与する遺伝子は年月を経るうちに淘汰されて然るべきではないでしょうか。そのほうが自然でしょう。淘汰されないのは、もしかして、統合失調症にも何か人類にとって有益なところがあるからではないの

🐾…遺伝については一卵性双生児を調べます。もし統合失調症が遺伝のみで発病するとしたら、双生児の片方が発病した場合、もう片方も必ず発病するはずです。一卵性双生児の遺伝子はまったく同じですから。
昔から世界中で統計がとられており、その結果を見ますと、一卵性の片方が発病した場合にもう片方も発病する確率は約50〜60％です。結構高率ですが、残りは発病しない。現在では、遺伝的な「発病のしやすさ」を前提に、複数の要因が重なったときにはじめて統合失調症は発病するとされているものの、その「要因」はいまだに判明していません。

家族に何を聞くべきか

　生活歴（生育歴や現病歴も含めて）を家族から聞き取る際に留意すべきことを、ここに記しておきます。

性格

　まず本人の性格ですね。明るいか暗いか。真面目で几帳面か大雑把か。こだわりが強いか。人づきあいがよいか、友人が多いか、交友範囲が広いかもポイントでしょうか。育てやすい子であったか、第1・第2反抗期がどうであったかも確かめましょう。血縁者に精神疾患と診断された人、それが疑われた人がいたかも確認します（病名も含めて）。

屈曲点の時期と理由

　重要なのは、人生に不連続な変化が生じたとき（精神科では、生活における「屈曲点」と呼びます）の時期と理由です。思春期における屈曲点にはどのようなものが該当するでしょうか。
①成績が急に落ちた。
②友人づきあいをしなくなった。
③不登校になった。
④性格が変わったり、人柄が変わった。
⑤ひきこもるようになった。
　これらについて聞き取ることが大切ですが、理由に関しては、しばしば家族は勝手な憶測で発言をします。受験のプレッシャーとか、いじめ、ストレス、対人関係等々。多くは客観的根拠を欠く。でも人間は何らかのまことしやかな原因を見つけなければ精神的に耐えられません。ですので、**家族の説明はすべてを鵜呑みにしないほうが安全です**。

生活の様子

　食事は家族と一緒に食べるか。ほんの一言でも家族と会話を交わすこ

とはあるか。入浴はしているか、散髪はどうしているか、洗濯はどうしているか、たまに外出するか（夜中にコンビニにだけは行く、とか）、もしコンビニ程度でも出掛けることがあるならお金はどう調達しているか、生活リズムは保たれているか、暴れたり大声を上げることはあるか——。

　こういった具合に生活の様子も探りましょう。思春期の挫折のケースですと、家族を拒否して部屋に閉じこもっているくせに散髪だけは母にカットしてもらっているとか、どこか甘えや馴れ合いめいた妙な部分が垣間見える場合が少なくありません。

部屋での様子

　SNSをしているか、ネットで買い物をするか、テレビを観たり本や雑誌を読むか——。

　つまり、部屋に閉じこもって何をしているのか（退屈そうか否か）も重要ですね。暇つぶしの手段があったうえでのひきこもりなら了解可能ですが、何もせずに漫然と長期間ひきこもっているのはやはり異常でしょう。

室内の様子

　室内の様子も重要な情報です。

　整頓されているか（モノの置き方に強迫的なこだわりがあるか否かもチェックしたい）、散らかり放題か。壁一面にアルミホイルを貼ったり窓を黒い紙で塞いだりしていれば統合失調症の妄想（電波がどうしたとか、監視されているとか）が疑われましょう。盗聴器を探すためにコンセントの部分を分解したとか、そうした類のエピソードはないか。そもそも1人の人間がひきこもって長期にわたって生活している空間として、不自然なところや違和感はないのか——。

　このあたりも、こちらから積極的に尋ねないと平気で黙っている家族は稀でありません。**家族からの情報提供については、「言わなかったイコールそんなものはなかった」ではない**と肝に銘じておきたい。そうしないと肝心の手がかりを見落とします。

か?

　中井久夫先生がそのことについて書いていらっしゃったので、記憶に沿って述べてみましょう。

　統合失調症の特徴のひとつに、**痛みにとても強い**（あるいは鈍感）ということがあります（したがって彼らが痛みを訴えたときには、よほどの痛みだろうと考えて対応すべきです！）。また**孤独に耐性がある**。だからこそ、他人との関わりを徹底的に拒否して無為自閉的な生活を送る慢性期の患者さんも存在するわけです。

　さらに、彼らは現代社会で生きていくぶんにはどこか不器用で場違いに映りますが、たとえば草原やジャングルや砂漠などでサバイバルするような場面では**気配だの徴候だのといったものに敏感な能力を示す**。

　狩猟採集民ブッシュマンは、「三日前に通ったカモシカの足跡を乾いた石の上に認知し、かすかな草の乱れや風のはこぶかすかな香りから、狩りの対象を認知する」（中井久夫『分裂病と人類』東京大学出版会、1982年）そうですが、それに似た鋭さを発揮するらしい（その鋭さが暴走すると、妙な深読みとなって幻覚や妄想につながるのかもしれません）。

　という次第で、統合失調症の人たちは現代社会では生きづらさが目立ってしまいがちだけれども、地球の環境が急激に変化して、氷河期に入ったり逆に温暖化で地球がすべて熱帯化したような場合、おそらくわたしたち健常者はその激烈な変化についていけませんが、統合失調症の人々はしぶとくサバイバルしていく可能性が高い。

　生物は多様性を持つことで環境変化に対しても生き残れる個体が存在するべく備えていますが、その多様性のひとつが統合失調症そのものである可能性がある。すなわち人類における一種の保険であり、わたしたちはいつか未来において、**統合失調症の人たちに人類の存続を託す可能性がある**わけです。それが、統合失調症という病気が存在している理由である、と。

　壮大な話ですが、援助者としては知っておいてもよさそうな仮説です。

発達障害と統合失調症

　発達障害のうちでも、ことに自閉スペクトラム症（ASD、詳しくは205頁）は空気が読めなかったり対人関係がうまく結べず、また妙に素っ気ないところがあり、いわゆる慢性期の統合失調症とまぎらわしい場合があります。ストレス下で幻覚妄想状態を呈することもあるため、急性期の統合失調症と混同される場合もあります。

なぜ誤診しやすいのか

　誤診の問題について、ここであらためて書いておきます。

　精神科の特徴のひとつに、「**症状における疾患特異性が低い**」という事実があります。「うつ状態イコールうつ病」だったら素人でも診断がつきますが、統合失調症の可能性もあるし、神経症やパーソナリティ障害や依存症や認知症や、いろいろな可能性がある。いや、健常者だってつらいことや悲しいことがあれば「うつ」っぽくなるに決まっています。

　幻聴があればなるほど統合失調症かもしれませんが、認知症やせん妄状態だって幻聴は出現します。健常者でも隔離されて孤立した状況が長く続くと幻聴が出現するらしい。

　つまり何種類かの疾患である可能性は指摘できても、この症候・症状が出たら即この病気である（身体疾患で申せば、オスラー結節と感染性心内膜炎、蝶形紅斑と全身性エリテマトーデス、ブルンベルグ徴候と腹膜炎、など）といった高い相関性は精神科領域にはないのです。診断において精神科の症状の多くは、身体科でいえば、熱が38度あるとか心窩部（みぞおち）が痛いといった程度の「低い精度の情報」なのですね。

　したがって、精神科では誤診の危険が高いと思っておいたほうがよろしい。基本的に、**精神疾患は時間的な変化を観察しないと確定診断は難しい**。統合失調症であっても、ある時期をピンポイントで眺めれば、せん妄による興奮状態のように見えたり、解離性障害そっくりだったり、強迫性障害のようだったり、うつ病さながらであったり、まことに多彩

です。だから生活歴、現病歴が重要ということになる。

　そして治療についても、あえて診断を下さずに「抑うつ状態」「幻覚妄想状態」などと病名を保留し、試しに薬を処方してみる。その反応で診断をつけていく（治療と診断を兼ねる）といった試行錯誤が行われたりもする。

　身体科に比べれば、精神科医はヤブ医者っぽく映ることが多いと思います。でもそれは疾患の性質上、仕方のないことです。悔しいけど。

👣　統合失調症の原因と治療

原因もメカニズムも分からない

　医学書で統合失調症の章をひもときますと、大概はシナプスの模式図がイラストで載っていて、「ドパミン仮説」が説明してあります。脳内神経伝達物質であるドパミン、セロトニン、グルタミン酸のバランス異常で統合失調症が生じ、ドパミン阻害薬で症状が改善されるといった内容ですね。

　たしかにドパミン阻害薬（抗精神病薬）の投与で、主に陽性症状が改善します。だからドパミン仮説はそれなりに正しいのでしょうが、統合失調症はそれだけで説明しきれるものではありません。陰性症状に薬剤は効果が少ないですし副作用ばかりが目立つ（製薬会社は効果ありと宣伝していますが、惚れ薬としての「イモリの黒焼き」程度でしかありませんね、印象としては）。

　遺伝が関与している件はすでに述べましたが、だから染色体のどこそこが原因そのものだとは言い切れない。それにそんな説明だけでは病気のメカニズムが判然としない。複数の要素が関与しているようだが何がどうなっているのか、いまだに分かりません。

　20世紀中には判明するだろうなどと楽天的な意見もかつてはあったのに、情けないことです。

薬物療法の効果

　決定的な原因やメカニズムが分からないから、投薬においても、本来は用いない種類の薬が意外な効果を発揮するなんて事態が（たまに）生じ、そのせいでなんだか「秘密のレシピ」「裏技」みたいな処方が行われる余地が生じたりする。おまけに新世代の抗精神病薬は、統合失調症にもうつ病にも効くといった具合に病名をまたいで効能を示したりするので、ますます病気のメカニズムが分からなくなる。

　薬物療法は、近ごろは、統合失調症に対してもうつ病に対してもかなり混乱している印象があります。しかも次々に新しい薬が発売されてくるのに、**どれもこれも「いまひとつ」なものばかりです**。論文や製薬会社が提供する薬剤に関するデータを見ても、どうも臨床の現場での印象と隔たりがある。困ったものです。

m-ECT、オープンダイアローグ

　興奮が激しかったり薬剤への反応が悪い統合失調症では、修正型通電療法（m-ECT）が著効する場合があります（重症のうつ病にも効果があります）。詳細は「m-ECTという方法」（170頁）を参照してください。なお、陰性症状には無効です。

　統合失調症の急性期には、近ごろ、オープンダイアローグといったものも注目されているようです。治療チームによる対話的介入でかなりの効果が期待できるらしい。ただし今のところまだ実施している医療機関は少なく、またわたしも治療法として使った経験がないのでコメントはできません。**個人的には、被害感情の強い傾向にあるわたし自身がいちど被験者になってみたいんですけどね。**

🐾 　　　デイケアはなぜ有効か

デイケア、作業所への違和感

　慢性期の陰性症状に対するアプローチとしては、生活指導（なんとな

く上から目線の言葉だな）、SST（社会技能訓練）、作業療法、レクリエーション療法、さらには就労支援などがあり、また病気に対する家族の理解や家族自身の精神的余裕も必須ですから、家族会活動も含めたいところです。

　ところで、たとえばデイケアを見学したことのある人たちのなかには、こんな内容で役に立つのだろうかといぶかった人も少なからずいたに違いありません。

　なるほどデイケアでは、昼間からカラオケをしたり、いい大人がそろって動物園に行ったり、ゲームだのお絵描きだのと幼稚に感じられるプログラムが多い。あるいは作業所での簡単で単調な軽作業を見て、こんなことをするのに意味があるのだろうか、むしろ患者の尊厳を傷つけることになりはしないか、と疑問に思うかもしれない。

　そのような疑問や異議は大事だと思います。それこそが世間におけるごく当たり前の感情ですから、そうしたものが麻痺してしまったら世の中と断絶が生じてよろしくない。でもそうした感情を認めつつも、**やはりデイケアや作業所は必要だとわたしは考えます。**

生活リズムが整えられる

　まず、デイケアの場所や作業所へ毎日きちんと出掛けること、それ自体が何よりも重要です。

　ともすれば彼らはひきこもったまま無為に暮らしがちです。そうなると生活リズムが乱れる。具体的には昼夜逆転ですね。すなわち、患者は夜ひとりだけで起きているといった生活となる。孤独モードに入ってしまうわけで、それでは社会から隔絶してしまうし再燃の危険も大きくなる。80頁でも述べたように、精神疾患と孤独な状態との組み合わせは大いに心配です。昼はちゃんと目覚めて活動し、夜はしっかり眠る。それがまっとうな生活の基本です。

　わたしは外来で、特に若い患者さんに対しては、実家で暮らしているなら三度の食事を可能な限り家族と一緒に食べるように助言しています。**共に食卓を囲んで元気な顔を家族みんなに見せるのはあなたの義務**

だと思う、と。

　処方にしても規則正しい生活を前提にして、血中濃度維持や副作用低減目的からあえて一日4回（三食後と就寝前）を基本に分散して服用してもらっているのです。生活リズムがデタラメだったら、薬の効き目すらおぼつかなくなる。

　デイケアや作業所に出掛けるためには、まともな時間に眠り、まっとうな時間に起きなければなりません。つまり生活リズム維持と表裏一体の関係になるわけです。

　しかも患者さんが出掛けている日中の時間帯は、特に母親にとって、やっと彼女だけの時間が確保できる。お互い、いつも同じ屋根の下にいてはうんざりしてしまう。親子それぞれが物理的に離れる時間が暮らしには必要なのです、精神衛生上。

他者との交流ができる

　デイケアや作業所で実際に行う活動の中身が、あえて申せば「子どもだまし」じみている点はどうでしょうか。患者さんのなかにも「あんなことをさせられるなんて！」と拒絶反応を示す人がいます。

　気持ちは分かる。ではそのような人が健常者枠のアルバイトや仕事をこなせるでしょうか。先ほど書いたような陰性症状が災いして、なかなか思い通りにはいかない。本人の実力は、残念なことに「あんなこと」からさほど遠くないレベルでしかない。まあデイケアや作業所にはいろいろな人が来ますから、それらすべてに対応するためにはどうしてもハードルを低くしなければならないといった事情もあります。

　したがって将来的には、自尊心の高い統合失調症患者向けのデイケア（同じ文脈で、自尊心の高い認知症老人向けのデイケアやデイサービス）を開発する必要はあると思います。

　デイケア、作業所では保護的環境下で他人との交流を試みることができます。指導員にアドバイスを受けたり相談をすることも可能です。プログラムだけが効能のすべてではない。いろいろな可能性が膨らんでく

る。そのように捉えてみれば、あながち否定しなくてもよいのではないでしょうか。

　もっとも現実に目を向けますと、デイケアや作業所を卒業したもののそこから先に進めないケースはめずらしくない。なかなか思惑通りにはいかないものです。

到達目標——2つの考え方

　さてそうなりますと、慢性期の患者にとって「到達すべき目標」は何かといった問いをあらためて発してみるべきかもしれません。

　常識的な到達目標としては、社会復帰そして就労となりましょう。働かざるもの食うべからず、と言われないようになってほしい、と。大概の親御さんはそのように言いますね。

　理想論としてはそうでしょう。だが現実にはそこまでたどりつけないケースのほうがはるかに多い。いや、それはそれで仕方がない。けれども、それでもなお自分なりにがんばってみるその姿にこそ、人間としての生きる意味があるのだという考え方があるでしょう。できる限りはトライしてみるべきだ、と。

　他方、これは陰性症状ゆえの事態なのであり、根性とか「やる気」の話ではない。ましてや慢性疾患なのである。だから、本人ががんばってみようと思うなら相応の援助を惜しまないし、何もしたくないのだったらそのままそうしておくのが適切といった考えもある。

　個人的には、後者の考えのほうに与します（前者の考え方は、暑苦しくて嫌だ）。ただし、**本人が何もしたくないと表明したとき、ああそうですかとストレートに引き下がるのはさすがに気がとがめる**。可能性をつぶしてしまうような、やましさが伴うからでしょう。

　だからそんなときには、28頁で述べたようなオープンエンドで向き合うのもひとつかもしれません。いずれにせよ患者さんに無理強いはできないのですから。

病識のこと

病識はなくても病感はある

病識とは、自分が病気であると認識することですね。通常は、病識があるゆえに患者さんは治療を受け入れ、協力的な態度を示してくれる。しかし精神科領域では、しばしば患者さんは病識を欠く。つまり自分が病んでいると思わない。むしろ他人や世の中のほうがオカシイと思っている。その代表選手が統合失調症でありましょう。

だから慢性期のアプローチには、病識を持ってもらうといった作業も含まれます。それがうまくいけば、自分を守るために服薬や通院、その他あれこれを嫌がらずに実行してくれるはずですから。

特に急性期においては、病識は欠如しているのが普通です。慢性期でも、結局は病識があやふやなケースが多いし、再燃するとたちまち病識は吹き飛んでしまいがちのようです。

ただしそのような場合でも病感は持っていることが多い。**病感とは、ちょっと具合が悪いな、なんだか変だな、ひょっとしたら自分は病気かもしれないと疑う気持ちです。**違和感と不安感と困惑とが混ざったような気分でもありましょう。

病感はまだかなりあいまいな気分ですから、その時点では自分が病気——ましてや精神疾患であるとは認めたがりません。でも身体疾患として診察や検査を受けるのは「やぶさかではない」と思う場合がほとんどです。

身体診察が入り口になる

精神を病むなんて恥に近いが、身体を病むのは仕方がないといった発想が世間的には普通なのです。

だから精神科救急に（半分以上は警察官によって）連れてこられた急性期の統合失調症患者は、オレは精神病なんかじゃないぞふざけるな！　と怒っている。精神科医が問診をしようとしても、拒否する。注射によっ

143

て鎮静を図ろうとしても激しく抵抗する。このままでは「強制的」「力ずく」といった展開になってしまいそうだ。

　こんなときには、わたしは精神科医のアイデンティティを捨てます。白衣を着ているのをいいことに、心配だからとにかく身体の診察だけはさせてくれと持ちかけます。すると意外なことに、体温や血圧を測ったり、聴診や触診はさせてくれるのですね。

　そうなりますと、身体科としての診察を行いながらあれこれと情報を引き出したり幻覚妄想の有無を聴き出すことができる。こちらが共感の姿勢を見せれば反発心も失せてくるから、そうなると入院の必要性についても説得の余地が生じてくる。と、こうしたテクニックが可能なのは、つまり本人なりに病感はあるからなのでしょう。

　そんな次第で、**身体を診るという行為は相手のガードを解くための有効な手段となり得る**ことを覚えておくとよいと思います。

II − 3

うつ状態

うつに関する問題点

「うつ」があればうつ病、ではない

　わたしたちがもっとも悩まされがちな精神症状は、抑うつ気分と不安感ではないでしょうか。精神科を受診する患者さんのなかで、「うつ」も不安も無関係と言い切る人は躁病患者くらいしか思い当たりません。その事実を言い換えるならば、「うつ」や不安は、精神の不調を反映するもっともありふれた指標ということになるでしょう。

　そう、ありふれた指標なのです。したがってこれら2つの症状は、さまざまな精神疾患の可能性を内包している。だからこそ、《うつ状態⇒うつ病》《不安感⇒不安神経症》といった具合に、ダイレクトに診断がつくわけではない。もっと診察を進めて可能性を絞り込まなければ、正確な診断にはたどりつけません。でも、今あげたようなダイレクトな（あるいは短絡的な）図式を素朴に信じ込んでいる人たちが世間には多いので、事態はややこしくなりやすい。

うつ病──3つの論点

　ここでは話を「うつ」に絞りましょう。

　なぜ近ごろ、うつは問題になっているのか?

（1）**過重労働**による疲弊→うつ病→自殺、といった因果関係が裁判で認められるようになり、世間ではうつ病が切実かつリアルな出来事として受け取られるようになった。

（2）**怠けているとか根性が足りない**という事態と、病気による「うつ」の症状との区別が（他人には）つきにくい。ことに職場においてそれが問題視されている。

（3）「うつ」が**抗うつ薬で改善**するのだったら、今の自分は薬によって救われるかもしれないと思う人が予想以上にたくさんいた。

　臨床医としてのわたしの立場からは、問題の本質は以上の3つにまとめられるような気がします。このあたりをクリアしておかないと、読者と当方とのあいだで話がちぐはぐになりかねないので、これら3点をからめつつ話を進めていきましょう。

治療が不要な人

　まず（1）で考察されるべきは、うつの原因論ですね。「反応性の抑うつ状態」と呼ばれるものがあります。試験に落ちたり、リストラにあったり、恋愛が破綻したり、そうした気落ちする出来事に直面すれば誰だって「うつ」っぽくなる。身体の病気を患っても、症状のつらさや経過に対する懸念から「うつ」に陥りやすい。

　こうした経緯は分かりやすい。納得がいく。でも、（反応性の）うつ状態になるのは決して不自然ではないが、だからといってそれがそのまま「うつ病」のレベルにまで発展するとは限らない。大概は一過性のうつ状態で終わってしまうものでしょう。

　上記のような落第、失業、失恋、身体疾患といった状況が解決さえすれば、うつ状態も改善するのが普通ですから、ならば治療ではなく困難状況への取り組みを優先させるべきです。たとえ困難状況の解決が難しくとも、時の流れが癒してくれる場合が多い。我慢が可能な範疇であるならば、差し当たっては医療の対象外ということになる。

治療が必要な人

　では過重労働のケースはどうなのか。あまりにも過酷で睡眠や食事の

暇すら満足に与えられないような労働が長時間持続した場合、それでも休息を与えられれば当人は以前のように元気を取り戻すものなのか。**そうはならない。**どうやら一線を越えてしまったようで、もはや重圧がなくなっても自然回復は望めない。石が急斜面を転がり落ちるように「うつ」が進んでいき、へたをすると自殺に至ってしまう。

　勤労者に一線を越えさせて平然としている雇用形態のあり方、雇用者の無神経さや残忍さも大いに問題だが、いずれにせよ過酷な長時間労働は、「うつ病」を媒介にして自殺に至るらしいと世間は認識するようになりました。

　だがそのいっぽう、メーターの針が振り切れてしまうほどのストレスではなくとも、うつ病になってしまう場合もあるらしい。離婚や転勤、配偶者の死、更年期——これらはたしかに人生そのものに「揺さぶり」をかけてくるが、大概の人々はなんとか乗り切る。**そんなものを契機にうつ病になってしまうのは、つまり心の鍛え方が足りないからなのか。もちろんそうではありません**（後述）。

診察室の混在ぶり

　現在、精神科の外来には、次のような患者さんたちがひしめいています。

- 反応性の抑うつ状態（多くは治療不要）
- 過酷なストレスによるうつ病（つまり一線を越えてしまった。治療も必要だし環境改善も必要）
- さほど過酷でないストレス下なのに生じたうつ病（治療が必要）
- パーソナリティの偏りに由来する抑うつ状態（治療というよりは自分の心とのつきあい方を学ぶべき）
- 他の精神疾患に由来する抑うつ状態（その精神疾患への治療が必要）

　どれも「うつ」ではあるが重症度も治療法も大きく異なる患者さんで

す。そして医師によっては、**どの患者さんにも一律に抗うつ薬を処方しているので**（馬鹿ですね、明らかに）、ますます事態は見極めにくくなっています。

重要なのは、抗うつ薬が効きそうか否かである
「うつ」に関しては、抗うつ薬が効く性質のものかどうか──その1点のみで整理を図るのがもっとも現実的ではないかと思います。それ以外の要素で整理をしようとしても、治療や援助には直接役に立たないおそれが大きいからです。

　では抗うつ薬が効果を示す（かなりの確率で著効する）「うつ」とはどのようなものでしょうか。答えは、昔からいわゆる「うつ病」として診断され治療されてきた**従来型のうつ病**（内因性うつ病）です。ちなみに内因とは、環境の悪さやストレス状況や悲劇的エピソードといった明確な原因とは異なり、おそらく体質的な要因や未知の生物的要素が関与したものを指します。

　多くの場合は、この内因に加えてちょっとしたストレス（前述した離婚や転勤、配偶者の死、更年期等々。ストレスというよりは、人生に訪れた変化と呼ぶべきかもしれません）が引き金になって発病しますが、**周囲の人たちはこの「ちょっとしたストレス」こそが直接的な原因だろうと見誤りがちです。** ここがややこしいところですね。

　もちろん「ちょっとしたストレス」どころではない症例もあるわけで、その代表である過重労働では、あまりの多忙がもたらす心身の疲弊のみならず、先の見えない絶望感や救いのない状況といったものが、従来型のうつ病を一気に自殺念慮にまで追い込んでしまうのでしょう。

🐾　　　　　　　従来型うつ病

　従来型うつ病を患う人の病前性格としては、真面目、熱心、几帳面、凝り性といったものがあげられます。

　それに加えて、協調性を重んじ、断るのが苦手で、心の切り替えもへた。会社の帰りに居酒屋に寄っても、話題は相変わらず仕事のことだったりするタイプ。換言するなら、昭和の企業戦士みたいな人たちが典型です。

　発病年齢は男女を問わず更年期（初老期）以降が多い。もちろん若い人もいますけれど、たとえば20代のケースなんかはかなり少ない。

発病のきっかけ

　しばしば、今までの生活パターンが守れなくなるような状況変化（他人から見ればちょっとしたストレス程度にしか映らないことも多い）が指摘されます。パートナーとの死別や離婚、身体疾患や経済問題の発生、AI導入で仕事内容が大幅に変わったとか、昇進や転勤・転職（これも仕事内容が大きく変わる）など。

　昇進や結婚、出産などのおめでたいことでも、**本人的には生活パターンの激変ということで危険因子となる**。結局、以前のパターンに固執し、それがために現状に適応しきれなくなり、そこに内因がからんでうつ病に結実するのでしょう。

　余談ですが、「顔、むくんでいない？」と知人に指摘されたら、なぜかそれが決定的なひと言となってうつ病になってしまったケースを、今までに3例知っています（いずれも女性）。何かものすごくシリアスなニュアンスがあるんでしょうかね、顔のむくみを指摘されるというのには。

これが基本症状

　まず不眠。ことに夜中や明け方の暗い時間帯に目が覚めてしまい、再入眠ができぬままベッドの中でくよくよ**取り越し苦労**で苦しむといった形が特徴的です。それを**早朝覚醒**といいます。

　早朝覚醒のまま起床時刻を迎えると、それまで取り越し苦労で悶々としていたわけですから、もはや疲れ果てて朝の気分は最悪です。それに

比べれば、夕方や夜は多少気分が持ち直す。このように、朝がダメで夕方や夜が多少マシなのを**日内変動**と呼びます。

　精神症状としては、抑うつ気分、悲観や絶望、不安や焦燥、取り越し苦労とマイナス思考、ときには無感情になることも。

　楽しんだり喜ぶことができなくなり、何もする気になれない。すべてが**億劫**。疲れやすく、トイレに行くことすら難儀になる。もちろん性欲などなくなり、テレビやネット、ゲーム、音楽などにもいっさい関心がなくなる（**興味関心の喪失**）。

　集中力が失せ、考えは進まず（**思考制止**）、往々にして頭が悪くなってしまったように感じる。

　食欲もなくなり、**体重減少**。自律神経のバランスが崩れるために唾液の分泌が悪くなり、口の中が乾いた状態に。消化管の動きが悪くなり、**便秘**傾向に。頭重感その他、**自律神経症状**があれこれと出現。

　何もできなくなってしまった自分を責める（**自責感**）。自分は無価値であり（**微小妄想**）、それどころか罪深い人間であるなどと思い込み（**罪業妄想**）、お金はあっても経済的に行きづまってしまったと悩み（**貧困妄想**）、あるいは不治の病に取り憑かれてしまったと信じ、ついにはこんな自分なんか生きていても仕方がない、皆に迷惑をかけるばかりだと**自殺**（**希死念慮、自殺企図**）に至る。

　——これらの症状のうちでも、早朝覚醒、興味関心の喪失、思考制止、自責感、微小妄想、自殺あたりが診断上ではポイントが高いですね。

　以下、従来型うつ病に関して、忘れてはならない知識を列挙しておきます。

なぜ「励ましてはいけない」のか

　うつ病患者を励ましてはいけない、という知識は今や多数の人々が知っているようです。が、理由を尋ねると大概は知らない。これはうつ病の特徴のひとつである「自責感」が関係しています。

　もともと真面目でがんばり屋のうつ病患者は、**もはやがんばろうにも**

がんばれなくなって疲弊に陥っています。そのような人に向かって安易に「がんばれ！」と声を掛けると、「あなたはまだまだがんばりが足りないぞ、駄目じゃないか」と非難しているように聞こえかねない。そうなると当人はますます自責感を刺激されて追い込まれてしまう。だから励ましはよろしくないというわけです。

　ではどう対応すべきか。

　さりげない態度が大切ですね。こちらが騒いだりシリアスになると、いよいよ当人は「申し訳ない」「わたしのせいで……」と自責感に苦しむことになってしまう。ですから、実際にはいろいろと気を回したり配慮をするわけですが、表面的には「まあせっかくの機会だから、ゆっくり休みなよ」と気楽な調子で臨むのがベターです。

　もうひとつ。家族や周囲の人たちは、気晴らしに本人を温泉へ連れて行くとかカラオケに誘うのはどうだろうかと提案することがしばしばです。何かしてあげずにはいられないのでしょうね。

　でもそれはしないほうがよろしい。だって、症状のひとつとして「興味関心の喪失」があるからです。**本人には温泉だのカラオケを楽しむような精神的余裕なんかありません**。疲れるだけです。おまけに従来型うつ病になるような人は、性格的に断るのが苦手です。相手の好意を拒絶するなんて、とてもじゃないけど心苦しくてできない。だから温泉やカラオケの提案を受け入れる可能性はありますが、内心では負担に感じているはずです。ひとりで静かに横になって休んでいるのが、患者さんにとってはベストです。

長引くケースについて

　ど真ん中の従来型うつ病で、治療や療養が適切になされていれば、その多くは1年以内には改善するようです。しかし実際には、**年単位で延々と通院しているケースが非常に多い**。

　症状はよくなっているが、再発を防ぐために長期間の抗うつ薬投与となっている場合は結構あり、理想的には薬剤の「漸減→オフ」なのです

が、それを試みるとどうしても再発するケースが出てしまい、また当人（あるいは家族）も再発を恐れて減薬や服薬終了を嫌がり、結果的になかなか治療終結に至らない症例はめずらしくない。

それよりも、年単位の治療にもかかわらず「うつ状態」が持続している人はどうなのでしょうか。つまり、治療しているのにちっともよくならない場合です。

たしかに難治性のうつ病である可能性はありましょう。どの薬剤に変えてみても反応が思わしくない、とか。あるいは誤診の可能性もある。誤診といってもクモ膜下出血と急性虫垂炎とを間違えるような大失敗ではなく、たとえば実は双極II型であったとか（次節II-4で述べます）、ホルモン異常が合併していたとか、パーソナリティの偏りが関与していた、などといった場合ですね。

うつ病の神経症化

そして、予想以上に多いのではないかと思われるのが、うつ病の神経症化です。

率直に申しまして、うつ病になることで当人の人生がマイナス方向へ変わってしまうことが往々にして生じます。出世街道から外れてしまったり、リストラ要員に回されてしまったり、職場に居づらくなったり、家族関係が破綻したり、当人の人生観が変化してしまったり……。

当人の立場が、病気以前に比べて相当にマズいことになっている場合がめずらしくない。でもたとえ立場が悪くなっていようと、病人であるうちはまだ「病人なんだから仕方がない」と逃げ場を与えられます。が、治ってしまったら、いよいよ逃げ場はない。

こうなりますと、極端に言えば「**治ったら地獄が待っている**」的な心情（それが客観的に正しいのかどうかはともかくとして）に陥っても不思議ではない。そういった心情が作用して、従来型うつ病への治療は成功しているが、そこから先はいわば神経症のメカニズムが症状をそのまま受け継いで「ちっともよくならない」まま経過していく。こうしたケースが

かなりあるように思われます。

そうした場合には投薬ではなく**精神療法に切り替え、また可能な範囲で環境改善に努力するのが医者の務め**になりましょう。が、患者さんとしては、「病人であるイコール処方を受ける」ですから、薬を減らしたらたちまち不調を訴えるでしょう。自分が神経症的になっているのも認めたがらない。もちろんそれは患者さんが詐病であるといった話ではなく、無意識レベルの機制といったことになるわけですが。

このような事例を目にしますと、病気が治ることと幸せになることとは必ずしも一致するとは限らないのだなあと、複雑な気持ちにさせられます。なおこの点については89頁のアイデンティティに関する記述も参考にしてみてください。

高齢者のうつ病

従来型のうつ病であっても、高齢者ではかなりイメージの異なる病像を示して周囲を戸惑わせる場合があります。実際のケースを提示して説明しましょう。

- -

症例1 罪悪感に苦しみつつ家の中を徘徊する老婦人

A子さん（73歳）は明るく積極的な人であった。60歳を過ぎてから始めた油絵は、熱心な努力のかいがあってか、市のコンクールで何度も入賞したことがある。今や彼女の楽しみは油絵がいちばんなのであった。

家の修理をする機会があったので、そのついでに、息子の部屋（息子はもう結婚して世帯をよそに構えている）をアトリエに改装することにした。夫も賛成してくれた。こうしてA子さんは念願のアトリエで油絵の制作に没頭できるようになった。しかし数か月後、夫が心臓発作で倒れ、長期入院となった。家に残されたA子さんは、ひとりぼっちで寝起きすることになった。

ある晩、トイレのためにふと目が覚めた。布団に戻って入院中の夫の

ことを考えているうちに、自分がアトリエなんかつくって油絵に"うつつを抜かし"、夫を"ないがしろ"にしたことが今回の入院の原因であるように思えてきた。すると急に胸が苦しくなり、今にも死にそうなほどつらい夜を過ごすことになってしまった。

翌日、近所の内科で診てもらったがどこにも異常はないという。しかし胸の苦しさは毎晩続き、するとなおさらアトリエをつくったことが悔やまれてならないのだった。もはや家事すら手につかず、胸の苦しさとアトリエをつくったことに対する後悔、そして不安感に翻弄される日々となった。

1週間後にたまたま実家を訪れた息子は、A子さんが憔悴したまま、おろおろとゾンビのように家の中を歩き回っている姿を見て度肝を抜かれたのだった。

解説

うつ病というと、元気がなく、うなだれているイメージを抱きがちです。このケースでは、きっかけはやはり環境の大きな変化ですね。そして心気妄想（老人ゆえの体調の悪さがそれを加速）、罪業妄想が前景化した。老人では不安焦燥が目立ち、おろおろ歩き回ったり泣き叫ぶなど、認知症や（一般社会での言い回しとしての）ヒステリーのように映ることがめずらしくありません。

症例2 クレーマーさながらの老人

妻に先立たれ、独り暮らしをしていた元大学教授のBさん（77歳）は、自治体主催の健康診断で中性脂肪がやや高いことが判明した。

食生活に気をつけてくださいねとアドバイスを受けたが、どうやらその助言に過剰に反応したらしい。毎日保健所へ来ては献立をチェックしてくれと要求する。保健師の都合などお構いなしに要求をする。その執拗さと自己中心的な態度には、ちょっとクレーマーめいた雰囲気すら伴っていた。

　1か月後、近医（内科）で再度血液検査を受けたが中性脂肪の値はあまり下がっていない。落胆しながら脂肪を減らす薬を処方してくれと頼んだら、まだ薬が必要なほどではない、食生活の改善を図れば十分な範囲であるとドクターに言われた。でもBさんとしては、食生活の改善はすでに行っていたつもりなのだった。

　さっそく保健所にやって来たBさんは、「ここで食事のアドバイスを受けているというのに、これ以上私はどうすればいいんだ……」と泣き出し、カウンターで「私に死ねということなんですか!」などと大声を上げる。保健師は対応に困り果て、正直なところ「もういい加減にしてほしいなあ」と思ってしまうのだった。

解説

　従来型うつ病では、健康に関わる検査の数値とか（あるいは認知症の自己判定テストの結果とか）、金銭にまつわるちょっとした心配などになぜかやたらと執着し、そのうち自縄自縛といった形で自分を追い込んでいくケースが、特に老人で散見されます。そして不安焦燥ゆえの行動が、周囲には「困った人」やクレーマーのように見えてしまう。

　相手をなだめてから、じっくりと問診をしてみましょう。別なニュアンスが浮かび上がってくるはずです。

症例3　　**認知症が心配でたまらない老人**

　1人で精神科を受診したCさん（80歳）は、初診医に認知症の治療をしてほしいと要求した。初診手続きも自分で行えたし、言動には認知症を疑わせる様子はうかがえない。なぜ自分が認知症と思うのかと医師が尋ねると、最近記憶力が悪くなった。そのことで昨日、孫から「え〜、もう忘れちゃったの?　まさか認知症じゃないよねえ」と揶揄された。しだいに心配になり、本日の受診に至った、と。

解説

　このケースでは、HDS-RやMRIなどを施行しても認知症の徴候は見

出せませんでした。では記憶力の低下は何に由来するのか。答えは軽い
うつ病でした。軽度の従来型うつ病のために、集中力が低下して結果的
に記憶力が悪くなったように見えたのです。それに加えて心気妄想的な
ニュアンスが加わったのでしょう。したがって治療としては抗うつ薬の
投与が行われて改善しました。

　老人では、うつ病と認知症との区別がつきにくいことが少なからずあ
ります。しかも認知症はその初期において軽うつ状態を示しがちです。
そうした事実を頭に入れておかないと、思わぬ誤診をしてしまいかねま
せん。

🐾　　　　　新型うつ病とは何か

　うつに関する問題点の2番目として、《怠けているとか根性が足りな
いという事態と、病気による「うつ」の症状との区別が（他人には）つ
きにくい。ことに職場においてそれが問題視されている》をあげたので
した（146頁）。これは結局、新型うつ病に対する世間の戸惑いと関連し
ています。

「自分勝手な人」という印象

　新型うつ病（現代型うつ）という名称は医学用語ではありません。以前
から、従来型うつ病とは異なるタイプのうつ病はそれなりに話題にされ
ていましたが、2012年4月29日にNHKスペシャルで放送された「職場
を襲う"新型うつ"」でこの名称は一気に広まったようです。

　新型うつ病は、従来型うつ病と少なくとも「うつ」という点では区別
がつきにくい。でも抗うつ薬は原則として効きませんし（プラセボ効果は
あるかもしれませんが）、だらだらと長引く傾向にある。

　そもそも新型うつ病とは、

（a）従来型うつ病ではない

（b）実際のところは適応障害、神経症（抑うつ神経症）、職場恐怖症、

パーソナリティ障害などが「うつ」症状を前景化させた場合の大
雑把な総称である

この2つの要素から成り立つと考えればよろしいでしょう。でもそれ
だけだったら、テレビで「職場を襲う"新型うつ病"」なんてセンセー
ショナルなタイトルの番組が放送されたりはしないはずです。実はもう
ひとつ重要な要素があり、

（ｃ）周囲からすると当人の振る舞いに、なんだか自分勝手というか無
責任で「ずるい」印象がある

ということに他なりません。

「あいつ、病気なの？」

おそらく、この（ｃ）がもっとも重要な部分です。なぜなら、当人が
うつ病で病欠となった場合、職場では周囲がそのぶんをフォローしなけ
ればならない。にもかかわらず、当人はおとなしく療養しているかと思
いきや、ウィークデイの昼間に東京ディズニーランドへ行ってそのとき
の写真をSNSにアップしたり、見舞いに行ったらゲームだの海外ドラ
マを楽しんでいた、なんて話がしばしば起きるからです。

そんなに快調ならさっさと仕事に来いと言いたくなりますよね。しか
し彼ないしは彼女は、病気休暇が終わる直前になるとまたしても「う
つ」がひどくなる。さながら夏休みが終わる直前の小学生のように。

さらに、往々にして病人としての権利だとか、そういった自己主張を
したがる。同僚がカバーしていてくれたことなどにはあまり感謝しない
くせに。

つまりアンフェアで図々しい雰囲気があって、それが周囲を辟易させ
たり立腹させる。でも当人は、自分は職場環境の悪さや不当な労働内容
によって「うつ病にされた」被害者であるといった顔をしている。この
ようなニュアンスを伴いがちなので新型うつ病は毛嫌いされるわけで
す。

従来型うつ病の人を見ると多くの人は素直に同情せずにはいられなく

なる。だが**新型うつ病には反感が生じる**のですね。そして「本当に、あいつは病気なのか?」と同僚が疑いたくなるのが常です。とはいうものの当人は精神科に通院して服薬しており、しかもちゃんとうつ病の診断書を提出している。でも、なんだか釈然としない。

新型うつ病の特徴

　新型うつ病は、従来型うつ病と具体的にどのように違うのでしょうか。

- 職場では「うつ」っぽいのに、家に帰ると症状が軽快する。
- 職場を離れれば、趣味や娯楽を愉しむ余裕が出てくる。
- 過眠や過食がしばしば見られる。
- 他責的で、しばしば自己中心的なトーンの権利要求などをする。
- 症状が長引き、また症状が良いときと悪いときが極端。
- 病前性格が従来型うつ病とは異なり、マイペースでときには非常識に映る言動も見られる（当人なりの言い分はあるが、世間的には通用しない言い分である）。
- 比較的若い世代に多い。

　こうした特徴があれば、詐病を疑われたり「たんなるわがまま」などと揶揄されるのも無理からぬところです。そしてこれらの特徴が、あざといほどに顕著だとしたら、パーソナリティ障害（特に境界性パーソナリティ障害）的なニュアンスを多かれ少なかれ含んでいる可能性が高いと思われます。

　実際のところ、**境界性パーソナリティの症状のひとつである気分変動がそのまま「うつ病」という診断名になっているケース**もめずらしくない（186頁参照）。そんな誤診同然の診断書を出されては、現場が混乱するのも無理はありません。

なぜこんな混乱が起きているのか

どうしてこのような事態になってしまったのでしょうか。以下にわたしなりの考えを述べます。

まず、わたしたちは自分の心に変調や不具合が生じても、それをなかなか客観的には把握できないものです。大概は、自分が気にしたり関心のある事象に託したり事寄せて把握しようとします。

オレは癌ではなかろうかと心配ばかりしている人物は、些細な身体の不調（それが精神の不調に由来している可能性もあります）を即座に癌の徴候と見なし、それ以外の可能性には目もくれようとしません。そうして「オレは癌になってしまった！」と大騒ぎする。そのように、わたしたちは心の調子が乱れたときには、自分にとって気掛かりなテーマにそれを（無意識のうちに）関連づけて納得しようとします。

老人のうつ病が、しばしば心気的訴えとして表現されることはすでに述べましたが、それは老人にとって身体的疾患がつねに関心の対象になっているからです。

そもそも精神的な不調や生きづらさは、昔から、**その時代に応じてはやったキーワードと関連づけて本人も周囲も**（安易に）**理解を図ろうとする傾向にありました**。たとえばヒステリー、ノイローゼ、神経衰弱、さらにはAC（アダルトチルドレン）、解離、トラウマ等々ですね。そのような一連のキーワードのひとつとして「うつ病」という言葉が現在世間に流通している（次の流行は「発達障害」のようです）。

製薬会社の責任は大きい

ではなぜ「うつ病」がキーワードになったのか。製薬会社の啓発活動、ネットの影響、薬剤への過信、これらが背景にあると思われます。

新しいタイプの抗うつ薬として我が国でSSRIが発売されたのは1999年でした。その時点で、すでにアメリカではSSRIの一部（本邦では未発売のプロザック）は「ハッピードラッグ」と呼ばれていました（これさえ飲めば明るく前向きになれてハッピー、と。どうかしていますね）。

製薬会社はSSRIを普及させるべく、まずは医師に対して強力な宣伝を行います。そのときには精神科医のみならず、いわゆる内科を中心に開業している家庭医をターゲットに宣伝が展開されたのを記憶しています。「くしゃみ3回、ルル3錠」みたいな調子で、「うつっぽかったら即SSRI」といったノリです。副作用も少ないし、気楽に処方してくださいね、と。

　そのうち、SSRIは「うつ」を訴えた際の第一選択薬となりおおせ、それを処方しない精神科医は不勉強みたいな空気になってきました。

　世間一般への宣伝も派手に行われました。たとえば2000年には、女優の木の実ナナを起用した新聞広告が登場しました。

　　「私はバリバリの『うつ』です。／『うつ』を、いっしょに理解してください──／木の実ナナさんからの、お願いです。／人間は、だれでも『うつ』になる可能性があります。／女優・木の実ナナさんもそんな一人」

2002年には、

　　「『うつ』──もう、1か月もつらいなら／気分が落ち込む、何をしても楽しくない……1か月つづいたら、お医者さんへ」

　ちなみに2004年には「毎日、つらかった」という広告コピーでした。わたしの場合、2004年ごろは公私にわたって不運かつ不本意な時期で、この広告を見たときには、思わずオレもうつ病かもしれないと思ってしまったものです。

　製薬会社は広告のみならず、相談窓口を開設したり治験募集といった形でも「うつ」をアピールしていきました。こうした積極的な活動によって、精神科医療機関へ受診するハードルが下がったのは事実ですし、「うつ病は甘え」みたいな先入観が正されたこともあったはずです。

そうしたプラス面はたしかにあったものの、《気分が晴れなかったり「やる気」がどうしても起きなかったらうつ病かもしれません⇒抗うつ薬さえ飲めば問題解決かもね！》といった安直な図式も世間に定着してしまったようです。

ネットの影響も

　さらに、ネットではうつ病のチェックリストが横行し、いささか単純化されすぎた「うつ病の基礎知識」「抗うつ薬のすばらしさ」が流布されるようになった。

　そのため、実はパーソナリティ障害がメインで気落ちしているような人も自分はうつ病であると自己診断をし（チェックリストは、その気になれば大概の項目が該当してしまうものです）、ネットの知識で抗うつ薬を選び、そのうえで精神科を受診して処方の指定をするなど、まことに歪んだ診察場面が出現することになりました。

　半端にうつ病（従来型うつ病）の知識を持っているので、「励ますのは駄目」「静養が必要」「無理やり仕事をさせると再燃するから禁忌」などと自分に都合のよいことを並べ立てる。「うつ貴族」などという悪口が生まれるのも、無理からぬ話であります。

魔法の薬と救済

決して仮病ではない

　146頁に戻ります。結局、（3）の《「うつ」が抗うつ薬で改善するのだったら、今の自分は薬によって救われるかもしれないと思う人が予想以上にたくさんいた》──ということなのでした。そして「うつ病」というキーワードないしは「落としどころ」を知ってしまったがゆえに、「気分がふさいだら、うつ病」「つらかったりやる気が起きなかったら、うつ病」「自分らしく生きられなかったら、うつ病」などと考えるようになった。

そうなりますと、抗うつ薬はいわば人生を救ってくれる魔法の薬となるわけで、**しかしそんな力がSSRIに備わっているはずがありません。**いよいよ新型うつ病の患者たちは救済から遠ざかってしまうのでした。

　と、ここまでわたしは新型うつ病に対して辛らつな調子で解説をしてきました。でも、以下の3点は押さえて起きたいと思います。

（1）彼らは、決して仮病ではない。世間知らずではあるが、主観的には本当に苦しんでいる。
（2）ネットを中心に誤ったニュアンスの情報に基づいて彼らは行動している。いい加減な情報の犠牲者とも言える（わたしたちも迷惑を被っている点では犠牲者であるが）。
（3）新型うつ病で「ゴネ得」をしているのは、一部分の人たちだけである。

わたしはこうしている

　このように同情の余地があるのに、彼らはしばしば「犠牲者としてのうつ病患者」としてみずからをアピールしたがるので反感を買うのでしょうね。

　そんな彼らを治療するには、すなわち本来の疾患である神経症や恐怖症やパーソナリティ障害への治療（対応）と同じものが必要になる。カウンセリングや認知行動療法、ときには家族療法や環境調整などですね。

　さらに、漫然とした服薬や長期の休養はむしろマイナスなことが多く、いやその前に「わたしはうつ病である」という認識を捨ててもらう必要がある。でもそのあたりのアプローチがうまくいかないことが多い。

　わたしはとりあえず患者が望む抗うつ薬を、危険がない限りは処方することにしています（渋々ですけどね）。もしそれが効けばラッキーですし（おそらくプラセボ効果でしょう）、でも大概は効果がない。当然ですよね。その時点ではじめて、「だからあなたの「うつ」は抗うつ薬が効くタイプではないんですよ」と説明をしていきます。

　しかしそれでも素直になってくれない患者ばかりです。医者に言い負かされたみたいな気分で不愉快なんでしょうかね。でもそこで関係性を絶ち切るわけにもいかない。なだめすかしながら、どうにかフォローしていく。正直、肩をすくめたくなりますね。

人生に必要なエピソードだったのかも

　ところで、せっかく一流企業に入社したのに新型うつ病となり、欠勤が繰り返され、最終的には退職せざるを得なくなった患者さんを何名か知っています。もし自分が退職させられる立場になったら相当にショックだろうなと考えるわけですけれど、意外にも、彼らは淡々としている。うろたえない。むしろスッキリしたような表情すら浮かべている。

　こうした人々は、おしなべて進学や就職が順調で、挫折とは縁の薄い生活を送ってきた場合が多いようです。なるほど無難に人生は進んできたが、それは自分で選び取った人生というよりも親や周囲の思惑に沿って歩んできた軌跡にすぎない。そこにどうしても「わだかまり」が生じてしまう。うつ病になるのは不幸な出来事ではあるものの、それに乗じて周囲の期待を（あえて）裏切り、どさくさまぎれに人生を自分の手に取り戻す——そんな気分が彼らの心には生じているようなのです。

　ある意味で「遅すぎる自己主張」「遅れてきた通過儀礼」「今さらながらの反抗期」といったニュアンスが感じ取れる。となれば、それもまあ人生において必要なエピソードだったのかもしれないと考えることも可能でしょう。

わたしは試されている？

　もっとも、パーソナリティ障害の要素が強い人であると、自暴自棄とか世間に対する間接的な復讐に近いニュアンスが「うつ」に託されているように見受けられます（そうしたケースでは、往々にしてゴネ得の形をとりやすい）。会社をクビにされるのが、客観的には自傷行為に近い印象すら伴うことがある。痛々しい人なのか困った人なのか、困惑させられます

ね。

　ここでいきなり話が飛躍しますが、ツイッターは別名を「馬鹿発見器」と称するそうです。愚かさや思慮の浅さが、ツイッターを通じて露呈してしまうことがしばしばあるからでしょう。たしかにその通りだと思う（ですからわたしは絶対にツイッターなんかやりません）。

　それに準じて考えれば、新型うつ病は援助者である**わたしたち自身の器の大きさや鷹揚さ、深い焦点深度で他人の立場を眺められる能力の「発見器」**ということになるのかもしれません。

II-4

双極性障害

うつ病と躁うつ病

うつはうつでも……

　ついこのあいだまで「躁うつ病」と呼ばれていた病気が、昨今では双極性障害へと名を改められています。なぜそのような変更が行われたのか。

　躁うつ病とは《躁病＋うつ病》で、両者が繰り返し交代して出現するといった意味合いがその名称に込められています。そうなりますと、148頁で説明した「従来型うつ病」は、躁うつ病の「うつ病の部分」と同じであると考えてよいのでしょうか。言い換えれば、従来型うつ病とは、躁うつ病の部分症状にすぎない、と。そのような理解は正しいのでしょうか。

　結論から申せば、上記のような理解は間違いです。「うつ」は「うつ」でも、似て非なるものと考えるべきです。経過も治療法も異なります。というわけで、誤解を避けるためには双極性障害と呼んだ方が妥当である、という話なのでしょう。

とりあえず「うつ病」として治療

　とはいうものの――もしも診察室に、うつ病を疑わせる患者さんが初診で来院したとき、その人が従来型うつ病なのか双極性障害（ここからは、もう躁うつ病という言葉は用いません）のうつ相であるのか区別をつける自信はわたしにはありません。

　困ったことに、双極性障害の3分の2はうつから始まります。問診で

過去に躁状態を呈したことがあったかと尋ねても、大概はハッキリしませんし、人生が順調に進んでいたせいで心も弾んでいたのか、本人と環境がマッチして気持ちが前向きになっていたのか、生きる目標を見出せてエネルギーがわき上がっていたのか、それとも病的な高揚状態であったのかを患者本人は判断できないのが通常です。

　では、わたしは担当医としてどうするか。とりあえず双極性障害の可能性を念頭に置きつつ、従来型うつ病として治療を開始するでしょう。当初の診断がうつ病で、しかし途中で双極性障害へと病名変更が生じるケースはおよそ1割と言われています。確率から考えても、まずは従来型うつ病として扱ってよろしいのではないでしょうか。

　症状そのものでは区別がつきにくくても、多少の判断材料はあります。双極性障害では、発病年齢がかなり若い（20代が多い）。血縁者にもしばしば双極性障害の患者がいる。病前性格が行動的で外向的（悪くいえば大雑把）、ときに気難しくなったり不機嫌になる（悪くいえば気分屋）、といったタイプが多い。

　手がかりはせいぜいそんなところですが、予想以上に大切なポイントでもあります。

双極Ⅰ型とⅡ型

この区別の意義

　以前は、双極性障害はかなり頻度の低い精神疾患といった印象でした。しかし臨床現場における実感としては、最近は双極性障害が増えてきています。はっきりした理由は分かりません。絶対数の増加というよりは、見落とされていたり医療につながらなかったケースが多かった可能性を考慮すべきかもしれません。

　さて双極性障害はⅠ型とⅡ型に区別されます。比較的最近始められたこの区別によって、精神科はかなり視野を広げることができるようになったのです。

　まず双極Ⅰ型。これは分かりやすい。躁とうつが、典型的にはほぼ同じ配分で交互に訪れる。まさに「躁うつ病」と呼びたくなる病態です。

　では双極Ⅱ型とはどのようなものか。

　基本的に「うつ」が優位となります。いつまでも改善しない「うつ」が持続します。難治性の従来型うつ病と誤診されることもめずらしくない。でも詳しく観察すると、ときおり軽い躁状態（最低4日以上）が出没しています。

Ⅱ型の「躁」の特徴

　だがそれがいわゆる「躁」に見えないことが多い。ちょっと「うつ」が軽快したかなあ、と誤差範囲にしか認識されないこともあるし、**問題なのは「躁」というよりは「衝動性や苛立ち」を突出させた形で症状が表現されがちなことです。**生彩を欠いたまま長い間ふさぎこんでいたのに、急に怒りっぽくなったり激しい自傷行為に及んだり、クレーマーっぽくなったりセクハラ行為を唐突に行うなど。周囲は困惑しますし、本人も何がなんだか分からない。双極Ⅱ型の症状であると証明されなければ、本人の立場はかなりまずくなりかねません。

　そしてこのように「うつ」状態の持続と突発的な問題行動は、ことに**境界性パーソナリティ障害に近似している**のですね。さらに付け加えるなら、Ⅱ型には自殺や依存症、パニックや摂食障害などが伴いやすく、これもまたパーソナリティ障害を彷彿とさせます。

　すなわち、今までは別の診断がついていたが実は双極Ⅱ型であった、というケースが少なからず存在している。

　さらに、双極Ⅰ型とⅡ型とは明確に異なっているわけではなく、両者のあいだにはさまざまな中間型ないしは移行型が並んでスペクトルを形成しているらしい。というわけで、双極Ⅱ型という概念は、先ほども申したように精神科に広い視野をもたらしたのでした。わたしも思わず「ああ、なるほどねえ」とつぶやいてしまったものです。

I型の躁の特徴

　さて、I型の人が躁状態になると、眠らなくなります。眠る時間ももったいない、なぜならオレの頭からは次々にアイディアがわき出てこれを実現させれば富豪になることが分かっているからだ、といった調子でエネルギッシュかつ尊大で万能感に満ちあふれます。食欲や性欲が亢進し、他人を意のままにしたがり、落ち着かず、やたらと強気になり、浪費をしがちで、ときには性的問題を起こしたりパワハラを平気で行ってしまう。攻撃的になり、声は大きく、些細なことでクレームを入れたり喧嘩をする。感情は昂ぶり、感極まって泣き出したりすることも。いきなり選挙に立候補したり高級車を買ったり、あるいは風俗で大散財をしたりギャンブルで一文無しになったり。そんな調子で、金も信用も失いかねないどころか逮捕案件に及びかねません。

　こういったまことに危なっかしく、ときには周囲が苦笑したり顔をしかめたり顔面蒼白になってしまうのが、双極I型における躁状態です（もちろんもう少しマイルドな躁状態もありますが）。いっぽうII型では、先ほど書いたように衝動性や苛立ちが突出してパーソナリティ障害めいた不安定さを感じさせることが少なくありません。

　II型のみならずI型でも自殺は生じがちなのですが、躁がうつに転じた際に自己嫌悪や自己否定の感情が強く出現しかねないことも大きく関与していると思われます。

🐾　　　薬物療法の種類

まずはリーマスの処方

　従来型うつ病の「うつ状態」と、双極性障害の「うつ状態」は区別が困難であるとすでに述べました。では治療の観点からはどうなのでしょうか。両者を区別する必要はあるのでしょうか。

　従来型うつ病では、当然のことながら抗うつ薬による治療が中心となります。ある程度軽快したところで、認知行動療法とか環境改善などを

併用するのも効果的です。

　いっぽう双極性障害のうつ相では、あまり抗うつ薬は効かないとされ
ていますが、実際にはそれなりの効果があったりケースバイケースです
ね。少なくとも双極性障害と分かったら、多くの医師はリーマス（炭酸
リチウム）を処方します。ただしほぼ生涯にわたって服用し続けるべき
です（血中濃度を一定にキープしている必要がある）。

　そういった意味では、**双極性障害は慢性疾患、従来型うつ病は一過性
の疾患**（再発を繰り返す場合も多いけれど）と捉えてよろしいのではないで
しょうか。

　きちんと服薬していてくれれば、リーマスで安定することが多い。た
だし、**若干うつ寄りで安定するようです**。したがって周囲からすれば落
ち着いてくれたと安心できるものの、本人としては不満が残ります。

　患者さんは、軽躁状態くらいでやっと調子がよいと認識するようで
（もし本人が「絶好調！」なんて言ったら、十中八九その人は完全な躁に突入してい
ます）、しかし軽躁状態でも人生をしくじる可能性は高い。そのあたりの
ギャップを患者さんに分かってもらうのは並大抵のことではありません。

他の気分安定薬

　リーマスは気分安定薬のひとつとして位置づけられています。気分安
定薬としては、ほかにデパケン（バルプロ酸）、テグレトール（カルバマゼ
ピン）などがあり、またラミクタール（ラモトリギン）は特にうつ状態に
有効と言われていますが、テグレトールとラミクタールはスティーブン
ス・ジョンソン症候群という表皮壊死融解症状が現れることが案外多
く、処方するのに躊躇します（ことにラミクタール）。

　非定型抗精神病薬のジプレキサ（オランザピン）やセロクエル（クエチ
アピン）も効果は認められていますが、こちらは糖尿病の患者さんには
事実上使えませんし（高血糖を誘発する）、かなり肥満する可能性が高い。

　肥満に関しては、まるで別人になってしまったかのように太ることが
多いので、わたしは可能な限り使いません。**精神症状は改善したけれど**

体重は15kg増えました、なんて悪魔の薬としか思えないじゃないですか。

　ところでデパケン、テグレトール、ラミクタールは、もともと、てんかんに用いられていた薬です。ジプレキサやセロクエルは統合失調症の薬で、このように本来の適用ではなかった症状に効果があることが見出されるケースが最近は目立っています。

　したがって、**患者さんが飲んでいる薬剤名を聞いただけでは病名を推定できなかったり**、あるいは本人がネットで薬の適応症状を調べて「わたしはてんかんなの?」「統合失調症なの?」と当惑するケースもめずらしくありません。援助者は、そのあたりについて知識が必要です。

🐾　m-ECTという方法

全身麻酔下で行うので苦痛はない

　薬物療法以外では、修正型通電療法（m-ECT）があります。かつては電気ショック療法と呼ばれていたもの（これを行うと、てんかんと同じけいれん発作が生じます）を改良した治療法で、麻酔医の管理のもと、全身麻酔下で、頭皮に貼った電極パッドを通じて脳に100ボルト程度の電流を数秒通します。それだけです。

　麻酔時には筋弛緩剤も投与しますのでけいれんは生じません。**患者さんが苦痛を覚えることもありません**。これを1日1回、週に3回程度で計10回程度実施します。シンプルといえばまことにシンプルな治療法です。保険点数も算定でき、いわば厚生労働省が認めた治療法でもあります。

パソコンの再起動のようなものか

　通電療法は、もともと統合失調症の治療に使われていましたが、現在ではうつ病にも使われます（難治性や、自殺企図が著しいケースなど）。躁状態にも効きますが、本人の同意をとれないことが大部分なので実施が難

しい。神経症やパーソナリティ障害には効果がありません。

　なぜこの療法が効くのか。経験的な知識に基づいた療法なので、**作用機序は不明瞭なままです**。大雑把な言い方をするなら、パソコンの調子が悪いときにはとりあえず再起動をさせれば（理由は分からないながらも）なんとかなる——これに近い話と思っておけば良さそうです。

　修正型通電療法では筋弛緩剤を投与するのでけいれんは生じませんが、脳波を見るとけいれん発作時のそれが1〜2分間出現しています。副作用で逆行性健忘が生じますが、徐々に改善します。脳に電気なんか通して脳が壊れたり認知症にならないだろうかと心配になりますが、実際にはそんな心配はありません。もしわたしが重度のうつ状態になったら、大量の薬剤を飲まされるよりは修正型通電療法を受けたいと思っています。

　修正型通電療法のほかには、認知療法、対人関係療法、社会リズム療法などの精神療法があげられます。

ストレス関連

 ## 神経症

名称変更

　ストレス関連の病名は、近ごろ、次のように大幅に名称が変わり、しかも神経症という言葉は用いられなくなりつつあります。

- 不安神経症⇒全般性不安障害ないしはパニック障害
- 恐怖症⇒広場恐怖ないしは社交不安恐怖ないしは特定の恐怖症
- 強迫神経症⇒強迫性障害
- 抑うつ神経症⇒適応障害（ストレス因が生じて1か月以内に発症、ストレス因がなくなれば6か月以上持続しない）ないしは気分変調症（2年以上持続）
- ヒステリー（ヒステリー性神経症）⇒解離性障害ないしは転換性障害

　そもそも神経症とはストレスに対処しきれなくなったときに心身に生じる機能障害で、それなりの悩みや葛藤のあげくに発症した──つまり「がんばったけど、どうにもならなかった」という**無力感に満ちたプロセス**があり、そこには性格的なものや生育史が少なからず関与する、と捉えられてきました。

援助者なら知っておきたい神経症の常識

　ただし以上の説明だけでは、神経症を理解したことにはなりません。たとえば152頁で述べた「うつ病の神経症化」といった現象を思い出してみてください。神経症は、「病気なのだから、治してあげればそれが

本人にとってベストである」とは限らない。そんな単純明快なものでは
ない。ですから神経症という病名を聞けば援助者の頭の中には──

（1）薬物は治療のメインではない（抗不安薬は一時しのぎでしかない）。
（2）精神療法（カウンセリングや認知行動療法など）および、環境改善やスト
　　 レス因へのアプローチが治療の中核となる。
（3）性格と密接に関連しやすいので、慢性化したり再燃しがち。
（4）治すというよりも、いかに世間と折り合いをつけたり妥協してい
　　 くか、つまり生き方の根本を問い直す作業が本来的には必要。
（5）大概は病気という自覚（病識）はあるが、往々にして、自分の病状
　　 に対してどこか他人事（ひとごと）めいたトーンが伴う。
（6）上記（5）と関連するが、ときに患者は神経症であることに安住し
　　 てしまう。たしかに神経症の症状はつらいけれども、自分が病人
　　 であることによって「言い訳」「自己弁護」「釈明」が成立する。
　　 つまり、ある種の歪んだ自己肯定として機能するわけで、嫌なノ
　　 ルマを回避することすら可能になるかもしれない（疾病利得）。そ
　　 れゆえに患者自身がなかなか病気を手放そうとしない、といった
　　 ケースが少なからず存在する（患者本人は、口では早く治りたいと言う
　　 が）。
（7）上記（6）に鑑みると、一部の神経症患者は、「治療を受けている
　　 がちっとも治らない」という気の毒な状態こそが実はもっとも望
　　 ましい状態であると無意識レベルで考えている可能性が出てくる
　　 （無意識レベルなので、詐病ではありません）。倒錯した話ではあるが、
　　 本人にとって治癒イコール善とは限らないわけである。

　こういった一連のイメージが、一斉に頭の中に立ち上がってきます。
いや、そうでないと困る。そうでなければ援助者として一人前とは申せ
ません。
　もしかすると（6）や（7）について、シニカルであるだの偏見だの悪

意に満ちた解釈であると憤る読者もいるかもしれません。**素直じゃない著者だなあ、と。**

　しかし援助者は「いくら一所懸命に向き合っても、その熱意や誠実さに見合った成果が期待できるとは限らない」といった事実も知っておく必要がありましょう。そうでなければ援助者は燃え尽きてしまいかねないし、**ややこしいケースには少なからずこうした屈折した心情が関与しているものなのです。**

なぜ神経症という名称が用いられなくなったか

　結局のところ、わたしなりに神経症を一口で言い表すならば、《心身の可逆的・一時的な障害であり、マジナイや宗教や催眠術で治せる可能性があるもの》となります。

　こんなふうに定義するとたちまち、うさんくさくなってしまうわけですが、まさにそうした「いかがわしさ」が神経症にはつきまとっている。詐病めいていたり、状況が自分にとって都合よくなれば急に軽快したり（逆に都合が悪くなると悪化したり）、本当に治りたいと思っているの？　と尋ねたくなるような場面がしばしばある。そしてカウンセリングが有効な治療法となれば、それはもうマジナイや宗教や催眠術の世界と地続きです。

　神経症を「ナントカ障害」と言い換えるのには、そのような**非科学的トーンを避けたい**といった"いじらしい"心性も与っているのかもしれません。

　ところで神経症という名称が用いられなくなったもっとも大きな理由は、「生物学的要因vs.心理的要因」といった二項対立が成立しなくなったからと思われます。

　統合失調症やうつ病（新型うつ病を除く）、双極性障害はその発症において生物学的要因の占める割合がもっとも大きく、だから薬物治療が重要となる。精神療法だけで治してみせます、というわけにはなかなかいかない。いっぽう神経症は心理的要因がほとんどで、だから精神療法が

重視される──と、そのような理解が以前はなされており、したがって治療戦略を練るうえでも神経症であるか否かは大きな問題でした。

　でも近ごろでは、神経症とされていたものにも生物学的な要因の関与が大きいとされるケースが増えてきました。パニック障害や全般性不安障害、強迫性障害に対しては抗うつ薬（SSRI）の一部が効果を発揮する。そうした点からも、神経症と名づける意義が薄れてきました。

軽い病気ではない

　また、統合失調症やうつ病、双極性障害に比べて神経症は「軽い病気」といったイメージが伴いがちでしたが、それも必ずしも正しいとは限りません。重度の強迫性障害になりますと統合失調症との区別が難しくなったりします。強迫症状のために家から一歩も出られなくなったり、家族にも確認を要求して周囲を巻き込んだり、やっかいな事態を招いたりもします。

　改善についても、たとえストレス因がなくなっても慢性化してしまったり、生涯にわたって再燃を繰り返すなど、決して「比較的軽い精神疾患」とは言い切れません。事実上のひきこもり生活を余儀なくされ、人生を棒に振ってしまう人さえいます。

　かつては一世を風靡していたフロイト学説は、すっかり人気がなくなってしまいました。そこまで軽視する必要もなかろうと思いますが、世間はそのように動いているようです。

　にもかかわらず、あえて診断名に××神経症と記す場合は結構あります。でもそれは決して医師の頭が化石化しているわけでなく、むしろ先ほど列挙した項目の（6）（7）あたりを強調したいからではないかと考えられます。

PTSDのこと

3つの主症状

　心的外傷後ストレス障害（PTSD）といった病状は、なるほど大災害や事故、テロや戦争などによって生じれば「そりゃそうだろう、無理もないよねえ」と納得がいきましょう。心身の安全が著しく脅かされ、しかもそれにまったく立ち向かうことができなかったという徹底的な無力感の自覚が、深く心に刻み込まれます。すると、どうなるか。ICD‐11（世界保健機関WHOによる国際疾病分類の第11版。つまり病気のカタログ）によれば、「再体験症状」「回避症状」「持続する現在の脅威」といったものに当人は苦しむことになる。

（1）再体験症状

　トラウマとなるような過酷な出来事は、意味も脈絡もなく、映像や音声として毒々しくしかも鮮やかに心に焼き付いてしまう（**外傷記憶**）。それは時間が経っても薄らいだり消えない。そうなりますと、平和に日常生活を送っているつもりでも、悪夢となって本人を苦しめたり、連想によっておぞましい体験がよみがえりかけたり、ときには外傷記憶がそっくりそのまま立ち上がって迫ってくる（**フラッシュバック**）。外傷記憶に対する過敏状態といいますかアレルギー状態となって当人は苦しむ。それが再体験症状です。

（2）回避症状

　外傷体験を想起させかねないものを、当人は無意識のうちに避けるようになります。当然、生活や人生の幅が狭められてしまう。あるいは依存症に逃げたり（つまり一種の自己治癒行動として依存症を実践している）、自傷行為で気をまぎらわせたり、解離症状を呈したり、いずれにせよ外傷記憶を遠ざける工夫のはずが裏目に出てしまっているのが回避症状というわけです。

（3）**持続する現在の脅威**

　この表現は分かりにくいですね。危機状態に直面したとき、わたした

ちはアドレナリンが放出された状態となります。つまり神経が張りつめ、覚醒水準が上昇する。戦闘態勢に入って危機状態に立ち向かおうとする。こうした過覚醒状態がいつまでも続いたり、驚愕反応が出現しやすくなるのが「持続する現在の脅威」です。今はもう安全なのに、ちっとも気が休まらず、ぴりぴりしている状態から抜け出せないわけですね。

複雑性 PTSD

　ところでPTSDをもたらすのは、1回きりの派手で残酷でドラマチックなエピソードだけではありません。

　たとえば児童虐待やDV。たった一度ネグレクトをしたからただちに影響が出るわけではないだろう。アザや骨折が生じなければ、DVは見過ごされてしまうかもしれない。だが、それが延々と反復されれば長期的かつ慢性的なトラウマ体験（しばしば世間の目から隠蔽されている）として被害者の心にそれが刻み込まれるでしょう。

　そうした「長期的・慢性的」でしかも多くは幼少期に刻み込まれるトラウマに根差すPTSDは、あえて複雑性PTSDという名称で把握されています。

　複雑性PTSDによってもたらされる症状は上記（1）～（3）に加え、「感情調節不全」「陰性自己概念」「対人関係困難」とされています。

（4）感情調節不全

　喜びや楽しさや達成感、幸福感などのポジティヴな感情を実感できないとか、現実感が遠のいてしまっているとか、ときには感情が麻痺してしまったり、逆に怒りや苛立ちや不安や悲しみや罪悪感などの否定的な感情が消えずに苦しむ状態ですね。

（5）陰性自己概念

　自尊心の低下や自己否定といったものを指します。

（6）対人関係困難

　相手に対する期待や評価が極端だったり、他人との距離をほどよく保てなかったり、支配・被支配とか加害者・被害者といった、いびつで力

177

づくの関係性に陥りがちになる等があげられます。いずれにせよ、健全で対等で安定した関係性を他人と築きにくくなってしまう。

　（4）〜（6）をまとめて「自己組織化の困難」（disturbances in self-organization；DSO）と呼ぶのですが、DSO ってなんだか境界性パーソナリティ障害の症状に似てませんか。似ているどころかそっくりだ。おまけに境界性パーソナリティ障害の成因ともオーバーラップするところがあるため、予想以上に複雑性PTSDは援助者になじみが深いかもしれません。

🐾　　さまざまなストレス

どう受け止めるかという問題

　ここであらためてストレスについて触れておきましょう。いったい、ストレスとは何か？　不快感や怒りや恐れや悲しみといった**マイナス感情を引き起こす事象のすべて**です。寒さや暑さ、騒音や震動、疲労や空腹、心配事や懸念、不満や悔しさ、落胆や絶望、億劫さや面倒……数え上げていったら切りがありません。

　ただし、ストレスはなければそれがいちばん、というわけではない。達成感だとか勝利感といったものは、ストレスを乗り越えたからこそ強烈に実感ができる。あまりにも簡単なゲームなんて、クリアしても全然面白くない。ストレスの存在しない人生は、フラットでとりとめがなく退屈そのものでしょう。

　いっぽう本人がストレスであると考えても、客観的にはそう思えないケースもあります。ひきこもりの青年にとっては、宅急便の配達人と顔を合わせることすらヘヴィー級のストレスかもしれませんが、日々の仕事を必死でこなしているわたしたちとしては「それがストレスかよ」と憮然とした表情を浮かべたくもなる。彼らなりの苦悩を理解はしていても、です。

　あるいは特定の人物に対して被害妄想的になると、その人物の言動す

べてがストレスとして迫ってくる。笑顔を見せれば「馬鹿にしてやがる」、真面目な顔をすれば「ろくでもない意地悪を考えているに違いない」、といった調子で何もかもが邪悪に満ちた意味を担い、結果的にストレスとして作用する。

つまりストレスはそれだけで単独に存在しているわけではなく、受け手の感じ方や受け取り方しだいでスケールが変化する。

悲惨な現実と援助者のストレス

とはいうものの、ハラスメントとか虐待、イジメといったものはそれ自体が純粋にストレッサーと呼ばれるべきでしょう。いや、純粋悪と呼ぶべきかもしれない。これらは、受け手が（ときには加害者も）ストレスとは思わなくとも、じわじわダメージを与えていく可能性がある。それどころか、たとえば親から性的虐待を受ける子どもが、これは親を喜ばせるための義務なのだとか、家庭の平和を保つための儀式なのだとか、自分は悪い子どもなのでこのような目にあうのが当然なのだ、といった**非現実的なロジックにとらわれて「歪んだ現状」を肯定してしまっていることすらある**。こうしたケースはなかなか問題として浮かび上がらないどころか、被害者が被害者としての自覚を欠くため、介入が難しい。

援助者としてキャリアを重ねていくと、どうしてもこうした悲惨なケースに遭遇して無力さを痛感し、それがまさに「援助者にとっての深刻なストレス」として重金属のように心へ蓄積していく。重金属だから、排泄は困難です。せめて事例として顕在化させ、問題意識を抱き、共有を図っていくしかないでしょう（共有によって、ストレッサーとしての毒々しさが薄まる）。

ほかにできることは？　残念ながら、ダイレクトに効果的な方策はないでしょう。わたしたちには、**せいぜい加害者たちが恥ずかしくていたたまれなくなるような「まっとうな世界」を、ていねいに築き上げていくしかないのかもしれません。**

パーソナリティ障害

❖ パーソナリティ障害とは

限度を超えた「心の偏り」

　誰でも、心の働きには多少の偏りがあります。とはいうものの、さすがに、偏りには限度や節度がある。ものごとをネガティヴに受け取るのは本人の勝手かもしれませんが、結果的に損ばかりさせられたオレは世の中に対して仕返しをする権利があるとうそぶいてテロ行為に走ったら、明らかに異常です。自分に対して自信満々だからといって他人をあざけったり失礼な行為をしても構わないわけではない。

　おそらく家族や社会のありよう、脳の構造から、「偏り」の部分にはおのずからある種の傾向ないしは類型といったものが析出してくるようです。つまり他人を困らせたり、わざわざ自分を生きづらい方向に導いていくような心性は、しょせん、いくつかのパターンに分類される。そのようなパターンをもってパーソナリティ障害（かつては「人格障害」と呼ばれていましたが、痴呆を認知症と言い換えるように、今ではパーソナリティ障害と名称が変更されています）という概念は打ち立てられています。

ある価値観からみた逸脱にすぎない

　パーソナリティ障害という分類には、かなり「ゆるい」部分があります。あるいは世俗的な価値観や風潮に左右される。

　たとえばドイツの著名な精神医学者であったハンス・グルーレ（1880～1958）は、1922年に異常性格類型というものを発表していますが、そのなかには「生来性売春婦 Der Geborene Vagant」というのがあります。

「女友達と地下室、倉庫などで夜を明かす。浮動性、軽率、ずる休み、不定着性の点で男性にひけをとらない。性的に早熟で、あらゆる情事、さらに売春におもむく」と説明されています（切替辰哉『精神医学的性格学』金原出版、1984年）。

　現代の日本においてもそれに該当しそうな人物は思い浮かびますが、わざわざそれをひとつの類型としてあげるところに、グルーレなりの道徳観や社会観、女性に対する考え方などが透けて見えている。彼がいま生きていたなら、「付和雷同型SNS愛好者」だとか「スマホ依存性空疎人」などといった類型を提示しそうです。

境界性パーソナリティ障害 (BPD)

知っていなければ仕事にならない

　わたしは援助職を相手に講演や研修を行う機会が多く、そのとき求められるテーマでもっとも頻度が高いのが、クレーマー対策、パーソナリティ障害の理解と対応、といったものです。どちらも内容は基本的に境界性パーソナリティ障害（Borderline Peronality Disorder；BPD、あるいは「ボーダーライン」「ボーダー」などと呼ばれる。ICD -11ではBorderline Pattern。以下本稿ではBPDと略します）をめぐっての講義となります。

　パーソナリティ障害についてはそのくくりのもとにいくつもの下位分類があるわけですが、援助者にとって困らされたり苦しまされるのは、おおむねBPDに限られます。**反社会性パーソナリティ障害**とか**自己愛性パーソナリティ障害**もまた問題になりますが、実際のところ、それらはBPDと重複診断されることが多い。現場で役立つ知識という点においては、困った人・やっかいな人をBPDに親和性の高い人と捉えておけばおおむねなんとかなる。というわけで講演や研修ではBPDの話を中心にしている次第です。

　保健所で、保健師はもちろんのことホームヘルパーやケアマネジャー、福祉の職員、児童相談所の職員なども交えてケース検討会を行

うことがめずらしくありません。そんなときに、「境界性パーソナリティ障害」という名称は、その概念とともに「知っていて当然」として話が進められます。それが普通です。したがって、BPDについて知らないと恥をかくし、話についていけません。ぜひともここでBPDの知識を身につけておきましょう。

何と何の「境界」か？

蛇足かもしれませんが、しばしば「境界性」という箇所を気にする人がいます。「何と何の境界なんだ？ 正常と異常の境界なのかな」といった調子ですね。その点について申しますと、BPDは、歴史的な経緯を反映してネーミングがなされています。

BPDに該当する人たちは、かつては神経症の一種ではないかと考えられていました。抑うつ的であったり強迫的であったりヒステリー的であったり、たしかに神経症に類似したトーンがある。しかしそのいっぽう、心理検査を詳しく行ってみると、精神病レベルの深い病理が散見される。そうした結果から、彼らはもしかすると神経症と統合失調症との境界に位置しているのではないかと考えられていた時期があります。

その後、疾患概念というか分類体系が大幅に変わり、彼らはパーソナリティ障害というジャンルに組み込まれることになった。でも歴史的な意味合いをそのまま取り込んで「境界性」という名称になったのでした。ですから「正常と異常の境界」といった理解も、あながち的外れというわけではありません。

根にあるのは空虚感と衝動性

BPDの人たちをBPDらしくさせている要因は2つです。すなわち、**空虚感**と**衝動性**ですね。前者は生育史が大きく関係し、後者は生物学的な要素の関与が大きいようです。それらについて説明していきましょう。

まず、空虚感について。彼らは途方もなく大きな空虚感を胸に秘めて

います。その空虚感は、ときとしてわたしたちにある種の違和感として感知されるようです。ではその違和感とはどのようなものか。

　たとえばファッションや化粧が妙に先鋭的でトンがっていたり、なんだか「やりすぎ」なところがあって、それがいまひとつ本人にフィットしていない。あるいは、わざわざ派手なカラーコンタクトを装着して診療室に入ってくるような、微妙に非常識というか挑戦的なトーンを醸し出す。あるいは、尊大さと自己嫌悪、よるべなさと憎しみ、怒りと寂しさといった正反対のベクトルが原色のまま渦巻いているような、そんなうっすらとした危うさと不安定さを漂わせてくる――そのようなものの総体としての違和感です。

　そしてキレやすさや、怒ったときの激しさ、態度の豹変などにつながりそうな衝動性が、一見おとなしくしていても言動から垣間見える。

　というわけで、わたしたちは彼らの空虚感や衝動性の一端を何かの拍子に感じ取ったときに、漠然とした「BPDらしさ」を覚えるようです。もちろんそれがつねに感じ取れるとは限りませんが。

🐾　空虚感がもたらすもの

　さて、途方もなく大きな空虚感を胸に秘めていると、どのような症状が導き出されるのでしょうか。

"ほどほど" がない

　当然のことながら、その空虚感＝穴を埋めたくなる。でも何をしてもその穴は埋まらない。そこでやることがどんどん過激にエスカレートしていく。

　といった次第で、BPDの人たちにはどこか限度知らずというか「ほどほど」といったものがない。ブレーキが効かず、けじめもない。先ほど述べた「トンがりすぎたファッション」などもそこにつながっているのかもしれません。

依存症についてはいろいろな定義がありましょうが、条件のひとつとして"ほどほど"に甘んじることができない、といった項目があげられると思います。実際、BPDにはアルコール依存や薬物依存、その他さまざまな依存症を伴う場合がめずらしくなく、それもまた限度知らずゆえなのでしょう。

　摂食障害も稀ならず伴いますが、それも同じ文脈に依拠しているのでしょう。さらに、彼らが怒りに駆られたときにはあまりにも激しく執拗な傾向にあるのはご存じかと思いますけれど、やはり"ほどほど"が欠落しているゆえなのでしょう（もちろん衝動性という要素も大きく関わっていましょう）。

現実感の希薄さ

　空虚感ゆえに、BPDにとっては現実感が希薄になるようです。生きている手ごたえに乏しく、どことなく離人症めいた日々を送りがちになる。それは他者から見れば無気力だったり投げやりな生活態度に映りそうです。

　そんな状況に倦んだり、気にくわない出来事に直面すると、一転して衝動性をむき出しにする。往々にして矛先は自分に向かい、すると自傷行為や自殺未遂といった激しい形をとる（自己破壊的行動）。

　そうでもしなければ覚醒がもたらされないかのようです。ドラマチックな演出を好むのも、現実感の希薄さを払拭したいがゆえの志向なのかもしれません。

一定しない世界観

　現実感の希薄さは、妄想的な思考や邪推などにつながりかねません。あるいは解離を呈しがちとなったりします。そして世界観は些細なことを契機にして容易に変貌します。その一例を示しましょう。

　ある若い女性Qは摂食障害を持っていました。外来には濃い化粧と、

とんでもなく短いスカートで登場し、非常識というよりは挑発的なトーンを周囲にまき散らしていました。

　そんなQにとって一番の関心は体重です。41kgというのが彼女にとっては魔法の数字でした。もしも油断して体重が41kgを100gでもオーバーしてしまうと、世の中はたちまち自分にとって冷たくよそよそしいものとして立ち現れるとQは言います。道を歩けば行く手を塞がれたり、荷物をわざとぶつけられたり、因縁をつけられたりする。店に入ればオーダーを取ってもらえなかったり順番を無視されたりする。失礼な仕打ちを受け、タクシーをつかまえようとしても決して止まってくれない。悪意と冷淡さに満ちた世界に放り出された気分になる。

　ところががんばって41kgを100gでも下回ると、世間は手のひらを返したように優しくなる。道を歩けばタレントさんですかと尋ねてくる人がいたり、歩きやすいようにと皆がスペースを空けてくれる。レストランに入れば窓際の最上の席を用意してくれる。裏メニューを提供してくれたり扱いが一般の人たちとは違う。服屋では特別な一着をわざわざ奥から取り出してくれるし、タクシーに乗りたいと思えば率先して車を止めてくれる人がいる。自分に敬意を払い、大切にしてくれる世界が現出するのである、と。

　たかが体重が100g増減したくらいで世界の様子がそんなに極端に変わるはずがなかろうと思うのですが、Qの主観としてはまぎれもなく変化する。そこには現実感の希薄さに加えて、強い自己愛やそれとは裏腹の不安感などが関係しているのでしょう。

　それにしても、Qは自分の体重を目安として世界を把握しているわけですが、そのように思いもよらないものを手がかりにして周囲を理解しようとする傾向がBPDにはあります。だからこそ彼らは、他人にはまったく理解の及ばぬ理由で喜怒哀楽を突出させて周りを困惑させることがあり、それが気まぐれだとか「わがまま」と映ったりもします。

理想化と価値下げ

　空虚感は、当人に「よるべなさ」を覚えさせます。地に足がついていないかのような、不安定で頼りになるものがないような、まるで森の中に置き去りにされた子どものような気分にとらわれるわけです。

　だからBPDの人たちは、自分を支えてくれる人、自分を全面的に受け止め受け入れてくれる人を切望しています。しかしその願いは、あまりにも相手に過大なものを要求する。つねに「わたし」を気にかけ、何よりも「わたし」を優先させ、「わたし」の要求は全面的に呑んでくれなければ承知しない。

　そんな願いは無理難題に決まっています。でも彼らは、自分の思い通りにならないと即座に「見捨てられた」といった気分に陥る。失望し落胆し、そして相手を激しく憎む。横から眺めていれば、ついさっきまでは「この人はわたしの救世主であり、世界でいちばん大切な人」などと言っていたくせに、あっという間に「あんなやつ、死ねばいい」となってしまう（理想化と価値下げ）。

　勝手に大きな期待を寄せ、思い通りにならないと怒りや憎しみや絶望に落ち込む。独り相撲をしているようなもので、こうした幼稚で極端な対人関係（ときにはそれを恋愛体質などと呼ぶこともあるようです）はBPDに特徴的です。

　ハリウッド女優で結婚と離婚を頻繁に繰り返し、しかも結婚相手の男はいかにもインチキ臭そうなやつであったり安っぽいのであきれてしまうなんて人がいますが、少なくともそうした振る舞いはBPD的であると申せましょう。

気分の変動

　空虚感がもたらす「よるべなさ」は、慢性的な不安感のみならず感情の不安定さをもたらします。うつ的な落ち込みを示したり、逆に躁的というよりは全能感や尊大さにあふれた精神状態になったり、結構めまぐるしい。

そしてうつ的になったときにはたしかにうつ病ないしは双極性障害のうつ相と見分けがつきにくい（165頁参照）。あるいは適応障害などと。

何も信じられない

空虚感をつねに感じていると、何も信じられなくなります。それゆえに、BPDの人々は「無条件の信頼感」を誰かに寄せるなんてことができません。

つねに善意や誠実さを疑い、それどころか試したり揺さぶったりせずにはいられない。せっかく関係性が築けたと思ったら、わざとそれを壊すような振る舞いをする。そして実際に関係性が壊れると「やはり誰も信用できない！」と嘆息する。もし壊れなかったら、壊れるまで振る舞いをエスカレートさせる。

つまり**失望や絶望に向かって一直線に走らなければいられないような**、あたかも呪われたかのようなところがある。援助者は、そのあたりをしっかり理解していないと一方的に彼らに翻弄され、あるいは怒りに駆られることになりましょう。

当たり前が分からない

空虚感とともに生きていると、「当たり前」というものが分からなくなりがちなようです。当たり前という感覚は、世の中を信頼し、ある程度世の中の流れに同調していないと生まれてきません。しかもBPDの人々は自己愛を妙にこじらせて、世間からずれていること自体に美学を見出したりするところがある。

そんなせいでしょうか、たとえ高学歴であったり優秀な才能を持っていたりしても、常識だとか「普通に生きていれば必ず一度は体験しているであろうこと」が欠落している場合がめずらしくありません。

そのようなところを彼らはユニークさの証であると自己肯定したと思ったら、次の瞬間には駄目人間だと自己嫌悪に苛まれていたりする。そんなところも、感情の不安定さとリンクしているようです。

以上、空虚感から導き出される症状を列記してみました。いちいち記憶する必要はありませんが、こんなものだと理解しておけば現場で当惑せずに済みましょう。

衝動性についてはあらためて項目は立てませんが、BPDがやたらとキレやすかったり自傷行為に走りがちなところは、空虚感とあわせれば納得がいくのではないでしょうか。そしてBPDの人たちもそうした困った振る舞いを悪意で行っているわけではなく、**彼らなりに苦しんでいることは忘れないようにしましょう。**

🐾　見捨てられ不安──心得ておくべき3項目 ❶

現場でBPDと向き合うときに、ぜひとも留意しておきたい項目を3つばかりあげておきます。これはぜひとも（！）頭に入れておいていただきたい。

「さようなら」で自殺未遂

最初は、「見捨てられ不安」です。先ほどの「理想化と価値下げ」の項でも述べましたように、彼らは些細なことで「見捨てられた！」と思い込み自暴自棄になったり恨んだりします。こちらとしては見捨てたといった極端かつドラマチックな色彩とは無縁なつもりで接していても、彼らにとってはそんな淡泊なものではない。

かつて勤めていた病院で、成り行きから、BPDの女性Rと毎週面接を重ねていた時期がありました。通常、面接が終わると互いに挨拶をして別れますよね。そして医師は大概の場合、「お大事に」と言う。実際いつもそんなふうにわたしは言っていたのですが、なぜかその日に限ってわたしは「お大事に」と言わずに「さようなら」と告げました。特別な理由はありません。いつも「お大事に」ばかりじゃ気がきかないと思ったのかもしれない。で、その日の晩に、Rは自殺を図りER（救急救命室）へと搬送されたのでした。

　お分かりでしょうか。わたしは「さようなら」と言っただけであり、常識的にはこの言葉に問題はないはずです。しかし文脈だのイントネーションだのによって、「さようなら」という言葉は微妙にニュアンスを変えます。「また今度ね」といった軽い意味の場合もあれば、「もはや再び会うことはないでしょう」的な重苦しいほのめかしを含む場合もある。どうやらRは、後者のほうの意味を読み取り、まさに見捨てられたと絶望して、さらには（もしかすると）当てつけの気持ちも込めて自殺未遂に及んだのでした。

　正直なところ、「さようなら」と言ったからと自殺を図られても困るわけです。まことに面倒な話です。でも、ちょっとした挨拶にもそこに裏のメッセージを深読みして絶望してしまうような、いつ自分は見捨てられるのだろうかとつねに怯えているような——そんな「見捨てられ不安」をBPDの人たちはつねに心に秘めていると思ったほうが正解です。だからわたしが「さようなら」なんて不用意なことを口にしたのがいけないといった理屈になるのですけれど、さすがにこんなことを予測するのは困難です（実はRに対して微妙な陰性感情をわたしは持っていました。そのあたりが無意識のうちに「さようなら」という含みの多い言葉を発した理由だった可能性はあります。そんなふうに、わたしにも非があったかもしれないと微妙に気まずくさせられてしまうあたりが、まさにBPDという存在の真骨頂ではありますが）。こうして書きながら、95頁の「マンネリの効用」を思い出さずにはいられませんでしたね。

短気というよりも……

　BPDがいきなりキレたり怒り出し、理由を尋ねても教えてくれなかったり「自分の胸に聞いてみろ！」などと言う場合には、見捨てられ不安が関連している可能性が高いです。でも、おそらくどの部分で彼らの見捨てられ不安を刺激してしまったのかは、いくら考えてもわたしたちには分からないでしょう。そこがやっかいなところです。

　もしかすると、いつもに比べて愛想笑いが少なかったからかもしれな

い。こちらとしては関係性を保つ担保として軽い愛想笑いを示せばよかろうと思っていたけれど、相手は愛想笑いの量や質までをも見捨てられ不安と関連づけていたわけですね。

　おしなべてBPDは短気であるとみなされがちですが、その考えはちょっとニュアンスを誤っているかもしれません。

　たとえばBPDが窓口に来たとしましょう。普段だったらすぐに要件をたまわる、といったことになりましょうが、タイミングの悪いことにちょうど電話が鳴り出した。そこであなたは電話を指差しながら、「ごめん、ちょっと待っていてね」と伝えて電話を手短かに済ませようとしたら、10秒後にはBPD氏は声を荒げ「二度と来ねえよ！」と捨て台詞を残して立ち去るところだった、なんてケースはどうでしょうか。「二度と来ねえよ！」とは言っても、あとであなたの上司にクレームは入れるでしょうけど。

　このエピソードは、気が短いという文脈で捉えるべきではない。おそらく優先順位において自分よりも電話が上位だったことが、見捨てられ不安を顕在化させたのでしょう。こちらとしては、たかが10秒で逆上するのかよ、と思いたくなる。でもBPD氏にとっては、見捨てられ不安に直面させられたけれど10秒も耐えた、といった気分なんでしょうね。

相手に期待されすぎないこと

　では見捨てられ不安を刺激しないようにするにはどうすればよいか。いくら気をつけても限度があります。何しろ彼らの感性は想像の範囲を超えていますから。

　対策としては、相手に期待されすぎないようにすることでしょう。「理想的な人」「ステキな人」なんて思われたらヤバイです。なぜなら期待すればするほど、期待通りにいかなかったときに彼らは「とうとう見捨てられ不安が実現してしまった」とパニックに陥り、それがキレたかのように映る。とりあえず混乱が収まったあとも「見捨てやがって」と

恨みが持続し、仕返しすら図る（彼らは基本的に「しつこい」です。執着が著しいので、ときたまストーカーとなったりする）。

　だからベストな予防策は、「嘘はつかないし職務には忠実だけど、気がきかないうえに退屈な人」と思われることでしょう。それがいちばん安全です。でもそれは相手がBPDとあらかじめ分かっている場合ですよね。本来だったら、わたしたちは援助者としてそんなレベルでいたくはない。まあそこが悩みどころではあります。でも、もしもあなたが「嘘はつかないし職務には忠実だけど、気がきかないうえに退屈な人」という役割を演じるのが断固嫌だとしたら、**あなたはたぶん援助者には向いていません。「いい人」と思われたいだけですから。**

　なお198頁に《BPDの人たちの「見捨てられ不安」を増強させないための対策》というまとめをつくっておきましたので、そちらも参照してください。

　相手に「駄目」「断ります」「無理です」といった否定のメッセージを伝えるときも、当然ながら見捨てられ不安を刺激します。そうした際の対応法については、196頁以降の「対応のツボ」を参照してください。

逆上されたらどうするか

　いったんBPD氏が逆上してしまった場合、こちらがおろおろしますと、それは「こちらが相手を侮り粗略に扱ったのをちゃんと自覚しているからであり、でもその結果にあわて、やましさをも感じておろおろしている」のだろうと解釈されてしまいます。つまり、火に油を注ぐことになってしまう。

　いずれにせよ逆上されたら、**とにかくどっしりと落ち着いた態度をキープしつつ、しばらくクールダウンを待つしかないでしょうね**（そのためにこそ、15頁のクレーマーの項を思い起こしてください）。一段落したところで、わたしの場合でしたら、

「もしかすると、あなたに無神経なことをしてしまったかなあ。それだったらとにかく謝ります。でも率直なところ、何がいけなかったの

か、分からないんです」

　と真摯な言い方で伝えるでしょう。相手を見捨てていない、ましてや「ないがしろ」にする気なんか毛頭ない —— それを伝えるしかないでしょう。少なくとも、うんざりした表情や態度は見せてしまうのは控えたほうが安全です。

🐾　　相手を試す——心得ておくべき3項目 ❷

心を許さない人たち

　再三述べていますように、BPDの人々は世間や他人を信じられない。信じられないのは見捨てられ不安に取り憑かれているからであり、おまけに彼らの主観としては、まさに見捨てられ不安が決して思い過ごしではないと実感させられるような目にときおり遭遇するからなのです。担当医に、いきなり「さようなら」と告げられるような目に。

　したがってBPDは援助者に対しても、なかなか心を許しません。たとえ表面的には笑顔を浮かべていたとしても。でもそんな疑惑に満ちた状況はつらい。そこで彼らは、援助者の優しさや誠実さ、どのくらい自分を大切に思っていてくれるかを「試して」みずにはいられなくなる。

やっかいな問題はいつ来るか

　あるケアマネさんと雑談をしていたら、利用者ないしはその家族がBPDであると、彼らがやっかいな問題を持ち込んでくるタイミングが決まっているというのです。どんなタイミングなのかと尋ねますと、たとえば**連休の前日の午後5時ごろとか、12月28日の夕方とか**、そんな最悪の頃合いで、しかも問題はもっとずっと前から起きている場合がほとんどである、と。

　ケアマネさんとしては、「どうしてわざわざこんなタイミングで問題を持ち込むの?」とぼやきたくなるのも当然です。しかしそれは健常者の考え方なのですね。BPDの人たちは、「ろくでもないタイミングで問

題を持ち込んでこそ、援助者の誠意や優しさが分かる」といった発想を
する。つまり、迷惑千万なタイミングで問題を持ち込むことによって
「相手を試している」。

　理屈は分かりますが、試すなんて迷惑だし失礼だ。相手を怒らせるこ
とにもなりかねない。それでも相手を試さずにはいられないところに
BPDの業がある。したがってわたしたちが彼らに向かって立腹したとし
ても、なぜ立腹しているのか彼らは理解できないでしょう。

　わたしたちとしては「それが彼らなのだ」と思いつつ引きつった笑み
を浮かべるしかありません。

　若い女性のBPDは、しばしばリストカットを行います。自傷行為に
ついては、「心の痛みを身体の痛みに置き換えて現実を乗り切るための
悲痛な手段」といった説明がなされることが多く、それはたしかにその
通りでしょう。

　ただしリストカットにおいては、刃物を手に血を流している生々しい
光景、あるいは手首に残った傷跡がもたらすインパクトをもって周囲の
人間を試すといった意味合いもある。血を流していれば、ましてや手に
は刃物を持っていれば、まさかそのまま見過ごすわけにはいきますま
い。手首の傷跡を目にしてしまったら、どんな態度をとればよかろうか
と躊躇してしまうのが普通です。リスカによって周囲をうろたえさせ、
さらには相手がどう振る舞うかによって自分という存在の価値を推し量
ろうとする。そのような動機も含まれています。

ぶれないで淡々と対応すること

　BPDの人たちの言動に困らされた場合、そこにはあなたを試すと
いった意味合いが含まれている可能性を検討してみたほうがよろしいと
思います。そして試されているかもしれないと思っても、それをテーマ
にBPD氏と話し合うのはあまり成果を期待できないでしょう。彼らは
意識せずに「相手を試す」行為を行っているのであり、そこを言語化さ
せようとするとたぶん彼らはわたしたちから「いわれのない非難を受け

た」と逆上します。そこを乗り越えて話し合いを続ければ実を結ぶ可能性もあるのでしょうが、もはやそのレベルはカウンセラーの仕事です。

　わたしたち援助者としては、少なくとも試す行為に対して「良い／悪い」「正しい／間違っている」といった価値判断を持ち出さず、タイミングの悪いときに問題を持ち込まれたらそれでもちゃんと受け止め、「もちろんなんとか考えますけど、関係者の手も借りなければならないから、そうなると今すぐというのは難しいなあ。申し訳ないけど、そこは譲歩していただけますか」と率直かつていねいに伝えればよいでしょう。

　リスカの最中だったらそれを制止し血を拭き傷の手当てをしてあげればいいのであり、熱血漢を気取って「バカ！　もっと自分を大切にしろ」なんてわざとらしいことは言わずに、「痛くない？　驚いちゃいましたよ」と小さな声で口にすればよい。何となく注目してほしそうにリスカの古傷を見せつけるようだったら、「それって痛くなかった？」と尋ねてあげればよい。あるいは「うーん、歴戦の勇士だねえ」と。そうやってこちらが"ぶれない"ところを示すのがベストでしょう。

　分かりきったこと、当たり前のことをわざわざ質問してくる人がたまにいますが、こうした人もこちらがどんな態度を示すか試している可能性があります。そんなときこそ、面倒がらずにしっかりと教えてあげたほうが危険を回避できます。

❧　他人を操作する──心得ておくべき3項目 ❸

「情報」で現場を混乱させることも

　BPDの人たちは、人を操ったりもてあそんだりといったことを好みます。何か利益を求めてというよりは、むしろ愉快犯的なノリですね。

　先ほど、「相手を試す」の項で、ろくでもないタイミングでケアマネさんに難問を持ち込むケースをお話ししましたが、もしかするとそこにも「無理難題を吹っかけ、それをテコにして相手を操作しよう」といっ

た心性が含まれているのかもしれない。他人を操ることを通して全能感に近いものを味わい、慢性的な空虚感に対抗している可能性もありましょう。

　いろいろな人にそれぞれよけいな情報を吹き込み、それによって現場を混乱させたり仲違いをさせる、なんて行為はめずらしくない。そのあたりは妙に勘が鋭いところがあり、誰それは対立しており誰それは仲がよい、なんて構図はすぐに見抜きます。したがって援助者同士で情報交換をきちんと行わないと、面倒なことになりかねない。いや、それだけでは不十分です。「あなたにだけはお話ししますけど、絶対秘密にしてね」なんて調子で援助者にアプローチしてきかねないので、「他人を操作する」という項目について共通認識を持つことが重要でしょう。

いきなりの手のひら返し！

　ぬけぬけとお世辞を口にしたり、ときにはコケティッシュな態度すら示して（BPDが女性、援助者が男性の場合ですね）、援助者と利用者との関係をディープで生々しいものにしようとする場合もある。ただしそうした誘惑にうっかり乗ると、いきなり手のひらを返してくる。最悪の場合はセクハラを受けたとか、そんな訴えをしてスキャンダルとなりかねない。

　BPDの人たちは、相手と"ほどほど"の距離を保つのが苦手です。やたらと距離を詰めて熱愛とか無二の親友とかそういった暑苦しい関係性となるか、さもなければ相手を憎んだり無視するような冷え切った関係性のどちらかになりがちです。実は"ほどほど"の距離を保ってのつきあいは、それなりに心が成熟していないとできません。

　なぜなら、"ほどほど"の距離を保つには「ああ、この人は口ではこんなふうに言っているけれど、本心ではこうして欲しいんだろうなあ」といった洞察力や想像力が求められますし、自分の欲望や思いをある程度我慢する必要がある。BPDにはそれが難しいんですね。だから彼らは**他人を操るのがうまいいっぽう、案外と人の心が分からない**。そういった不思議なトーンがあります。

やたらとお世辞を言ったり、高価なプレゼントをくれたり、たとえば子ども時代に性的虐待を受けた等の深刻かつ取り扱い注意な話題をまだ関係性が深まっていないうちに早々と語り出したりする場合は、他人を操作しようとする伏線かもしれないと疑うことも大事です。

　以上に述べた「見捨てられ不安」「相手を試す」「他人を操作する」、この3つに加えて「空虚感」と「衝動性」をキーワードにすればBPDの振る舞いはおおむね理解ができます。
　あとは経験を積んで危険やトラブルを回避しましょう。Ⅲ–5でクレーマーへの対応について述べますが、これは事実上、BPDとの向き合い方のコツですから、ぜひそちらも参照してください。

BPDを理解するためのキーワード

- 病理の基本は「**空虚感**」と「**衝動性**」。この2つから、さまざまな症状や問題行動が導き出される。
- 現場において留意すべきは、「**見捨てられ不安**」「**相手を試す**」「**他人を操作する**」という3つの性向である。もちろんこれらは上記「空虚感」「衝動性」に根差しているわけだが、特徴的かつ要注意なので、あえて掲げておく。

 # 対応のツボ

治療という発想を捨てる

　いわゆる「困った人」がいてそれがどうやらBPDらしいとなりますと、必ず出てくる意見として、精神科医療につなげればどうだろうといった提案があります。精神の問題なんだから、精神科医ないしはカウンセラーに解決してもらおうという発想ですね。この妥当性はどうでしょうか。
　結論から申せば、そういった発想は捨てたほうがよろしい。精神科に

つなげればなんとかなるという考えは、つまり薬を飲ませるとか入院させるとかカウンセリングや認知行動療法などで大きな改善が望めるという意味ですよね。しかしそれは間違いです。だってパーソナリティ障害は性格構造そのものの問題です。それが治るというのは性格が変わって別人になってしまうのと同義であり、そんなことはいくら何でも無理です。いや、そうではなくて見捨てられ不安や衝動性をなんとかしてくれれば、とおっしゃるのかもしれませんが、都合よくピンポイントで改善できるようなものではない。

　本人が精神科を受診するためには、自分で自分の言動に問題があると認識する必要がありましょう。「あんた、トラブルメーカーだし常識を逸脱しているから精神科に行きなさい」と告げても本人は怒るだけです。仮に受診をしたとしても、通院の定着率はきわめて悪い。なだめすかしつつ彼らの精神を穏やかにキープさせるのは容易ではありません。もしも精神科医療につながるきっかけがあるとすれば、自殺未遂でER経由か、自称うつ病すなわち新型うつ病の形がせいぜいでしょうね。

「枠を設ける」とは具体的にどういうことか

　このように、BPDには「治る」という概念はなじみません。歳をとるとさすがにエネルギーが落ちてきますし、多少は経験から学びますから、長い目で見れば落ち着いてくる場合が多いですが、例外もあるのが困ったところです。

　対応はクレーマーの項目（Ⅲ-5）もあわせて見てください。要は、いかに見捨てられ不安をなだめ、また被害的・攻撃的になっている感情を鎮静させるか、という点に集約されます。

　BPDの扱い方については、往々にして「枠を設ける」とか「限界設定」といったフレーズがあげられます。こちらができること・してあげられることの限界を明確に示し、それ以上は（援助者側にはやってあげたい気持ちがあっても）無理であると説明するわけですね。

　いちばん駄目なのがあいまいな言い方をしてしまうことです。それを

やると、結局のところ可否は援助者の胸先三寸といった話になってしまい、ならば援助者に食い下がればゴリ押しが通るといった理屈になってしまう。あるいは要求が通らなかったら援助者を逆恨みしかねない。

　彼らは要求や甘えに関して際限がなく（なぜなら、いくら要求や甘えに応えようとも、それではとうてい埋まらないほど大きな空虚感を抱えているのですから）、でも具体的な枠の設定があれば、たとえ要求や甘えが通らなくとも被害者意識の発生が抑えられ、逆上しない。つまり見捨てられ不安の発動を未然に防ぐ。

　ただし彼らは、枠や限界設定に対してすぐには納得しません。本当にそれが限界なのかを、さまざまな形で揺さぶったり試してくる。援助者サイドはその試練に耐える必要があります。妥協したら水泡に帰します。

　以上を踏まえて、見捨てられ不安対策に関するまとめを記しておきましょう。

BPD の人たちの「見捨てられ不安」を増強させないための対策

①相手に期待されすぎないようにする。⇒ 190 頁
②「枠を設ける」「限界設定」⇒ 197 頁
③事実と感情との区別を、折に触れてきちんと説明する。⇒ 199 頁
④こちらから積極的にアプローチを図って安心感へつなげる。⇒ I-6
⑤援助者側の心の安定（こちらが不安だと、相手の不安をかき立てやすい）。
　　a 相手をパターンで把握する。⇒ I-1
　　b ケース検討会によって対応法を吟味し、また責任の分散を図る。⇒ I-3

説明をする──効果は薄くてもいい

　この表の③は何を意味しているのか。

　BPD の人々は、たんなる事実にフィルターをかけて、感情的な意味合いを読み取ろうとする傾向にあります。しかも「ひがみ」や「被害者意識」に満ちた意味合いですね（それは結局、見捨てられ不安に帰結するわけ

ですが)。

　たとえば「あなたが希望される援助は、ちょっとそのままでは難しい
ですね。週5日でなくて、週2日ならなんとかなるかもしれませんが」
と告げたとしましょう。それはただの事実を伝えているだけですよね。
さらに言葉を足せば、マンパワーや金銭、時間、制度などの壁があるか
ら難しいということです。

　だが彼らは、そのような説明で納得しない。自分の個人的な事情を
延々と語ったあげく、「わたしが生活保護だと思ってバカにしてるんで
しょ」「わたしのことが気に食わないんでしょ」「他人の不幸を見るのが
楽しいんでしょ」などと怒り出す。

　邪推をして、差別だの意地悪だのが行われているに違いないと思いた
がる。言い換えれば、わたしの場合は特別扱いにしろという「甘えなの
か思い上がりなのか自分勝手なのか横柄なのか分からないような発想」
をする。

　これに対しては、効果は薄いけれどもとにかく「**事実を言っているだ
け。感情的な要素なんか入っていませんよ**」と再三説明しておいたほう
がよろしい。効果は薄くても、それをしないよりははるかにマシです
し、何よりも「きちんと説明しました」というアリバイをつくっておく
ことであなた自身の安全を確保できるからです。

　④は、93頁で述べた「排尿誘導と安心感」と同じ発想です。なおI-6
にはBPDやクレーマーに有効なヒントを記してありますので、いまい
ちど読み返すと参考になります。

　⑤のaは、I章で述べた「2つの姿勢を使い分ける」(12頁)を参照して
ください。

ケース検討会に出す──結論は出なくてもいい

　⑤のbは、40頁以降で述べた「ケース検討会」に近いのですが、あら

ためて説明しておきます。

　執拗で攻撃的で援助者がノイローゼになりそうなBPDのケースについては、仲間とケース検討会を開くことをお勧めします。地域の問題という側面もあるとしたら、保健師さんと相談して保健所で検討会を開くのも一案でしょう。

　では検討会で何を話し合うのか。まず、見捨てられ不安がベースとなっているであろうBPD氏の問題行動について具体的に発表し、またどんな工夫を行ってきたかを話す。生育史や生活史、家族状況（ジェノグラムも忘れずに！）、他の機関との関わりなども情報として必要です。

　ケース検討会によって、今までの対応法やこれからの対応法について吟味し、方針を定める。**でも十中八九、前向きでうまい結論は出ないでしょう。**むしろ「今できるとしたら、せいぜいこんなところで、しかし正直なところあんまり効果は期待できそうもないよね」といったショボい結論になるほうが多い。しかしそれでも構わないのです。

　なぜなら、（1）少なくとも今までのあなたは間違っていなかったし間抜けでも怠け者でもないことが証明されたのです。あなたの存在意義は承認されたのです。そして（2）有効な方策がないといった結論になっても、それは集団で協議した結論なわけですから責任はあなただけに帰すのではない。出席者全員で責任をシェアすることになる。

　この2点だけでも、あなたの気分は相当に軽くなるはずです。

　そして気分が軽くなったということは、つまりあなたの心に余裕ができたということです。援助者の内面に不安がいっぱいであったり余裕を欠いてイライラしていると、そうした「悪しきもの」は相手に伝わります。さもなければ、相手の不安やイライラを共振させていっそうまずい方向に事態が動きがちになる。それを未然に防げるだけでも歓迎すべき話ではないですか。そのように、ぜひとも肯定的に考えましょう。

　198頁の①〜⑤は、さまざまな局面で応用のきく工夫ですので、ぜひとも身につけておくべきです。

職場でBPDに出会ったら

援助者の業界には多いはず

　さてBPDについて研修や講演を行い、最後に質疑応答の時間になりますと、ほぼ必ず出てくる質問があります。それは、**同僚がいささか「困った人」で、今の講義を聴いた限りではBPDにそっくり当てはまる。いったいどう対処したらよいでしょう**、といった質問です。

　実は経験的に、BPDは援助者や医療関係者には混ざり込みやすい気がします。

　そもそもBPD的な思考や言動は、気まぐれで唐突、不安定でどことなく毒々しい。そこが困る。だがそのいっぽう、見捨てられ不安や相手を試す、他人を操作するといったことをしたがる精神構造は、直感的な鋭さ、一を聞いて百を知るような聡明さ（ただし間違えると邪推や妄想になりかねない危うさがある）、常識に縛られない自由さ、良識を超えた大胆さなどをもたらします。また自己愛を満足させるためには、驚くほど努力を惜しまないところもある（そのかわり、地道で退屈な仕事を軽蔑するようなところがありますが）。

　他人を魅了させる手段にも、しばしばたけている。つまりアーティストとか芸能人、水商売などには向いている（ちょっと華々しい、虚飾の世界ですね）。場合によっては暴力団のような特異な美学と緊密な連帯で構成された世界にも向いている（杯を交わし、ルールさえ守っていれば兄弟分として決して見捨てられない！）。

　そして援助者や医療者のような仕事もまた、表面的にはドラマチックであったりヒューマニズムに満ちていたり他人に救済をもたらし、しかもチームで仕事に当たるという点でなんだか素敵なファミリーの一員になれそうな錯覚をもたらす可能性がある。**おそらくそうした錯覚から、わたしたちの業界にBPDの人たちは参入してくるのでしょう。**

　けれども、この仕事は本当は退屈で地味で、根気と忍耐力とが必要で、しかも「報われない」ことが多い。不条理のまかり通る面倒な世界

じゃないですか。そうなるとBPDは「こんなはずじゃなかった」と思い、新型うつ病的になったり自棄になってトラブルを起こしたりするに至るのでしょう。彼らに悪意はないだろうし彼ら自身は自分が被害者と感じていましょうが、だからといってそんな彼らをそのままにしておいたら周囲にしわ寄せが行く。へたをしたら組織が立ち行かなくなる。ではどうすればよろしいのでしょうか。

受容と諦めと足並みと

とりあえず常識的な方法を試してみる。援助職ないしは医療職であるところのBPD氏に対して周囲が眉をひそめたり非難をしても、当人は被害者モードに入っていますから、ますます被害者意識を強めるだけです。頑なになるだけです。

だから上司や仲間が、まずは受容的な態度で本人の不満や悩みを聴いてあげる。だが、そんなことでうまくいくケースは滅多にない。その時点でもはや「周囲はすべて敵」と当人は思い込んでいたり、自分は見捨てられたと信じていますから。まあそれでも、少しでも見捨てられ不安を軽減させるべく、一貫して受容的な態度をとり続けるべきでしょう。

もうひとつは、おしなべて周囲の人たちはBPDについての知識を持ち合わせていませんから、**正論でBPD氏を糾弾したり敵視してしまいます**。これがいちばんマズイ。BPD氏と周囲とで、互いに被害者意識にとらわれてしまう。当人の病理を理解し、周囲がそろって共通した認識を持つべきです。足並みがそろわないと、コントロールされる人間が出たり、周囲の者同士でいさかいが生じかねません。そしてこれは著者としてまことに言いにくいのですが、それ以上の積極的で効果的な方法はありません。つまり**当人が異動ないしはやめるまで我慢するしかない**。

ずいぶん無責任なことを書くなあと皆さんは思うかもしれませんが、無理なものは無理なのです。そうした限界を知らないと、無駄な「ないものねだり」をするだけになってよけいにストレスがたまりましょう。

　そもそも彼らの気まぐれで被害的で——つまりスタッフの一員として
まったく「当てにできない」ところに困り、おまけに自分が悪いと思っ
ていない（反省ゼロ）ところに周囲は腹が立つわけですが、それは彼ら
の悪意ではない。彼らの病理ゆえです。

　しかも周囲の考え方、理解の仕方がばらばらだからこそ現場は混乱に
陥りがちである。皆の足並みがそろえばかなり周囲のうんざり感は違っ
てきます。周囲が動揺や過剰反応を示さなければ、BPDの問題行動も
トーンダウンしてくるものです。あえてブラックユーモア的な言い方を
するなら、皆にとって共通の「頭痛の種」があったほうが組織は結束が
強まりますしね。

　BPDは、反権力的な態度をとりがちなくせに、権威主義的な傾向が
強い。あからさまに申せば、「本当はわたし、上司にいちもく置かれて
いるんです」的なポジションが大好きです。ちょっと秘密なんだけれど
実は上の人に認めてもらっている、といった優越感と安心感の混ざった
立ち位置ですね。

　したがって上司は、「あなたに期待している」といったメッセージを
発信しつつ「だからこそ、多少苦しくてもがんばって自分を向上させて
ね」と伝える。その際には、上司は「酸いも甘いも噛み分けた人物」と
して、すべて承知しているがそのうえで「あえて」試練を与えている。
なぜなら、あなたにはそれがちゃんとできることを知っているから——
と、そんな調子がよろしいのではないかと思います。

　そしてそんな姿勢が可能となるためには、上司もまた他のスタッフと
同じ共通認識に立つことが必要となります。

発達障害

🐾　発達障害とは何か

注目される「大人の発達障害」

　つい最近までは、発達障害といえば児童精神医学が扱う対象でした。しかしここ最近は、大人の発達障害が急速にクローズアップされてきました。

　病気というほどではないが、空気が読めなかったり、対人スキルがあまりにもぎこちなかったり、協調性を欠いたり、いやに忘れ物やミスが多いなど、明らかに違和感を覚えさせる人たちがたしかに一定数存在して、そうした傾向の持ち主はどうやら大人の発達障害らしい……という知識が世間に浸透してきました。

　そのため、会社の上司や周囲の人たちが「あいつは発達障害じゃないのか」と疑い（援助というよりは排除の文脈で言い出されがちなのが困ったところです）、また本人も自分の生きづらさを発達障害に求める傾向が出てきました（へたをすると見当外れな自己肯定につながりかねない危険がある）。

　ひきこもりやセルフネグレクト、パーソナリティ障害、依存症、強迫性障害、統合失調症等とされているケースの一部には、実は発達障害として理解したほうが適切な人々がいます。また発達障害がもたらす「生きづらさ」のためにうつ病を呈したり、あるいは発達障害をベースに持った人がうつ病や双極性障害、その他の精神疾患を併発すると病像が非典型的なものとなって診断や治療が難しくなる──と、そうした事情から、一時はマスコミに煽られて過剰診断気味だった発達障害は、しだいに、**それを見落とした際の弊害のほうがクローズアップされつつある**

ようです。
　そんなわけでわたしたち援助者には「大人の発達障害」の基礎知識が
必須となりつつある。以下に、要点を列挙していきましょう。

発達障害の分類
　発達障害とされるものは、以下の3つがメインとなり、しかもそれぞ
れが合併していることも多い。

（1）自閉スペクトラム症（ASD；Autism Spectrum Disorder）
（2）注意欠如・多動症（ADHD；Attention Deficit/Hyperactive Disorder）
（3）学習障害（LD；Learning Disorder）

　これら以外には、発達性共調運動症 DCD（Developmental Coordination
Disorder）や精神遅滞などが含まれますが、ここではメインの3つについ
て説明していきます。

（1）自閉スペクトラム症（ASD）
　ASDは、人口の約1％に見られます。かつて流通していた自閉症やア
スペルガー症候群、広汎性発達障害などの名称はすべてASDに吸収さ
れたと理解してください。主な症状は以下の通りです。
● **対人関係がうまく結べない**
　もともと他人への関心が薄い。しかも相手の気持ちや話のニュアンス
を察するのが苦手で、表情や身振りから情報を得るのがへた。相手が言
うことの真意を読み取れない。話の流れを汲み取れない。言葉を文字通
りに受け取ってしまい、誇張や冗談や比喩が分からないため、誤解を生
んだり、そのつもりはないのに失礼な態度をとりがち。
● **こだわりが強い**
　柔軟さに欠け、融通がきかず、自己流のルールに固執する。相手に合
わせられない。そのため意固地に見える。ときには奇妙で独自な動作や

身振りを繰り返すこともある。

● あいまいな表現が分からない

「できる範囲でやっておいて」とか「普通でいいよ」などと言われると
フリーズしてしまう。あるASDの人は、わたしが「あなたのお母さん
は、あれこれとうるさいのかな？」と尋ねたら、それは母の声がノイ
ジーなのか過干渉なのかが分からず当惑していました（もちろん後者の意
味で尋ねたのですが）。

● 感覚過敏

　また、聴覚過敏をはじめとして、光やにおいや皮膚感覚などに過敏さ
が見られることも多い。そのため外に出られず「ひきこもり」となって
しまったり、水に濡れるときの感覚が耐えられず入浴もシャワーも無
理。結果として「不潔でだらしない」人になってしまうなど、**わたした
ちの想像を超えたところで苦悩していることも少なくありません。**

● 幻覚妄想

　ストレス下では幻覚妄想状態を呈することもあり、そうなると統合失
調症と間違われる場合もあるようです。ただし状況依存的なケースが多
く、ちょっとした契機で幻覚妄想が簡単に消えてしまうなどの違いがあ
るようです。

（2）注意欠如・多動症（ADHD）

　ADHDは、人口の約5％に見られます（もちろんかなり軽度なものも含め
て）。さらに、ASDの半分近くにADHDが合併しているという報告もあ
ります。

　ADHDの症状は、小中学校で目立ってくるようです。

● うっかりミスや忘れ物が多く、気が散りやすい。片付けが苦手。

● **落ち着きを欠き**、不注意で軽率。何をやっても中途半端で気移りが目
　　立つ。

● 我慢が苦手で、そわそわして、ときに**衝動的**。叱られても平然として
　　いる。

（3）学習障害（LD）

　LDは、知能に問題がないのに読み書き計算においてそれぞれ習得困難ないしは使用困難が見られるものです。読字障害がいちばん頻度が高いとされています。俳優のトム・クルーズやキアヌ・リーブス、映画監督のスティーヴン・スピルバーグなども読字障害だそうです。

発達障害と対になる概念は「定型発達」である

　「発達障害」の反対語は「正常」や「健常」ではありません。おおむね普通に脳神経系が発達した——「定型発達」という言葉が用いられます。

　これはなかなか深い意味を持っています。発達において、発達障害か否かについて明確な境界線は引けないということなのです。誰もが多かれ少なかれ発達障害的な要素（つまり弱点）は持っている。したがいまして、クリアカットに診断をして治療を進めればよいといった単純な話にはならない。ことに大人になってから問題が顕在化してくるようなケースでは、その大部分が、発達障害と定型発達のあいだのグレーゾーンに位置していると考えるべきでしょう。

　問診、生育歴や生活史の検討などを含んだCAADIDなどの半構造化面接、CAARSなどの重症度評価、知能検査などの実施が、マニュアルに沿った診断の流れではあります。実際のところそれを行える医療機関は限られていますが、発達障害の傾向があるか否か、どれくらい当人が困っているかは普通の精神科医療機関でも分かります。

診断より大事なこと

　それより重要なのは、当人が「発達障害の傾向を抱えている」と弱点を自覚したうえであくまで健常者として生活していくか、発達障害の傾向があるので周囲もそこを理解し配慮してほしいとカミングアウトし、さまざまな援助や支援を期待するか——そこの判断です。

　もし職場に発達障害と記した診断書を提出したとしたら、大きな会社

の場合、おそらく出世コースからは外されるでしょう。それでも構わないから、対人関係で悩んだり当意即妙な対応を求められずに済む部署に移って働き続けたいと本人が思うなら発達障害であるとの診断書を出したほうがいい。

　いや、苦しくても出世を目指したいと本人が主張するなら、調子を崩したら受診するように言い含めたうえで診断書など発行しないほうがいいかもしれない。発達障害であると診断を下せば、障害者手帳も取れるし障害者枠での就労支援、生活保護受給などの道が開けるから、そのあたりも本人と相談してみる必要があります。

　要するに、本人がどんな生き方を希望するか。そこを本人と協議した結果として、**発達障害という診断名をうまく利用するかどうかを考えるのが重要なのです**。発達障害は病気というよりも生活の不器用さでありますから、診断がどうしたというよりは、病名は道具であると割り切ったほうが現実的です。

🐾　発達障害の治療と援助

薬剤について

　ADHDの場合は、現在3種類の治療薬があります。ストラテラ、コンサータ、インチュニブで、しかしこれを飲めばADHDが「治って」しまうわけではない。不注意が減ったり、落ち着きが出てくるだけで、7割近くに多少なりとも効果があるとされています（ただし服用していると気分的に違和感がつきまとい、それを嫌がる人も多いらしい）。なぜこれらの薬剤がそれなりに効果を示すのかは、今のところはっきりしていません。

　ASDに特化した治療薬はありません。ただしADHDもASDも、症状に応じて従来の抗不安薬、抗うつ薬、抗精神病薬、抗てんかん薬、気分安定薬などが使われることがあります。

訓練について

　発達障害はそもそも先天的・器質的な欠落症状です。知能に遅れがある（精神遅滞）人に薬を服用させても脳トレを行っても知能指数は上がりません。同様に、発達障害、特にASDの人に訓練や練習を課しても改善は期待しがたいと思ったほうが賢明です。克服だかボトムアップだかスキルアップをねらっても、ストレスを加えるだけに終わってしまいかねません。

　率直に申して、特にASDでは薬物療法も訓練もあまり成果をもたらさないと思ったほうがいいでしょう。カウンセリングや認知行動療法の類も期待できない。そうなるとお先真っ暗のように思えてきましょうが、なるほど**彼らには弱点ないしは能力にムラはありますが、別に無能な人ではない**。現代では気配りやソツのなさ、好感度の高い立ち回りが求められがちで、そうなるとASDの人たちはたしかに苦戦を強いられる。でも、たとえば職人のような仕事、もっぱら機械やAIと向き合うような仕事なら大いに活躍できる余地があります。

　先ほど述べたように、それを実践するために、場合によっては発達障害という診断名を持ち出すことで事態がスムーズに運ぶことはありましょう。またどうしても自活が難しいときには、発達障害の診断書がセーフティネットとして機能するはずです。そのあたりは、それこそ「こだわり」を捨てて当人と家族や援助者とでじっくりと検討してみるべきでしょう。

「解説者」という援助法

『大人の発達障害を診るということ』（青木省三・村上伸治編、医学書院、2015年）を読んでいて、「まったくそうだよなあ」と思わず口に出してしまった文章がありました。村上伸治氏はこう書いています。

　　発達障害に対する支援として、多くの指導が行われている。指導は必要でありとても重要であるが、行動を指示する「指導者」よりも、状

況を解説する「解説者」のほうが灰色事例には重要である。（同書24頁）

　発達障害の人たちは状況把握がうまくできないゆえに問題行動を起こしてしまうことが多い。たとえば、あいまいな言い回しをされて混乱したときには、その言い回しが意味するところを具体的に説明し、どんな場面でそういった言い回しが出てきやすいかとか、さらには似たような言い回しでこんなのもありますよ、などと解説してもらえば役に立つ（ことに大人においては）。**上から目線ではなく、当人の混乱に共感しつつ解説してもらえれば、どれほど安堵がもたらされるだろう。**

　実は境界性パーソナリティ障害（BPD）の人に対して、わたしはしばしば解説者として振る舞ってきました。彼らは他人や世の中を曲解し、勝手にバイアスを加え、独り相撲のあげくにキレたり絶望を繰り返しています。そんな彼らに「いい人」として頼られると、たちまち見捨てられただの、裏切られただのと大騒ぎを始める。

　だから介入はほどほどにして、「世間の人はこんなふうに考えるものですよ」「良い悪いは別にして、世の中はそんな具合に流れるのが自然なのです」と、価値判断抜きに解説する。意識的に解説者という立場に立つことにしたのです。

　見捨てる／見捨てないといったウェットな関係でなく、「いけ好かないやつだが、少なくとも嘘はつかないし、世間一般の考え方やありようは、あいつに聞けばちゃんと教えてくれる」といった、**ドライでいささか素っ気ない関係性に徹したわけです。これでお互いに気が楽になる。**

　彼らが世の中を否定したくなると、まずはわたしに否定の感情をぶつけてきますが、こちらが動じずに、むしろ飄々とした調子で「あなたは否定したくなるかもしれないけど、ほら、わたしはこうして淡々と過ごしていますよ」と応じると、最後には毒気が抜けた状態になる。ときには苦笑さえ浮かべる。

　援助というとどうもウェットな雰囲気を帯びがちですが、解説者とい

うドライな立場があることも頭に入れておくと援助方法のメニューが広がると思います。

Ⅱ-8

依存症

🐾　　　　「底つき体験」をめぐって

当人不在でどこから手をつけるか

　少しばかり個人的なことを書きます。

　1990年代の初頭にわたしは大学の医局の沈滞ぶりに失望し、都立精神保健福祉センターへと勤務先を変えました。ここには精神保健相談の窓口があります。相談の一環として、ときおりアルコール依存の事例を担当することがありました。

　また当時は毎週外部から依存症の専門家（医師および心理職）を招いて辛口の助言をしてもらっていたので、自分が担当していないケースであってもなるべく参加するようにしていました。

　センターにはクリニックや病院としての機能がなかったせいもあって、ケースの大部分は家族〝のみ〟が相談に来るといったものでした。依存症者本人が相談に訪れる、なんてことはまずなかった。そうなりますと、顔を見たこともない依存症者をアルコール三昧の日々から抜け出させることが課題となります。もちろんこちらから電話をしたり手紙を書いても、当人は来てくれません。

　では、当人不在のままどこから手をつければよろしいのか。

　差し当たって家族が困り疲弊している（だから相談に訪れたわけです）のだから、**順番として先に家族を救うべきではないのだろうか**。しかも家族は、困っていると言いつつも、実はアルコール依存の本人がしでかした不祥事の後始末や尻拭い、問題の隠蔽などを通じて「家族がバックアップしてあげるから、もっと飲んでも構わないですよ」という、家族

の思いと正反対の意味を込めたメッセージを発してしまっている。こうした誤ったメッセージを送りかねない行動を自分でも気づかずに行ってしてしまう人（もっとも多いのは配偶者、ことに妻）を、飲酒を可能ならしめる人＝イネーブラー（enabler）と呼びます。

まずは家族に余裕を持ってもらう

　というわけで、イネーブラーである家族の行動のどこが問題なのかを指摘し、実際にはどのように振る舞うべきかをアドバイスし、もちろん彼らの苦労をねぎらい、さらに家族会への参加を促したり家族への個別対応を通じて精神的余裕を取り戻してもらう──**つまりイネーブラーから脱却させることが先決であると考えたのでした。**

　　だから、まずは彼女がこれまでの夫との関係性が誤っていたことを理解しなければならない。言動を改善しなければならない。夫に引きずられたまま見失っていた自分の人生を取り戻さねば、イネーブラーの役割から降りることはできない。もしうまくいけば、夫がたちまちアルコール依存から抜け出せるわけではないにしろその可能性は高まってくる。それにもしも夫がけっきょくはアルコールから抜け出せないにしても、家族までが巻き添えにされる義務などないのだから、せめて妻や子どもだけでも依存症者に翻弄されない「当たり前の生活」を送りかれらなりの幸福が追求されるべきであろう。

　　妻が夫から距離を置き、自分なりに生きていけるようになると、それまでは妻に寄りかかって「拗ねたり」「ひがんだり」してきた夫は今まで通りにはいかなくなる。そうしたときに、現実を直視し、もともと胸の内にあった「このままではマズイ」といった気持ちが医療機関を訪ねたり相談へ赴くといった行動につながるかもしれない。

　　まあ大概はそんなにうまくはいかない。けっきょくは失業したり、妻に去られたり、肝臓がぼろぼろになったり、危機的状況になったときにタイミングよくアプローチがなされることで、やっと酒をやめる

必要性を素直に認めることになる。そのように、にっちもさっちも行かない状況にまで追い込まれることを「底つき体験」と呼ぶ。へたをすれば命を落としたり人生を棒に振ってしまうわけだが、それくらいの目にあわなければ生き方を転換することなどできないのが人間の悲しいところなのである。

　以上は、わたしが本書の旧版（第2版）に書いた文章をそのまま引用したものです。当方なりに「底つき体験」を説明したつもりでした。それはコミュニケーションが（現状においては）不可能な相手にアプローチをするための苦肉の策として「あえて底をつかせる」という方法論であり、底をつく前に当人が相談に来てくれればそれはそれで対応をするわけですが（いや、そのほうが望ましいに決まっています）、実際には家族しか来てくれないからほかに手段がない。
　そのような意味合いだったわけであり、**援助者が転機を「待つ」ための決意および姿勢でもありました。**

なぜ「底つき」が批判されるのか
　しかし近ごろでは、底つき体験は批判の矢面に立っています。たとえば『アルコール依存症治療革命』（成瀬暢也、中外医学社、2017年）では、次のように底つき体験を否定しています。「しかし、「底をつかせる」ことにエビデンスはなく、悲惨な結果を招くことも少なくなかった」と。
　エビデンス？　いやいや、ほかに方策がなかったからこその「底をつかせる」体験ではなかったのか。じゃあエビデンスのあるもっと気のきいた選択肢を教えてくれよ。そんなふうにわたしは思ったものでした。
　けれども続く文章を読むと、「現在は、動機づけは治療者の重要な役割であるとされ、動機づけ面接法や随伴性マネジメントといった手法を積極的に取り入れることが推奨される」と書いてあります。
　ああ、なるほど。この著者はどうやら**依存症の本人が医療機関に登場**したことを想定して論を展開しているらしい。いっぽう精神保健福祉セ

ンターにいたころのわたしは、本人がいかなる医療機関にも姿を見せないからこそ困っていたのです。この著者が扱う患者はちゃんと治療者の前に登場している（うらやましい！）。その患者に向かって「さあ、もっと困れ」と底つきを強要したら、それはただのサディストですよね。話がまったく噛み合っていない。

「底つき、是か非か」ではない

　わたしが旧版に書いた「それくらいの目にあわなければ生き方を転換することなどできないのが人間の悲しいところなのである」という箇所は、今にしてみればいささか悲観的に過ぎたかもしれません。

　それはそれとして、「やめるしかない」と考えようが、「完全にやめたくはないがこれ以上の悪影響は避けたい」と考えようが、**とにかく当人が医療機関に来てくれればアプローチの方策はいろいろと出てきましょう**。それこそ動機づけ面接法が威力を発揮するはずです。

　でも、たとえ医療機関であろうと、家族が困り果てて相談に来るケースのほうが多いのではないだろうか。そのときにはどうするのかが書かれていないので、首をひねらざるを得ないのです。少なくとも本書の読者諸氏が知りたいのは、家族のみが相談に来た場合のほうではあるまいか。

　わたしの意見としましては、底つき体験という言葉の妥当性はともかく、家族がイネーブラーであることをやめ、自分たちなりに精神的余裕を持てるようにしていくのが大切なのは昔も今も変わらないと思います。

　ただし、先の『アルコール依存症治療革命』によれば、最近の依存症患者は、多症状・多問題を抱えた複雑な事例が当たり前になっているようで、多様性が顕著となっているといいます。また、攻撃的なタイプからひきこもりタイプに変化してきているとも。そうなると、当人がみずから相談に赴く（そこが精神科かどうかはともかくとして）可能性は以前よりもかなり高くなっているのかもしれません。

動機づけ面接法

アディクション臨床の必需品

　先ほどの引用にも出てきた動機づけ面接法については、小林桜児氏の『人を信じられない病──信頼障害としてのアディクション』（日本評論社、2016年）で述べられている説明がとても分かりやすいと思います。

　この本は依存症（アディクション）に関してまことに明快かつ深い洞察にもとづいて執筆されており、すばらしいどころか心を揺さぶられます。依存症について詳しく知りたい方は、こちらを読まれることをお勧めします。

　さて小林氏は「動機づけ面接法は21世紀のアディクション臨床にとって、いわば「教養」のようなものであり、アディクトの援助に関わろうとする者であれば誰もが最低限の知識をもっておくべきである」と前振りをしたうえで以下のように語ります。

　動機づけ面接法が私たちに教えてくれた最も画期的な点は、「やめさせたければ、『やめろ』と言わない」という大原則にある。アディクションをやめるべきか、続けるべきか、迷っているアディクトに対して、「やめろ」と正論を説く行為のことを、ミラーとロルニックは「正したい反射（righting reflex）」と呼んだ。相手が迷っている場合、正論で説得しようとすると、そのような話し方は聞き手の側に自然と反発心を生み出し、正論とは逆の考え方を弁護する反応を誘発してしまう。アディクトの「否認」とは、迷っている人間ならば誰にでも起こりうるごく自然な反応に過ぎず、アディクト側の精神病理の問題というよりも、それを誘発しやすい話し方しかしてこなかった援助者側の面接技術の問題だったのである。（同書83頁）

　以上を皮切りにして、「協働」「受容」「現状維持の言葉」「変化の言葉」などをキーワードに説明がなされていきます。あとはわたしが中途

半端な紹介をするよりは同書を参照されたほうがよろしいでしょう。
「私がアディクトたちの病歴を詳しく聴き取っているうちに、重症なアディクトと、ほとんどアディクトとは言えないほど軽症な患者や回復したアディクトたちとの違いが顕著に表れていた点は、心理的孤立の度合い、人に対する不信感の度合い、つまりは人に頼れない度合いであった」といった指摘にもとづく論も、教えられるところが多く役に立ちます。

🐾　用語に関する補遺

　用語として、アディクション（addiction）とハームリダクション（harm reduction）について触れておきます。

アディクション（嗜癖）

　従来の「依存症」ではなく、最近はこの言葉が用いられることが多くなっているようです。依存症はアルコールや薬物といった「物質」への依存のニュアンスが強かった。しかし昨今は「行動」への依存（ゲームやネット、ギャンブル、セックス、万引き、摂食障害、自傷行為など）にも注目が集まっているために、アディクションのほうが先入観の少ない幅広い名称として好まれているのかもしれません。

ハームリダクション

　この言葉はもともと、薬物依存への対処策として提唱されました。従来は、「薬物依存であるなら薬物を完全に絶たない限り意味がない。減薬なんていう中途半端なことは何もしないのと同義である」と考えられてきました。しかし、断薬至上主義でなくとも、予想以上に効果を期待できそうだといった話が出てきた。
　そこで、ある種の妥協案ではあるかもしれないけれど、せめて本人を孤立させないように援助者との関係性を維持しつつ、健康被害や危険が少しでも減るようにアプローチを図っていく。海外では、注射の回し打

ちによる HIV 等の感染を防ぐべく、清潔な注射器を配布するといった従来の常識からすれば眉をひそめたくなるような活動さえ実施されています。結果的には感染が防がれ、また当事者の現状改善に寄与しているそうです。

　こうした結果に鑑みて、ハームリダクションは薬物依存対策への有効な手段と見なされるようになり、またその理念はアルコール依存に対しても流用されつつあるようです。

Ⅱ－9

認知症

教科書的な知識

認知症とは

まず、認知症の定義です。

《生後の脳神経の発達により獲得された知能が、脳の器質的な障害によって不可逆的に損なわれ、日常生活や社会生活が営めなくなった状態》——つまり後天的に知能が低下して生活が送れなくなり、もはや治らない。アルツハイマー病ではアリセプトなどの薬剤が用いられますが、これは認知症の進行を抑えるだけで（しかも、たいして効かない……）、根本的な治療にはなっていません。

ただし、同じように知能が低下していたとしても、落ち着いてニコニコしている老人もいれば、妄想や不安でオロオロしたりイライラしている老人もいる。ケアによって後者を前者へ変えることが可能ゆえに、援助者には「やり甲斐」が生じるわけです。

BPSDとは

脳の病変による認知機能の低下から直接もたらされた症状を中核症状と呼びます。「記憶障害、見当識障害、計算能力低下、判断力低下、失語・失認・失行、実行機能障害」といったものが該当します。これらは当然のことながら治らない。

ところが認知症の人が示す症状はそれだけではない。当人が置かれている環境や状況、周囲の人たちの対応の仕方、当人の体調や性格、それまでの当人の生き方や信条などが中核症状とからんで、二次的な症状が

いろいろ生じる（幸運にも、生じないケースもある）。これを周辺症状ないしは BPSD（Behavioral and Psychological Symptoms of Dementia）と呼びます。具体的には次のものです。

- 行動症状……拒絶、不穏、興奮、暴言、暴力、徘徊、性的逸脱行動、つきまとい。
- 心理症状……不安、焦燥、うつ状態、幻覚、妄想、誤認。

まさに、おなじみの症状ですよね。問題行動とか逸脱行動と呼ばれるものも含まれている。これらは「治療」というよりも「配慮」「工夫」「対応の変更」「雰囲気を変える」「症状の背後に隠された意味を考える」などによって乗り切れることが多い。

つまり、事実上、援助者は BPSD 対策をもって認知症のフォローとしているわけです。以下に書くことも、つまるところ BPSD 対策となります。

🐾 考え方の基本──3つの法則

アルツハイマー病を中心に述べますが、彼らを理解するためにはまず、以下の法則を押さえましょう。

この3つで、かなりのことが理解できますし対応のヒントともなる。

認知症の方を理解するための3つの法則
(1)「今」はあっても「さっき」がない。
(2)「さっき」がなくても「昔」はある。
(3)「今」は、本人の感情しだいで簡単に歪められてしまう。

（1）「今」はあっても「さっき」がない。

　ついさっきのことをきれいさっぱり忘れてしまう、という悲しい現実ですね。わたしたちはいろいろな情報を刻一刻と記憶の形で積み上げることによって現在の状況を把握している。今、自分の家とは違う建物の中にいたとしても、そこまで来た過程や状況が頭の中に積み上げられているから現状を納得している。

　しかし「そこまで来た過程や状況」がすっぽり抜け落ちていたら、戸惑うでしょう。なぜこんな場所にわたしはいるんだろう、と。そんな当惑に不安感や被害的な気分が重なったら、「わたしは拉致された！」などと荒唐無稽な発想に至ってしまうかもしれない。

　料理がつくれなくなるのも、料理は「手順を積み重ねて」いく作業だからです。さっき塩を入れたのか、最初に片栗粉をまぶしたのか、そういった事実が記憶から消え去ってしまったら料理どころではなくなってしまいます。

　無関心で無気力になりがちなのも当然です。「ついさっき」を覚えていられないと、何がどうなり、どう変化したかが分からない。ゆえにゲームをやってもドラマを見ても**「目まぐるしい」としか感じられず興味を失ってしまう。**時代劇とか相撲だったら、経過を覚えていなくても分かりますからその類のテレビ番組しか見なくなる。短期記憶を失ったら、大概の趣味や楽しみは成り立たなくなってしまいます。

（2）「さっき」がなくても「昔」はある。

　遠い昔の記憶や子ども時代の思い出だけは残っています。たとえ近所であっても外出して迷子になるのは、（1）で述べたように位置情報の積み重ねができないことに加えて、昔の思い出が見当違いを招き寄せるからでしょう。

　20年前には実家のすぐ近くにあった銭湯や豆腐屋はとっくになくなり、代わりにコンビニが建っていたりするわけですが、そのあたりを現在と混同してしまえば迷うのも当然です。

あるいは昔流のやり方と現在のやり方とのギャップを埋められずに混乱をきたす。昔流にこだわるから、なおさら現状に適応ができなくなってしまう。

（3）「今」は、本人の感情しだいで簡単に歪められてしまう。

　これが意味するところは、今現在における環境や状況、周囲の人たちへの意味づけが、自分の気持ちのありよう（特に被害的な感情）によって簡単に変化してしまうということです。

　いわゆる物盗られ妄想の代表格として、自分がしまい忘れた財布を「嫁が盗んだ」と騒ぐというのがありますよね。まず（1）で述べた事情ゆえに財布のしまい場所を忘れてしまう。次に、財布が見つからないという不安や焦りが現実に働きかける。すると被害妄想が立ち上がり、短絡的に嫁のせいだと決めつける。

　それだけで済めばまだしも、平和であったはずの「今」はたちまち泥棒嫁と同居せざるを得ない不快な「今」へと歪められ、老人は泣いたり騒ぐことになる。

「よくある話」を分析してみると……

　さっき食事をしたばかりなのにそれを忘れ、「**満足にご飯も食べさせてもらえない**」と不平を言うエピソードも多いですよね。

　記憶が失われても満腹感は生理的なものだから、食事をしていないなんて主張するのはオカシイと思う人もいるようですが、わたしたちだって何かに夢中になっていれば食べることを忘れたり、悲しいことがあれば食欲を感じなくなったりします。怒りが生じると食欲がやたらと亢進する人もいる。食欲なんていう本能レベルのことだって、感情しだいで容易に左右されてしまうものなのです。

　そして自分が大切にされていないのではないかといった不安と物忘れとが食事のレベルで結びつくと、被害的な感情によって「今」は歪められ、自分は食事も満足に食べさせてもらえない悲惨な状況に置かれてい

るといったストーリーに結実してしまう。

　自宅にいるにもかかわらず、夕方になると「**お世話になりました。実家に帰らせていただきます**」と言い出して出て行こうとする、といったエピソードはどうでしょうか。

　認知症ゆえに多くのハンディを負ってしまったことで、おそらく老人は生活そのものに違和感を覚えてしまっている。ましてや（1）がありますから、よるべない気持ちになっても不思議はない。

　さて夕方になり暗くなってくると、ますます「よるべなさ」は強まってくる。違和感が強まってくる（すなわち、今いる家が安住の場所といった意味づけを失う）。そうなりますと、「自分はここにいるべき者ではない」⇒「そうだ、やはり安心できる実家へ帰ろう」といった理屈になって、「お世話になりました。実家に帰らせていただきます」となるわけです。

　徘徊の原因には、道に迷ったとかなぜこんな場所にいるのか分からなくなったといったものがあり、それは（1）や（2）が関係してきましょう。いっぽう不安感や逃避の気持ちから「**こうしてはいられない**」「**ここにいてはマズい**」とせかされるように徘徊する場合もあり、そうなると（3）が大きく関与していることになります。

　わたしは86頁で「プライド、こだわり、被害者意識」について語りましたが、これら3つが上記（1）～（3）と重なり、あるいは不安感や孤独感が影響を及ぼすことで、困った行動の大部分は説明ができましょう。もちろん、もともとの性格や体調、周囲の振る舞い方も考慮されるべきですが。

嘘をついてはいけないか？

尊厳を踏みにじる行為？

　病棟や老健（介護老人保健施設）で仕事をしていますと、ステーションに認知症老人がやって来て言います。「玄関に迎えが来ているので、帰

りたいんだが」と。そこでどう対応するか。

「急用ができたから明日もう一度出直してくるって言い残して、行ってしまわれましたよ。だからお帰りは明日に延期ですねえ。明日は大安吉日ですし、そっちのほうがいいでしょ」なんてでまかせを言う。すると本人は「ああそうか」と納得する。でも5分くらいするとまた同じことを言ってくるので、同じ返答をする。そんなことを何度もお互いに飽きもせず繰り返しているうちに食事の時間になって、帰宅の話は自然にフェードアウトしてしまう。

　と、このようなやりとりは多くの施設で普通に行われているのではないでしょうか。迎えなんか来ていませんよ、それはあなたの錯覚ないしは妄想ですよと説いて聞かせてもラチはあきません。わざわざ玄関に連れて行って「ほら、誰も来ていないでしょ」と確認してもらっても、老人のほうが「いや、そんなはずはない」と言い張ってこれまたラチがあかない。

　というわけで、「急用ができたから明日もう一度出直してくるって言い残して、行ってしまわれましたよ」的な対応はほぼ全国的にスタンダードになっているのではないでしょうか。**わたしもそれで正解だと思います。**

　でも考えようによっては、これは認知症の老人に向かって嘘をついているわけです。倫理的にどうなのだろうか。相手の尊厳を踏みにじる行為ではないのだろうか。

ストーリーに合わせて用件を伝えている

　わたしとしては、上記のような返答は嘘というよりも「相手のストーリーに話を合わせて用件を伝える」工夫のひとつだと思うのです。

　やりとりの骨子は「帰りたいよ」「気持ちは分かるけど駄目です」ということですよね。しかし老人はそれを「玄関に迎えが来ている」というストーリーに託して訴えてきた。ならばこちらもそのストーリーに合わせて「駄目です」という内容をソフトに伝えればよろしい。**それを行**

わないのは野暮ってものであり、無粋どころかむしろ残酷だ。

「明日は大安吉日ですし、そっちのほうがいいでしょ」と付け加えるところに馬鹿にした態度が透けて見える場合もあるかもしれないけれど、相手に合わせてこちらのフレンドリーな感情を含ませている場合だってある。嘘も方便というと、なんだか言い訳がましい。相手に話を合わせるのは基本的な方法論である、と言い切ってしまってよろしいのではないでしょうか。

　実際、認知症老人への対応法は、いかにうまく嘘をつくかのカタログみたいな印象すらある。

　たとえば、さっき食事をしたばかりなのにそれを忘れ、「満足にご飯も食べさせてもらえない」と不平を言うエピソードへの対応。本人が被害的な言い方をしている背後には、「わたしは、果たして次の食事をちゃんと出してもらえるだろうか」という不安が横たわっています。常識的には、食事を与えないなんて鬼畜なことをするはずがないだろ！となりますが、無力感と不安感とで押しつぶされそうになっている本人にとってはそうではない。

　したがって、「心配なんかしなくていいですよ。次の食事は間違いなく出てきますからね」と納得してもらえばよい。

「今、用意してますからね〜」と伝え、場合によってはテーブルにランチョンマットを敷いたり箸を出す。漬け物の小鉢でも出してオードブル代わりにしても可。そしてときおり台所で何やら用意しているような音を立てたりすれば、本人には安堵感が生ずる。

　と、こういった対応がスタンダードだと思いますが、これだって考えようによっては嘘八百です。食事を用意なんかしてはいない。むしろついさっきの食事で使った皿を洗っている頃合いなのですから。でも相手のストーリーに合わせて安心させるといった文脈で考えれば、この対応はアンフェアではない。

ストーリーに合わせて願望を実現している

　もうひとつ。自宅にいるにもかかわらず、夕方になると「お世話になりました。実家に帰らせていただきます」と言い出して老人が出て行こうとする場合はどうでしょうか。

「ここがあなたの家なんですよ」とか「実家はもうないんですよ。土地は売り払って、今ではイオンが建っているんですよ」なんて説得しても通じません。老人にとっての違和感やよるべなさを汲んで、言い分をとにかく受容する。

「ああそうですか、お帰りになりますか。じゃあ途中までお送りしましょう」と一緒に外へ出る。近所を少し歩くと日が沈んで暗くなる。

「もう夜になってしまいましたし、今から行くのは不用心です。せっかくだから今夜はわたしのところに泊まって、明日戻ったほうがいいですよ。おいしい夕食をご馳走しますから」と声を掛けると、とりあえず外を歩き回ったことで満足した部分もあるため、案外素直にこちらの申し出を受けてくれる。

　これもまたスタンダードな方法ですが、これも嘘をついているといえばまさにその通りです。相手のストーリーに合わせつつ、願望の一部をとにかく実現してあげる。先ほどの例なら食事の用意をしている最中という演出、こちらの例なら一緒にとにかく外を歩き回るという演出です。ここが要点であり、相手の気持ちに寄り添う対応ということになりましょう。

ストーリーをずらす

　もっとも、何でもかんでも相手のストーリーに合わせればよいというわけでもありません。

　財布をしまい忘れた認知症老人が「嫁が盗んだ！」と騒ぐ場合に、老人のストーリーにそのまま乗ってしまったら「失礼な！　わたしは盗んでなんかいません」と喧嘩になってしまう。この場合には、**あえて似て非なるストーリーへとすり替えてしまったほうがよろしい。**

　老人は財布が見つからなくて困っているわけですから、対決のストーリーではなく「一緒に財布を捜す」というストーリーにすり替える。どちらも根幹には「財布が見つからなくて大変だ」というメッセージが込められています。

　このケースでは、ストーリーをすり替える点で嘘が生じている。でもそれで誰かが傷つくわけではありません。いずれにせよ、わたしたちは認知症老人のストーリーをメタ視点（全体を俯瞰できる高い位置にある視点）から眺め、そこから演出を図るのが正解と思われます。

🐾　　　　　3つの思い出

わたしの「対応のコツ」コレクション

　認知症老人と向き合う際には、やはりわたしたちに精神的余裕がないとうまくいかない。その点については次のⅢ–1で言及しました。また、叱るとか否定する、拒否するといったネガティヴな言動は老人に真意が伝わりにくくトラブルを招きやすい。たとえ相手が嫌がっても、少し時間を置いてもう一度トライすると案外受け入れてくれることがある。「ちょっと休みにして、お茶の時間にしましょうか」などと気をそらせるような声掛けをすると、予想外にすんなり機嫌を直してくれることがある。

　そんな調子で認知症老人とのつきあい方にはたくさんの知恵や留意点があるわけですが、とてもそれらは列挙しきれるものではありません。皆さんなりの「対応のコツ」コレクションを、経験を通じてつくり上げていくことに喜びが見出せたら、仕事もいくぶんかは気が楽になるのではないでしょうか。

　ここで認知症にまつわるわたしの思い出を3つほど書き綴っておきます。直接何かのヒントになるわけではありませんが、援助者としては思い出が多いほど仕事には深みが出てくるように思えますので、サンプルとして書いてみる次第です。

父の絵心

　最初は、わたしの父にまつわる話です。父はアルツハイマーになって、結局施設に入って亡くなりました。もと外科医でプライドも高かったので、施設でうまくやれるだろうかと危ぶんだのでしたが、意外にも適応ができたのはスタッフがかなり気を配ってくれたからのようです。ステーションのなかの椅子に座り、女性スタッフの脇で偉そうに新聞を読んでいる（内容を理解できていたかは怪しいのですが）のがお気に入りの日課だったらしい。

　年を越し、立春の前日すなわち節分が近づいて、入居者たちがそれぞれボール紙製の鬼のお面に色を塗ることになりました。デイケアのプログラムだったのでしょう。父は赤いクレヨンを使って赤鬼を完成させました。それはただ平面的に色を塗っただけではなく、鼻の部分は影と白いハイライトとで立体的に見えるように工夫されていました。なかなか巧みに描かれていました。

　彼は気が向くと、たとえば学会に行った先のホテルの窓から見える風景をボールペンで便箋に描いてみるような習慣があり、それなりに達者なのをわたしは知っていました。多少の絵心はあったわけで、だから父は鼻の部分が立体的となるようにいろいろな色のクレヨンを駆使し、「どうだ、オレの鬼はひと味違うぜ」と威張ってみせたに違いない。そういったところに唐突に自尊心だかプライドを発露させるようなところがあった（それにしても、アルツハイマーでもああいった能力は発揮できるんですね。たぶん時計描画テストには失敗するのでしょうが）。

　だからわたしは鬼の面を見て「ああ、やっぱりねえ」と感じずにはいられなかったし、父の得意満面な表情をありありと思い浮かべることができたのでした。父の自尊心を満足させてくれ、またその成果をしっかり家族に伝えてくれたスタッフにわたしは心から感謝をしました。認知症になってもプライドはしっかりと残ることをスタッフは心得ていたに違いなく、その事実によって家族として救われたような安堵の気持ちを覚えることができたからです。

最後の一瞥

　次の話は、わたしが週に一日、老健に赴いて仕事をしていたときのこ
とです。痩せて髪の短い老婦人Jさん（76歳）がいて、彼女はいつもデイ
ルーム（かなり広い）をぐるぐると歩き回っていました。結構早足で、
つねに時計回りです。一心に前を見つめながら黙々と周徊している。ど
うしてそんなことをほぼ終日行っているのかは分からない。

　ちょうどこちらに差し掛かったところで、さながらマラソンだか競歩
の選手に沿道から声援を送る市民のような案配で声を掛けてみると、こ
ちらにちらりと目を向け、無表情のまま軽くうなずいてくれる。でもそ
れだけで、愛想なんか見せずにさっさと歩き去ってしまう。たまに用で
ステーションに来ることがあるものの、決してじっとしていない。さっ
さと用件を済ませたい様子で足踏みを続けている。よく疲れないものだ
と感心したくなるのでした。

　Jさんはつねにデイルームを周徊している。他の入居者とは口をきか
ない。もちろんスタッフとも口をきかない。デイルームの中央で合唱だ
とかクイズ大会が催されていても、そんなこととは無関係とばかりに超
然と周徊している。原子核の周囲を回り続ける電子みたいな人だなと
思っていました。孤独ではあるけれども、みじめさとか無力感とは無縁
に見えました。たぶん家族が面会に来ても、その歩みは止まることがな
さそうでした。

　そんなJさんの認知症は、しっかりと進行しつつあったらしい。ある
日、声を掛けたら、いつものようにうなずいてくれない。わたしを完璧
に無視して歩き去ってしまった。

「あれ、おかしいな。聞こえなかったのかな」と思い、またこちらへ周
徊してくるのを待って、大袈裟に手を振りながらもう一度声を掛けてみ
ました。今度も無視して歩き去ってしまったと思ったら、立ち止まるこ
とはないまま首だけを回してこちらに視線を向けました。ほんの一瞬の
ことです。いつも無表情だったわけですけれど、振り向いた際のJさん
の表情はものすごく冷たいものに見えました。それまでは無表情な中に

もどこか温かみが感じられたのに、今の顔つきはさながら石ころでも眺めるような冷え切った無表情でした。

　わたしは彼女の顔に、ひどくうろたえました。漠然とした絆をそれなりに感じてきたつもりだったのに、今やそれは完全に失われている。悲しい気持ちと当惑とでわたしが動揺しているあいだに、みるみるＪさんの背中は遠ざかっていきました。

　翌週、老健に行ったらＪさんの姿が見当たりません。スタッフに尋ねてみると、先週末に誤嚥騒ぎを起こし（周徊の合間の食事は、いつも早食いでした）身体科の病院に運び込まれたとのことでした。そして翌月になると、病院でそのまま息を引き取ったことを知らされました。あの冷たい表情で振り返ったのが、Ｊさんとの最後ということになります。なんだか切ないというか、天を仰いで「そりゃないだろ」とつぶやきたくなるような気持ちでした。

処方は結構です

　最後は、夜間せん妄の話です。老健で、積み上げられたカルテにあれこれ記載をしていたら、スタッフが入居者のＮさん（男性）についてしゃべり合っています。聞くとはなしに聞いていたら、Ｎさんは毎晩せん妄を起こすらしい。大声を上げ、いわゆる不穏状態を呈する。夜勤のスタッフはその対応でかなり苦労させられるらしいのです。

　しだいに、黙って聞いていられなくなりました。せん妄で手を焼くのだったら、ちょっと抗精神病薬（リスパダールとか）を処方してみようか、とスタッフに問い掛けてみたのです。カルテによれば、Ｎさんには内科の薬しか処方されていません。当方の申し出にスタッフが喜んでくれるかと思ったら、意外にも「いえ、せっかくですけど処方は結構です」と答えてくるのでした。

　わたしとしては不思議に感じられてしまう。夜中に夜勤2人だけでせん妄を扱うなんて大変だろうに。

　だがスタッフによれば、もし薬を飲ませて落ち着いても、それよりは

Ｎさんがふらついて転倒したり、最悪の場合は骨折や慢性硬膜下血腫に
でもなるほうがよほど困る。家族に平謝りをしながら説明を行うなんて
冗談じゃない。それだったら夜中に薬なしのままスタッフとして奮闘す
るほうがよほど気が楽だというのですね。

　ああなるほど。たしかに薬で過鎮静でも起こしたら事故の危険性が高
まる。医師としての立場からは投薬で解決可能な話と思いたくなってし
まうけれども、スタッフの立場としては事故がもたらす一連のやっかい
なプロセスのほうがはるかに避けたい事態なのでしょう。どちらが正し
いといった話ではなく、立場によって優先順位は違ってくるものなのだ
なあと教えられたのでした。

🐾　　ユマニチュードについて

楽天的・肯定的な雰囲気をつくる

　認知症のケアで注目を集めているのがフランス発祥の「ユマニチュー
ド」(Humanitude) です。2014年にNHKテレビで何度か報道されたこと
もあり、奇跡のケア技法といった謳い文句が流布しました。

　では「奇跡」の秘密はどこにあるか。その答えは「その人の"人間ら
しさ"を尊重し続ける状況」であるというのですが、どうもよく分から
ない。だって援助者の大部分は、そもそも相手の人間性を尊重しつつ苦
労を重ねてきたはずではないですか。

　たまたまNHK取材班の望月健ディレクターが書いた『ユマニチュー
ド──認知症ケア最前線』(角川新書、2014年) を読んでいたら、こんな
文章がありました。ちょっと引用してみます。

　　私が本当に実感していたこれまでのケアとの最も大きな違いは、医療
　　や介護の現場で、ユマニチュードを活用したケアが始まるといつも感
　　じる"空気感"の違いでした。／どちらかと言えば、苦労や諦め、義
　　務感という雰囲気が漂うことが多い認知症ケアの現場が、一瞬にし

て、笑顔や喜びに包まれる。／認知症の人が本来持っていた最も善良
なその人らしさを取りもどすことで、ほんの少しの時間かもしれない
けれど、ケアの大変さや辛さを忘れて、その場にいるみんなが暖かい
気持ちを受け取ることができる。(同書5〜6頁)

　あ、それって覚えがあるぞ。たしかに介護の現場で援助者のアプロー
チがうまくいったとき、こちらの思いが相手に伝わったような手応えが
生じ、また認知症の当人も予想外の豊かさや人間的な潤いを垣間見せ、
その軽い驚きによってその場が肯定的で楽天的で性善説的なトーンに満
ちた──ちょっとハイタッチでもしたくなるような雰囲気になることが
ある。そうした場面をつくり出すコツがユマニチュードではないのか、
とわたしは思ったのでした。

ユマニチュードの4つの柱

　さて、ユマニチュードには、(1) 見る、(2) 話す、(3) 触れる、(4)
立つ、の4つの柱があります。
　これってつまり「どうでもよさそうなので、つい省略してしまいがち
な事柄 (でも本当は超重要)」を分類・整理したものなのですね。以下、
わたしが感じたことを記していきます。

(1) 見る

　これはむしろ「見つめる」と表現すべきかもしれません。相手を大切
に思っていたら、目はそらさないでしょう。笑顔とともにその人を見つ
めるはずです。
　当たり前の話ですが、たとえ相手を尊重する心構えでいても、ケアと
いう「作業」の対象であると思ってしまうと、つい相手の顔をフレンド
リーな表情で見つめるといったプロセスは省略されかねない。でも省略
してはいけない、といったことを指摘しているのがユマニチュードであ
る、と。

（2）話す

「話す」、いや「話しかける」はどうでしょう。声というものはきわめて肉体的というか心へダイレクトに届きがちです。すなわち、生々しい。だから小さく低めの声（ささやき声に近い。もっとも老人では耳が遠くなりがちなので調整の必要はありますが）が効果的といった話は本書の269頁や288頁で述べていますので参照してみてください。

　また認知症では《「今」はあっても、「さっき」がない》わけですから、ケアをされている本人はすぐに何をされているのだろうかと分からなくなり、ときには不安を覚えたり不穏になる。そこでケアの内容を実況中継する（104頁）といったテクニックが効果的となります。

（3）触れる

　なるべく広い面積で優しくゆっくりと相手に触れることで安心感をもたらします。腕に触れるとき、上からぎゅっとつかむようにすると相手は怖がります。どこかへ無理やり連れて行かれるイメージが生じるのでしょうね。

　下のほうから、手のひらでそっと支えるように腕に触れると安心感が生じて誘導しやすくなる。触れ方しだいで、相手からは抵抗感が消えていきます。

（4）立つ

「立つ」というのはどのようなことか。可能ならば、なるべく立った状態のほうが人間は自信や誇りを持つことができる。積極性につながりやすい。

　1日に20分程度立つ時間を持てれば寝たきりにはならないそうで、だからその20分を細かく分散させ、身体の清拭時に5分立ってもらい、トイレに行くので3分歩いてもらうといった調子で「立っている時間」を稼いでいきます。

実際はもっと留意点やテクニックがあるわけですが、それはユマニチュードの本がいくつも出版されているのでそちらを読んでいただくことにして、たしかにケアの方法が「"人間らしさ"を尊重しつづける」というキーワードのもとに体系化されることで援助者にはある種の安心感が生まれます。

　そして、先ほどの引用で登場した「ユマニチュードを活用したケアが始まるといつも感じる"空気感"」は、239頁で述べる「家族の精神的余裕の重要性」といった話と重なってくるようにも思えるのです。

処遇困難ケース
──くじけそうなときの処方箋

家族へのアプローチ

🐾 落ち着きを取り戻していた高齢者

「痴呆老人訪問班」をつくったころ

　ちょっと思い出話をさせてください。わたしが都立精神保健センター（当時）に勤めていたころのことです。介護保険が実施されるようになったのが2000年ですから、それより前の時期でした（余談ですが、先ほど調べてみて、介護保険とは英語で Long-term Care Insurance と言うのだと知りました。ちゃんと Long-term という語が入っていたんですね）。

　当時であっても、もちろん認知症の老人はいました。痴呆老人と呼ばれていましたが。でも制度としても医療体制としても、ほぼまったく認知症老人の受け入れが整備されていない。というわけで認知症の、しかも不穏や問題行動を重ねる老人を抱えた家族は途方に暮れるばかりでした。相談窓口さえ満足になかったのですから。Long-term どころか Short-term すら外からは支えてくれない。

　そこで、センターでは痴呆老人訪問班というものをつくりました。在宅の認知症老人を扱いあぐねて困っている家族は、最寄りの保健所を通じて訪問要請を出してもらう。するとセンターから精神科医と看護師がその家庭まで出向き、診察を行う。当時でも東京都はある程度認知症老人用のベッドを確保していたので、必要に応じてそこへ優先的に入院させる。もちろん家族には見立てやら対応法その他をしっかりと伝える。そのようなシステムでした。

　訪問要請の書面を見ますと、**困っている症状のトップはやはり夜間せん妄でしたね**。そのあとに暴力とか弄便とか徘徊とか妄想などが続く。

さぞや家族は大変だろうなあ、家の中は混乱状態で騒がしいのだろうなあ、と思わせるような文面でした。

1週間後に訪問すると……

　さて、痴呆老人訪問班が実際に家庭へ出向くまでには、要請の書類を受け取ってからおよそ1週間の待機を要します。わたしどものスケジュール、立ち会っていただく家族のスケジュール、地域の問題という視点から地区担当保健師（当時）にも同席してもらうのでそちらのスケジュール、それらをすり合わせるとなるとどうしても1週間は待ってもらうことになるのでした。

　こうしてほぼ1週間が経ってからわたしは出掛けていきます。すると意外な光景を目にすることになる。訪問要請の文面からは、ソワソワイライラ、あるいはオロオロしている年寄りの姿を予想していたのに、目の前の老人は結構落ち着いている。穏やかな様子なので、こちらとしては人違いかと思うことすらあったのでした。

　家族としては、むしろ老人の落ち着かない姿のほうを見てもらいたいわけですから、大概の家族はあわてます。ちょっと悔しそうに「普段はこうじゃないんです！　ボケても外面だけはいいんだから」と言い訳をしたり、必死で問題行動のあれこれを早口でまくし立てます。そりゃそうですよね、ここでわたしが「あ、これなら問題ないじゃないですか。じゃ、さようなら」と帰ってしまったら大変なんですから。

　痴呆老人訪問班を始めた最初のころは、訪問要請に記入してある老人の様子と実際に会った老人の様子とのギャップを、おそらく家族としては入院も考慮してほしいという心づもりから症状を多少なりとも誇張したり「盛った」のだろうとわたしは解釈していました。まあ無理もないよなあ、と。でも、どこの家庭を訪れても、「予想外に老人は落ち着いていた」という現象を体験するのです。こうなると、何か相応の理由があるのではないかと考えたくなる。

ただならぬ雰囲気に

　で、判明したことは以下のようなものでした。

　まず、同じ屋根の下に家族と認知症の老人とが同居している。老人は、あれこれと問題行動を起こし結果的に家族を困らせる。苦しめる。もちろん家族なりに知恵を絞ったり、医療や福祉に援助を求めるものの、当時としてはほぼ「どうにもならない」。こうなると家族は絶望的な気分になってしまいます。ましてや家族だから「こそ」、情けないやら悔しいやらでよけいに腹が立ってしまう。それは当然でしょう、なにしろその老人が「しゃきっと」していたころの姿を家族はありありと覚えているのですから。

　家族は苛立っていきます。それも無理はない。昼間は仕事をし、夜には疲れて眠ろうとする。すると待ち構えていたように老人はわけの分からないことを口走りながら騒ぎ出す（夜間せん妄）。廊下に放尿をしたり、外へ出て行こうとしたりする。そんなことが続けば、つい老人を怒鳴りつけたり、場合によっては手を上げてしまうことさえあるだろう。家族の堪忍袋は緒が切れてしまう。家の中の空気は緊張し、ただならぬ雰囲気に家の中は支配されてしまう。

　ぴんと張りつめた空気の異様さに触れた老人は、たとえ認知症で理知的なことは分からなくなっていても、「なんだかヤバイ」と危機を肌で感じ取ります。すると混乱し、なおさら問題行動をエスカレートさせてしまう。それは吃音の人がうまくしゃべろうと緊張するとなおさら吃音がひどくなるメカニズムに近いのかもしれません。

　いずれにせよ、家族の苛立ちや憤りが家庭内の緊張しきった空気を媒介として認知症の老人を狼狽させ混乱させ、なおさら問題行動を煽り立てる。するとそのことで家族の心はさらにトゲトゲしくなり、空気はいよいよ緊張感をはらみ、老人の不適切な振る舞いがエスカレートしていく。家族と老人とがお互いに悪循環を促進させ、ついにどうにもならなくなった時点でわたしども痴呆老人訪問班に往診要請が寄せられるというわけです。

訪問が決まっただけで緊張が緩む

　家族としては、気分的にお先真っ暗な状態なのでした。このままでは家の中が滅茶苦茶になり、家族も老人も共倒れになると思いつめていた。しかし、どうやら精神保健センターから精神科医と看護師のチームが訪問に来てくれるらしい。見立てを行い、ちゃんと入院への筋道もつけてくれるらしい。そんなことが分かりますと、家族としてはほんのわずかであってもとにかく光が見えたような気になる。ひょっとしたら、どうにかなるかもしれない、と。

　家族の心に多少なりとも希望がわいてくるわけです。そうなるとどんな変化が訪れるでしょうか。家族の苛立ちや憤怒が、いくらかでも収まってきます。すなわち、**家の中の空気の緊張度が下がる**。そういたしますと、張りつめていた空気の緊張度の低下に呼応して老人の問題行動も少しばかりマイルドになる。

　具体的には、それまでは家族がしょっちゅう睡眠を中断させられていたけれども「昨夜は、おじいちゃんがあまり騒がないでくれたので、久しぶりにわたしたち家族はゆっくりと眠れたわ」といった種類の会話が生じてくる。そのおかげでまた家の中の空気の緊張度は緩くなり、老人の困った振る舞いもトーンダウンしてくる。すなわち、それまでは悪循環を呈していたのが、今度は逆に良い方向へ互いの関係性が回り始める。

　そんな次第で、わたしが家庭を訪れたときには、ちょうど一段落の状態で老人も穏やかな様子を見せてくれているというわけなのでした。

🐾　　　家族の精神的余裕の重要性

病む当人に直接アプローチしなくてよい

　以上の話から、どのような知見が導き出されるでしょうか。箇条書きにしてみましょう。

- 認知症の老人は、以前に比べて、まぎれもなく精神状態が改善して穏やかになっていた。
- だが認知症の老人に対して、ダイレクトにはアプローチが行われていない。投薬すら行われていない。
- 家族についてはどうだろうか。対応のコツとか心構えとか、そんなことはなにひとつ伝授されていない。でも彼らには「**ひょっとしたら、どうにかなりそうだ**」という**希望**だけはしっかりと生じていた。そしてその希望が精神的な余裕を生み、それが間接的ながらも老人へ治療的に作用した。
- なるほど問題を起こしている張本人はたしかに認知症の老人である。だからその老人へ直接治療を施すのはひとつのやり方だろう（医療者は往々にしてそうした方法論しか考えない。だから、たとえば家族だけでひきこもりの相談に行っても、本人を連れてこなければ駄目ですなどと医療機関で断られたりするわけです）。だが同じ屋根の下で暮らす家族のほうへアプローチをし、彼らに精神的余裕をもたらすように図ることで、どうやら投薬や入院と同じくらいの効果を期待できるらしい。
- つまり治療ないしは問題解決においては、病んだ当人へ直接働きかけることだけが唯一の手段ではない。密接な関係性を持っている**家族や周囲の人たちへひとまず働きかけることもまた、同等の効果を発揮するかもしれない手段である**と認識すべきだろう。

家族療法的発想に目が開かれた

　結局、わたしは痴呆老人訪問班の活動を通じて、やっと家族療法の考え方を理解したというわけです。

　なるほど老人は認知症となっており、だから問題なのはその老人ただひとりと考える視点がある。が、たしかに老人は認知症であるものの、問題行動が激しくなったのは家族と老人とのあいだで形成された悪循環ゆえであった。つまり家族も（精神的余裕を欠いていたためではあるけれど）問題の一端を担っている。だから認知症老人は identified patient（IP）す

なわち暫定的に患者と見なされた人にすぎず、家族システム的には全員が病んだ状態にある。老人が家の中の病んだ状況を代表しているだけなのだ、と捉える。

そうなりますと、老人よりも先にまず家族にアプローチをするといった視点も出てくる。ああ、そういうことだったのかと、まだ若かったわたしは目からウロコが落ちる思いでしたね。

こうした事実は、へたをすると「熱心に家族が祈りさえすれば病気はよくなる」みたいないかがわしげな解釈に結びつきかねないがゆえに、医師としてのわたしはなかなか受け入れがたかったのだと思います。でも家族療法的に捉えてみれば、「影響力」という目に見えない（だがたしかに存在する）ものがお互いを苦しみに追いやっている事例はいくらでもある。いや、ほとんどの事例はそれに該当する。

そう考えてみるなら、「**まずは家族の気持ちをラクにしてあげることから始めようじゃないか**」という姿勢が方法論として立派に成立することが分かる。それまではIPに直接アプローチできずにホゾを嚙んでいたケースにおいて、「取り付く島」が援助者には生ずるわけです。

しかも、考えてみれば、IPは1人なのが普通ですが家族は複数なのです。となれば多数決原理に沿っても、「家族から救う」といった発想は合理的ということになりましょう。

「精神的余裕」がすべて

家族の精神的余裕の有無が、予想以上にケースの成り行きを左右する。この事実を延長し、敷衍してみると、それがさまざまな方法論にその有効性の根拠を与えていることにわたしたちは気がつきましょう。つまり「家族」を「援助者」に読み替えてみる。そうするとどうなるか。

たとえばI-3でケース検討会の大切さについて述べましたが、これはすなわち援助者に余裕が生ずることで、問題となっている人物や膠着状態に変化を促していると解釈することができましょう（当該人物だって現状をベストと思っているわけではない。でも成り行きから現状へ固執しているだけ、

といった場合がほとんどですから）。また、援助者に余裕があれば、偶然や予想外の出来事が立ち現れた場合、それを見逃さずに首尾よく味方につけることも容易になる。

あるいはI-1で、相手と向き合うには「個別性の重視」「パターンで把握する」の2つの姿勢があり、ことに強烈なクレーマーなどを相手にする際には「パターンで把握する」モードのみに頭を切り替えるとよいと申し上げました。

その理由のひとつは、「パターンで把握する」モードのみになるとこちらに精神的な余裕が生ずる。そうなりますと、「ああ、こういった人ってときどきいるよね、たとえば昨年遭遇した山田さんみたいに」というふうに距離を置いて眺められるようになり、そこでやっと経験を活かし知識を総動員できるようになる。と同時に、こちらと相手とのあいだで生じていたただならぬ緊張感もやわらぎ、事態は改善に向かうという次第なのです。

共依存（56頁）にしても、こちらが余裕を失い性急になりますと相手は逃げ腰となり、ますます現状にしがみついてしまう。援助者に精神的余裕があってこそ、もっと別な生き方の選択肢を相手に提示した場合、そこに豊かな説得力が生じてきましょう。

そんなふうにあれこれ考えてみると、精神的余裕なるものはオールマイティなところがある。しかもそれは相手に良好な影響をいくら与えても枯渇することがない。もしかすると、愛（セックスを前提としたやつではなくて、もっと広い意味での）と同義なのかもしれないとすら思ってみたくなってしまう。

いずれにせよ、わたしたちは追いつめられた気分になっていては仕事になりません。それどころか事態をマイナス方向に推し進めてしまう危険すらある。そのあたりに関しては、次のIV章「援助者の精神安定のために」も参考にしてみてください。

Ⅲ－2

ひきこもり

 ## ひきこもりの種類——似て非なる

挫折か病気か

　精神科において、援助者が見誤りやすい精神状態の双璧は「うつ」と「ひきこもり」ではないでしょうか。前者については、すでにⅡ-3で述べました。では後者はどうでしょうか。

　ひきこもりには、実は2つの場合があります。ひとつはまさに思春期の挫折と呼ぶべき状況にもとづいており（これが、世間一般がイメージするところのひきこもりでしょう）、もうひとつは統合失調症です（Ⅱ-2参照）。

　急性期症状があまりはっきりしないまま慢性期にもつれ込んだ統合失調症の患者さんは、なるほどしばしばひきこもりに見えます。おまけに家族としては、子どもが精神疾患であるとは認めたくない。そうなりますと、事実上統合失調症が放置されたままとなりますので、しだいに人格水準の低下が進み、社会復帰が困難になりかねない。いっぽう思春期の挫折であるなら、じっくりと様子を見ていったほうが正解です。

統合失調症かどうかをまず知る

　そんなわけですから、ひきこもりのケースを扱うに際しては、**精神科医による見立てを受けてあらかじめ統合失調症の可能性を除外する**ことが必要です。なお精神科のクリニックや病院へ家族だけが赴いて相談に乗ってもらおうと思っても、十分に時間をとって家族の話から統合失調症の可能性を見分けてくれる場合と、「本人を連れてこなければ何も申せません」と身も蓋もない対応をされてしまう場合の2つがあります

（おそらく後者のほうがずっと多いでしょう）。そんなときには保健所で定期的に開いている精神保健相談（担当するのは精神科医です）か、精神保健福祉センターの相談窓口を利用するのが賢明です。

　近ごろはひきこもりに関する講演を依頼されることが少なからずあるのですが、質疑応答などで家族からの話を伺いますと、驚くほどたくさんのご家族が「ずっとひきこもり状態だから、ひきこもり」といった素人診断をしているのですね。これは危険です。まず最初に統合失調症の可能性を吟味しなければ、ひきこもり対策はまったく意味をなしません。

第3のタイプ――発達障害によるひきこもり

　実は、第3のタイプも最近は急に目立ってきた印象があります。発達障害にもとづくひきこもりです。

　発達障害の解説はⅡ-7に書いておきましたが、先日も保健所の精神保健相談に赴いたら、3件の相談のうち2件が発達障害ベースのひきこもりだったので驚いてしまいました。

　この1件目は若い女性で、就職をしたものの対人関係がまったくぎこちなく、混乱すると棒立ち状態になってしまう。クビになったのを機会にひきこもってしまった。両親とも仕事を持っているので昼間は家の中で独りです。自室限定でこもっているわけではなく、昼食には簡単な料理をつくったり（後片付けをしないので母は怒っています）、居間で絵を描いたりして過ごしている。

　結局、母に連れられて精神保健相談に来たのですが、本人には外に出たいという気持ちはある。でも外に出ると何が起きるか分からないし、そんな際に、適切に対処したり危険を避ける自信がないので、ひきこもっているとのことでした（だから母同伴なら外出できる）。

　このケースでは、生育史などの情報も加味して発達障害（ASD）の可能性を伝えるとともに、母が娘の行動をかなり誤解していたようなので、そのあたりの説明をじっくりと行いました。

　2件目は30歳の男性で、叔父に連れられて来ました。律儀にスーツに
ネクタイ姿のくせに、髪はぼさぼさで大型のヘッドホンを装着している
のが奇妙に映りました（幻聴に抗っている統合失調症患者に見えました）。当
初はうつ病の診断で通院していたが改善せず、そのうち薬を飲んでも意
味がないと通院をやめてしまい会社も解雇となった。以後はひきこもり
の生活となり、家でもヘッドホンを外すことは滅多にないようです。食
事中も外そうとしないので父に強く注意されてからは、家族と食事をす
ることもなくなりました。

　このケースでは、発達障害による仕事の手際の悪さや対人関係の問題
によって気分的に追いつめられ、二次的にうつ状態となったのでした。
しかも彼には聴覚過敏があり、それゆえにひきこもっていたようでし
た。ヘッドホンで音楽を聴いていたわけではなく、ノイズキャンセリン
グ機能によって平安を得ていた。それでは就労どころではありませんね。

　発達障害、ことにASDによって社会で生きて行くのが困難になりひ
きこもりとなるケースは予想以上に多いようです。また発達障害に合併
しがちな**聴覚過敏などがなおさら家の外に出るのを難しくしている場合
もあります**。気の毒な話なのですが、本人はちゃんと事情を説明したが
らない（できない）うえに、一見したところは淡々と（あるいは超然と）し
て悩んでいるようには見えないので、周囲の理解を得られないことが多
い。

　こうしたタイプのひきこもりでは、家族に促されれば案外素直に相談
機関や医療機関を訪れる可能性が高く（本人も、ひきこもりたくて、ひきこ
もっているわけではない）、また思春期の挫折タイプのようにかたくなに自
室に籠城したり、意地や恨みを前景化させないあたりにニュアンスの違
いがあるようです。診断には、生育史や生活歴についての情報が重要で
す。

ひきこもりはなぜ長引くのか

自己嫌悪と罪悪感が鍵

　思春期の挫折によってひきこもっている彼らの内面では、自分自身に対する不本意な気持ちや違和感、自分らしさを発揮できないもどかしさが渦を巻いているのでした。だがそういったものは多かれ少なかれ思春期には「ありがち」で、特別な心理状態ではない。おおむね時間の経過と社会経験を経るうちにいつしか消えていく（あるいは麻痺していく）ものです。ひきこもりの当事者においても、社会経験こそ積む機会はなくても、時間の流れとともに少しずつ「まあ、いいや」といった気持ちにはなっていくようです。

　ならば、思春期を過ぎてもなお、ひきこもっているような人たちの心はどうなっているのでしょうか。

　長引く「ひきこもり」ケースにおいては、おそらく、自己嫌悪と罪悪感が鍵になっていると思われます。

　本当は、ひきこもっている場合ではない。さっさと社会に戻って、苦い現実と向き合わなければいけない。駄目な自分、思っていたほど優秀ではなかった自分を受け入れなければならない。そんなことは百も承知している。いまだに幼児的全能感をどこかに引きずっている彼らにとって、これはなかなかつらいことでしょう。そのあたりでぐずぐず逡巡しているうちに、自己嫌悪がつのってくる。

今さら、どうがんばればよいのか

　自分のありようが情けないから、自己嫌悪にとらわれる。おまけに彼らはまったく非生産的です。当然のことながら、彼らは衣食住をすべて親に提供してもらっている。親に感謝しなければならない立場にあるのは分かっているし、気まずさを痛感している。

　さらに、自分は親の期待にそえなかったとか、情けない子どもになってしまったとか、心配を掛けているとか、負け組に墜ちてしまったと

か、そういったやる瀬なさも痛感しています。だから、本人は罪悪感をも強く覚えている。でも、どうしようもない。今さらどうがんばればよいかすら分からない。それが長引くひきこもり当事者の心の中です。

　そんなときに親からがみがみ言われたら、感情的になってしまうのも無理はありません。「**生んでくれと頼んだ覚えはない!**」などと語気を荒げるのも、まあ分からないでもない。ますますかたくなになって自室の扉を閉ざしてしまうのも無理はない。自己嫌悪や罪悪感は、意固地になっているあいだは決して払拭されることがありません。彼らは、気楽にひきこもっているわけではないのです。**扉の内側で時間をフリーズさせ**、そのことによって自己嫌悪や罪悪感の生々しさから逃れようという矛盾に陥っているのです。

　さてそんなひきこもりの諸君は、少なからず強迫的な症状を示しますが、その点については87頁の「こだわり」の項を参照してください。

😺　では、どう対応したらよいのだろう

目標は「親との和解」

　ひきこもり本人の気持ちはある程度見当がついたとしても（ことに自己嫌悪と罪悪感について）、ではどのようにケースを扱っていけばよろしいのか。たとえば本人と話し合ってみてはどうかと考えたとしても、それを実現するのはきわめて困難です。援助者に当人が会ってくれるとしたら、おそらくそのケースはすでに7割くらい解決していると思います。

　ならば手紙はどうか。結局、相手と文通が成立するかどうかといった話になってしまい、それ以上の発展性には案外乏しい。若いひきこもり君の気持ちをつかみ説得できるような文章を書き綴れるだけの自信が援助者にあれば、話は違ってきましょうが。

　やはりここは家族（親）へ働きかけるのが王道でしょう。そして目標をどこに置くかと申せば、「ひきこもりの終了（ベストは、本人が自分で自分の生活費を稼ぎ独立するようになる）」ではなく「親との和解」ではないか

と考えます。前者を目指すから（目指したくなる親の気持ちも分かりますが）、ハードルがものすごく高くなってしまう。まずは後者がうまくいけば、当人の自己嫌悪や罪悪感もかなり払拭され、フリーズ状態であった時間もまた瑞々しく流れ始める可能性が出てくるので、あくまでも和解を当面の目標とすべきです。

　和解から独立（親亡きあとは生活保護を受けつつ暮らしていくといった類の独立も含む）までは、最近ではいろいろなサポートを利用しやすくなっているので意外にすんなりと事態は運びます。

母親の山歩きがきっかけ

　ここで実例をひとつ紹介しましょう。もう20年近く前に、朝日新聞の投書欄に載っていたものを引用しています。母と娘のふたり暮らしで、娘が長いあいだひきこもっていました。それが近ごろどうにか雪解けが訪れたようなので、どんな経緯でそうなったかを娘から第三者が教えてもらい、その第三者が話に納得がいったので読者の参考になればと投稿したものです。

　　立ち直ったきっかけは、「母が趣味を楽しみだしたこと」という。今までは娘にばかり集中していた母が山歩きをはじめ、生き生きしだしたらしい。一人で山に登り、さりげなくお土産を買ってきてくれる母親を見ていて、「みんな結局は一人なんだ。でも、母は私が歩き出すのを待っていてくれる」と実感したそうだ。（2001年9月28日、朝日新聞投書欄）

　母と娘は長期間、膠着状態にあったようです。母はなんとか娘をコントロールしようと腐心し、いっぽう娘は自己嫌悪と罪悪感に苦しみつつ社会から身を引き、イライラと他者を拒絶していた。どちらも、不自然に力を込めて不毛な日々を送っていたわけです。

　だが母親のほうが、そんな生活に飽き飽きしてしまった。いくら娘の

ことを心配しても、心配したぶんだけ何かが起こるわけでもない。このままでは共倒れしてしまう。じゃあ、自分なりに自分の幸せを追求してみようと母は思った。**もし自分が一時的にでも幸せになれたら、その幸せを娘に「お裾分け」してあげられるだろう。**そんなふうになれば何よりだけどね——と、いわば気楽モードに母は自分の生き方を切り替えた。それが「母が趣味（山歩き）を楽しみだした」という形になったわけです。

　すると母の心に生じた余裕が、娘に影響を及ぼすようになった。娘の頑なさが少しばかり緩み、母の穏やかな表情が自己嫌悪や罪悪感を鎮める方向に作用した。こうして2人には、口にこそ出さなくともある種の和解が生まれるようになったという次第です。

親がまず余裕を持つこと

　これってメカニズムとしては、ほら、Ⅲ-1「家族へのアプローチ」と同じですよね。母のほうが、みずから「趣味を楽しみだし」て無駄な力を抜いたことから母と娘とのあいだに生じていた悪循環が逆回りに転じた。みずから力を抜いた母親の態度が賞賛に値するわけでして、いやはや立派なものです。なかなかそういくものではない。少なくとも、ある程度の年月を経ないと、すらすらとその境地には達さないものです。

　でもそれまでの試行錯誤も、結局は必要なものだったと思うのです。そもそもひきこもりはある特定の日時からスタートするのでしょうが、そこに至るまでには、顕在化しないものの親子関係において長く微妙な不協和音の日々があったに違いない。ならば和解にも相応の時間を要するほうが自然でありましょう。

　まずは親が楽になって心に余裕を持つべきです（ひきこもりを持った親を対象にした家族会があちこちにできつつあります。そういったところへ参加するのも効果的です）。そして本当はその前に、わたしたち援助者こそが、心に余裕を持って、ケース（というか親）に向き合うことが大切なのでしょう。

いくつかの補足

家族との食事がひとつの通過点

　長いあいだひきこもっていると、まる一日声を出さないなんてことも
めずらしくなくなります。というわけで、**ひきこもっていると発声が困
難になってくるらしい**。声帯が衰えるのでしょうか。

　買い物に行っても、声がかすれて用件をうまく店員に伝えられない。
道で誰かに声を掛けられたり挨拶されても、返事がスムーズに口から出
てこない。これは結構シリアスな問題のようで、またそれがなおさら当
人の自己嫌悪を促進したりする。

　となれば、やはり家族との会話が生じないと、いきなり外に出て行く
のは大変なようです（コンビニは無言のままで買い物を済ませられるのがよいと
ころですが）。そうした点を見ても、家族との和解は重要です。具体的に
は、食事を家族と一緒にとることができるようになるかが、ひとつの通
過点かもしれません。

親というアンビバレントな存在

　さてここで、ひきこもっている当人にとって親はどんな意味を持って
いるかを考えてみましょう。

（1）親は「世間の人たち」に属している。
（2）親が自分の生活を支えてくれる。
（3）親の目に、自分はどんなふうに映っているのだろう。
（4）親は、自分のせいで不幸になっているのではないか。

　まず、（1）です。親は家族という特別な存在であると同時に、世間の
人たちのひとりであり、現在の日本社会を構成する一員です。ひきこも
りの諸君は世の中を憎んでいるところがありますから、血はつながって
いても「忌まわしき世間に与する存在」として腹が立ったりする。つま

り味方でもあり敵でもあるといった捉え方をしている。

　（2）においては、感謝したり甘えたいのが本音であるが、そもそも勝手に産んで勝手に将来を期待したり一喜一憂したりといった親の態度を考えると、素直になる気も失せてしまう。

　（3）においては、自分が「恥ずべき存在」「情けない存在」「見捨てるべき存在」と映っているか否かに敏感になっています。

　（4）は、まさに気まずさや自己嫌悪、罪悪感とつながっています。親が暗い顔をしていようものなら、「オレのせいじゃない!」と腹が立ったりもする。

　そんなわけで、ひきこもっている当人にとって親はアンビバレントな存在であります。気分しだい、些細な言動しだいで、親はたちまち味方と思えたり敵となったりする。まことに不安定で、でもそれが収まってくるにはやはり和解といった展開が必要と思われます。

明確にしておくべき10のポイント

　なお**8050問題**（親が80代と高齢化し、息子ないし娘のほうもひきこもりが長引いて50代となってしまい、今さら社会復帰も難しくなっている状態。もはや親も収入は年金のみとなり、社会的には孤立しがちで、しかも親は介護を受けるべき状況に差し掛かりつつある）については、一概に論ずることができません。統合失調症かどうかの鑑別すらはっきりしていないケースもあるし、金銭問題や健康問題など多くの要素を検討しなければアプローチの方法が見えてこない場合が多いからです。

　個別的に検討すべき症例ばかりなのが8050問題の特徴でもある。ですから親のほうはとにかく相談に赴くのが先決ではありますが、それに際してはぜひともきちんと説明できるようにしておくべき事柄があります。それを次頁に10ばかり列挙しておきましょう。

　これらの項目は、べつに8050問題ではなくまだ比較的若いケースにおいても、確認が必要な事柄と申せましょう。

ひきこもり相談において明確にしておくべき点

①精神科医に見立てを受けたことはあるか？

②本人に、将来に対する危機感はあるか？

③夜中にコンビニへ行く程度の外出はするか？

④散髪はどうしているか。入浴は？

⑤家族との会話はあるのか？

⑥テレビは観るのか。毎日何をして過ごしているのか？

⑦ネットを使いこなせるか？

⑧もしも突然家族がいなくなったら、本人は1週間程度は自力でしのげそうか？

⑨本当に困ったらSOSを出せるか？　他人からの援助を受け入れられそうか？

⑩生育歴・生活史において、気になる点があったか？

Ⅲ－3

セルフネグレクトとゴミ屋敷

人はときおり助けを求めないまま
自己完結してしまう

頭を抱えざるを得ない……

　困ったからといって、人は素直に助けを求めるとは限りません。思い込みや思い違い、意地、自暴自棄、そもそも現状をきちんと認識できていない等によって、**援助を求めない／拒否をする**といった人たちがいます。

　助けてもらうという選択肢の存在を知っており、助けを求める方法も（不十分ながら）承知していたとしてもなお、助けを求めない。そうなると、周囲が窮状を知り得ても助けられない。といって強制的な介入も、人権に照らして微妙だ。

　こんな状況に遭遇してしまったら、援助者は頭を抱えざるを得ないでしょう。このままでは心配だし、人として見過ごすわけにはいかない。もしも不幸なてんまつを迎えてしまった場合には、「援助者の怠慢だ！」と非難されかねない。緊急を要する事態であるのが明白ならば無理やりにでも手を出せましょうが、依怙地であるとか頑固者、すね者といったレベルではそうもいかない。

池袋母子餓死事件から

　1996年に、通称「池袋母子餓死事件」が起きました。狂牛病（BSE）の騒ぎが起こり、援助交際という言葉が話題になり、渥美清が亡くなった年です。池袋のアパート（家賃は8万5000円。そのころとしては、もっと安

い物件はいくらでもあったのだが）で、4月27日に母（77歳）と息子（41歳）が餓死しているのが発見され、死後20日以上が経過していると判断されたのです。

父はすでに病気で亡くなり、ひとり息子は重度の障害（詳細不明）で寝たきり状態、15年以上入浴したことがなく、外出をしたことも20年以上なかったといいます。母も働いていた時期はあるが、もはや高齢で身体もあちこちに不具合がある。介護保険制度ができる前の時代でした。収入は年金のみで、だが家賃に光熱費を加えると支出はマイナスとなってしまう。わずかな蓄えを切り崩してきたが、ついに底を突いて餓死に至ったのでした。近隣から孤立しテレビも観ない生活だったが、なぜか最後まで新聞は配達してもらっていた。

餓死するくらいならば、助けを求めるのが普通でしょう。しかも年金や税金のことなどで、母は役所にしばしば足を運んでいたのです。

母親は、最後の3年のあいだに日記（日付のある覚え書き）を書き残していました。それが『池袋・母子 餓死日記 覚え書き（全文）』（公人の友社、1996年）という本で公開されています。その一部を引用します。

〔1996年3月8日〕 区役所等に、たのんでも、私共は、まともには、世話してもらえないし、どんな所に、やられて、共同生活をしなければ、出来ないかを考えると、子供も私も病気で苦しんでも、だれも、分かってもらえそうにないので、今の自由のきく生活のままで、二人共、死なせて頂きたい、

ただ、子供一人丈先に死んだら、どうしようかと、それが、心配である。二人共一緒に死なせて下さい。（同書232頁）

緩慢な母子心中？

それが十分なものであったかはどうかはさて置き、役所からアプローチは行っているのである（見守りが行われなかったのは問題だと考えるが）。母も、助言をどこか役所以外に仰いでみたり、それなりの交渉や試行錯

誤はできたように思えるけれど、高齢で孤独で隔絶した状況に置かれていた彼女には、わたしたちの予想以上にそれが困難だったのだろう。

日記の文面からは、行政の対応や施設に対するネガティヴな先入観、顕著な母子密着（だからこの事件は緩慢な母子心中でもある）、ものごとの優先順位や価値観の倒錯などが透けて見えます。子どもが寝たきり状態で、母はその介護に自分の存在価値を見出してきたのでしょうから、わたしたちから見れば一時的な母子分離が必要だったとしても、それを提示された途端に彼女が被害的な感情や不安にとらわれてしまうのも無理からぬところではあります。

当時の高齢者にとっては、「お役所」は高圧的で実も蓋もないことを平気で強いる組織といったイメージもあったのかもしれない。母自身は、何をしようとしても不運が必ずそれを邪魔するといった迷信めいた確信を書いていますし（不運アイデンティティ？　89頁参照）、だから行政からの援助などとうてい当てにできなかったのでしょう。

いささか酷な言い方をするなら、結果的に母はみずから「助かる可能性」を拒み、障害を持つ息子を道連れに死を選んだ。日記では「どうしたらよいのでせうか、何卒お助け下さい、お願いです」と書くいっぽう、「二人共一緒に死なせて下さい」とも書き残している。一緒に死なせてくださいと望んではみるものの、刃物や紐を持ち出して積極的に心中を図ろうとまではしなかったところに、母なりの苦悩が集約されていると思われます。

🐾　セルフネグレクトとは何か

わたしなりの定義

上記の「池袋母子餓死事件」は、母のセルフネグレクトが息子をも巻き込んで最悪の事態に至ったケースと見ることができましょう。

セルフネグレクトはまだ明確な定義が流通していないようですが、わたしなりに定義してみるならば、こうなります。

> **セルフネグレクトとは**
> 状況改善への努力の放棄や援助の拒否によって、必然的に自分自身の健康や安全を著しく損ねていってしまう生活態度。

　放置という言葉がセルフネグレクトには親和性が高いのですが、「必然的に」といった表現には「放置によってみすみすマズい状況に自身を陥らせてしまうなんて……」といった援助者側のもどかしい心情も込められております。

　自殺は、自分の命を能動的に絶つわけですからセルフネグレクトとは違います。アルコール依存はどうでしょうか。「酒で死ねれば本望だ」といった彼らのセリフからは自殺の文脈が想起されたりもしますが、依存から脱出する方法はあまりにも明白であるにもかかわらずそれを実行しないあたりはセルフネグレクトに近いかもしれません。そしてアルコール依存で生活が乱れ、社会から孤立していくとまさにセルフネグレクトそのものになっていく危険性は高いと思われます。

　セルフネグレクトは多岐にわたります。事例を検討したり対応を考えるうえでも分類が必要でしょう。4つに分類を試みてみます。

（1）無頓着タイプ
（2）呆然自失タイプ
（3）自暴自棄タイプ
（4）思い込みタイプ

（1）無頓着タイプ

　このタイプには、特に統合失調症の慢性期や軽い認知症などが該当しましょう。

　どちらもどうにか最低限の生活を送れてはいるものの、現状の不健全さ・不健康さにはまったく無頓着。周囲との交流はなく（むしろ問題行動

によって対立しているほうが多い。たとえばゴミ屋敷のように）、援助も拒否する。だが強制的な入院の対象とするほどには緊急性を欠き、まさにその事実がセルフネグレクトというありようを浮き彫りにしています。遅かれ早かれ精神科医療の関与が必要となりそうなタイプでもある。遷延したうつ病でも、似たような事態となることがあります。

（2）呆然自失タイプ

　このタイプに相当する例をあげてみましょう。高齢の母とふたり暮らしであった独身の中年男性。病気となった母を、会社をやめて自宅で介護していたが、母が亡くなってからはすっかり気落ちして無気力そのものの生活状態となり、糖尿病で通院していたのもいつしか受診をやめてしまった。家の中は散らかり放題で、しばらくぶりに本人の姿を見た隣人は、すっかりむくんで顔色も悪く、おまけにだらしない服装に度肝を抜かれたといいます。以前は挨拶もしてきたのに、こちらから声を掛けても上の空でした。

　喪失体験によってうつ病になるのなら、それなりに納得がいきますし医療的アプローチが目標となりましょう。しかし、この人のように母を失ったどころか自分のアイデンティティすら失ってしまい、無力感のカタマリというか投げやりモードに陥り、「このまま世の中から消え失せてしまいたい」といった呆然自失の気分で衰弱死を待つがごとき日々を過ごしている。しかも考えてみれば、そもそもセルフネグレクトとなる前の生き方（独り者の中年男性が会社をやめて病母とふたり暮らしを始める等）に、**どこか微妙に偏ったものが見え隠れしている**ようでもあります。

　ときには発達障害の傾向にあった人が、それでもどうにか家族の支えで社会生活を送っていたものの、その家族が死去や離婚などでいなくなった結果として日々の生活につまずいてしまい、二次的な抑うつや混乱から自分の健康管理もできなくなり、結果的にセルフネグレクトを呈するケースもかなりあるように思われます。このような場合には本人が困っても適切にSOSを出せず、気持ちもうまく語れず、孤立したまま

自滅していきかねない。

　若いころからのひきこもりが、両親が他界したり自分の身体も不調となることによって呆然自失となりセルフネグレクトに沈んでいくケースもあれば、幼いころから虐待（ネグレクトを含む）を受け続けた結果、いつしかセルフネグレクトが本人にとって通常モードになってしまったケースもあります。

（3）自暴自棄タイプ

　これは意地を張り、焼けっぱちとなってしまった場合です。役所とのトラブルから「公的援助は死んでも受けない！」などとそれが人生の目的（あるいは美学）になってしまったり、リハビリが思ったようにはかどらないことからすべてを放棄し「もはや生きている意味なんかない」とばかりに、でたらめで自滅的な暮らしを送る等があげられましょう。脳梗塞、心筋梗塞などの既往や糖尿病などによって、ますます生活が投げやりになることも多い。

（4）思い込みタイプ

　援助を受けたらその費用で貯蓄が底を突いてしまいかねないから老後が心配だ、などと「健康よりもお金」といった倒錯した思いにとらわれてしまったり、助けを求めたら施設でみじめな集団生活を強いられるなどと信じていたり（先ほどの池袋のケース等）、この程度の障害で援助を受けたら申し訳ないと頑固に遠慮するなど、誤った思い込みによってセルフネグレクトを招来しているタイプです。

　援助者があれこれ説明しても、騙されるのではないかと過剰に警戒して態度を硬化させたり、予想以上にやっかいなことが少なくありません。

　ところでこれら4つのタイプに、ケースは必ずしもきれいに振り分けられるとは限りません。重なる部分があったり、援助者のアプローチに

応じて見え方が変わったり、経過とともに移行する場合もあります。ですから、分類にこだわるよりもむしろケースを理解するキーワードとして「無頓着」「呆然自失」「自暴自棄」「思い込み」を用いると便利である、と思っていただきたいところです。

ゴミ屋敷のこと

本人も困っているレベル

　ここで、近ごろ話題になりがちなゴミ屋敷について触れておきましょう。まずゴミ屋敷の定義が必要になると思われますが、残念ながらそうしたものはありません。「ゴミ屋敷」という名称そのものが、専門用語ではありませんし。

　だがそうなりますと、援助者のあいだでも、ゴミ屋敷に対する認識に差が出てきかねません。たとえば身体の不自由な高齢者が独りで暮らしていれば、予想以上に簡単に家の中はゴミであふれてしまう。しかも当人がそのことを恥に思い、他人を家の中へ入らせようとしない。そのため、ついに自宅がゴミ屋敷同然になってしまうことはありましょう。だが浴室やトイレもゴミで充満している、といった異様なレベルまで行くことは少ないようです。動物の多頭飼いでなおさら家の中が不潔かつ荒廃状態となっているケースもありますが、実は本人も困っていることがほとんどです。

　こうしたあたりまではオーソドックスなセルフネグレクト、ことに（2）の「呆然自失タイプ」や（4）の「思い込みタイプ」あたりに該当しそうです。

「ホンモノ」のゴミ屋敷になると……

　本当にゴミ屋敷と呼ばれるに足る存在は、ある種の積極的かつ常軌を逸した意志が関与しているように思われます。

　ゴミを捨てないだけでなく、あちこちからゴミを拾ってきてコレク

ションに加える。浴室やトイレがゴミに占拠されているにせよ、相応にきっちりと要領よくゴミが詰め込まれている（ときにはゴミの中にトンネルがつくられている場合すらあります）。本人はゴミに囲まれても不快さや不便さは感じていない。やむなくゴミ屋敷となってしまった、といった経緯ではない。それゆえに周囲を威圧するかのような禍々しい存在感を発散している。

このような「ホンモノ」のゴミ屋敷では、**住人は結構元気で、孤立した生活を超マイペースで平然と送っている場合が多いようです。**わたしが経験した範囲では、その大部分は統合失調症（ただし幻覚妄想はなく、人格水準の低下した残遺状態）ないしは軽い認知症でした。不衛生ではあっても、高確率で本人は無気力（あるいは呆然自失）な状態にはありませんでした。

なぜ結構元気なのか

なぜ彼らはゴミを集めるのか。おそらく、ゴミは簡単に集められる（拾ってこられる）のがポイントです。「集める」という行為において、集める対象をゴミに定めれば、成果が「すぐ」にあがります。おかしな言い方になりますが、**がんばればがんばったぶんだけゴミは集まる！**　このことは重要です。すなわち、ゴミ集めは充実感（に似たもの）を覚えるためのまことに効果的な振る舞いである、と。

もしかすると、彼らは労働に似た行為を行う（それがゴミ集めです）ことで自分に生きる意味を与えているのかもしれません。ならば、結果がはっきりと実感されるほうがうれしいに違いない（それって、ちょっと切ない話ですね）。

ゴミを、価値がある（かもしれない）と信じている可能性もある。あるいはゴミに囲まれていること自体が、バリケードの中に隠れているような安心感をもたらすのかもしれない。備蓄に近い感覚で、しかしその目的が形骸化したあげくにゴミを集めているのかもしれない。

本当のところは分かりませんが（今まで、きちんと理由を教えてくれたゴ

ミ屋敷の住人はひとりもいません。「リサイクルだ」などと言う人はいましたが、それは表面的な説明としか思えませんでした）、少なくとも彼らにとってゴミは「どうでもいいもの」ではない。

長期戦にならざるを得ない

　ここまで来てしまいますと、ホンモノのゴミ屋敷はセルフネグレクトのうち、（1）の「無頓着タイプ」の特殊型と見るべきでしょう。

　でも医療に委ねるには時期尚早である。理屈から申せば、ゴミなんかを集めなくても、もっと「やりがいのある作業」を本人へ提供すればよろしいのかもしれませんが、実際にはそんなにうまくはいかない。

　大概のゴミ屋敷では、近隣とトラブルを起こしています。**本人としては"まっとう"なことをしているつもり**なのでしょうから態度を硬化させ意地になっている部分もある。

　となれば、行うべきは近隣へアプローチして彼らの苛立ちや怒りを鎮めて間接的にゴミ屋敷の住人へ精神的余裕を与えつつ、気長にコミュニケーションを図っていくことに尽きそうです（健康診断等の触れ込みで当人との接触を図ることからスタートするのが常道でしょう）。

　そして長期戦に備えて、40頁で述べたようにケース検討会を実施することが肝要だと考えます。悪臭や火事の危険などでいつまでも待てないのならば、法律的な判断ができる立場にある役所の担当者を交えてのケース検討会ということになりましょう。もちろんその結果は近隣住民へきちんと伝える必要がありますし、検討会に住民も加わってもらったほうがよいのかもしれません。

どう対応したらよいか

いかに関係性をキープするか

　本人を説得したり、誤った思い込みや先入観を是正するのは容易ではありません。でも結局のところ、方策はそれしかないでしょう。

わたしたちの努力がすぐに実を結ぶ可能性は低い。が、せめて関係性をキープしておけばこれ以上は事態が悪くならないかもしれませんし、もしも事態が悪くなったらむしろ《危機状態⇒病院へ搬送する》等の形で介入できる可能性が高まるわけですから、決して絶望すべき話ではない。

　長期戦であることに鑑みれば、ケース検討会が大切なのは当然です。

割り切るしかないことも

　いくらこちらが懸命に見守っていようとも、セルフネグレクトが不幸な結末を迎えてしまう場合はあり得ます。そんなときに、援助者である皆さんはどう感じるでしょうか。

　死に至ってしまった場合、よほどのミスや手抜きをしていない限り、おそらくわたしだったら罪悪感に苛まれたり自己嫌悪に陥ったりはしないでしょう。気の毒だけれど、こうなってしまうのが彼らの運命だったのだ、と割り切ってしまうはずです。

　よくもまあ平気で割り切れるものだねと驚く（あるいは眉をひそめる）人もいましょうが、もちろん**割り切るためには「やれるだけのことはやっておく」のが前提であり、それをきちんとチェックするためにこそケース検討会の必要があったのです。**

　わたしたちの仕事には、**勝算の低い勝負にあえて挑まざるを得ない**といった側面があります。だから最初から諦め半分で臨むといった態度は間違っていますが、勝てなかったからと落胆する必要はない。

　今後、もしも今回と瓜ふたつのケースに遭遇したら、やはり今回と同一の対応しかできそうもないのかどうかを思案してみましょう。結局はほぼ同一の対応しかできないだろうが、もう少し運命が味方してくれればなんとかなっていたかもしれないといった結論に達したとすれば、あとはクヨクヨせずに心を切り替えたほうが正解です。

Ⅲ－4

自殺

🐾　　　自殺をめぐる諸相

自殺は病んだ心の産物か？

　生存本能に真っ向から逆らうという点で、みずからの生命を絶つ＝自殺は異常そのものの事態と見なされて当然でしょう。自殺をするなんて、正気とはとうてい思えない。言い換えれば、あらゆる自殺は病んだ心の産物である、というわけです。ただし、心が病んでいるからその人が精神疾患であるとは限りません。

　精神科の治療対象になるといった意味での「病んだ心」のみならず、偏ったり歪んだり欠落した部分を抱えた精神のありよう全般を包括した「病んだ心」こそが、自殺の背後には横たわっています。しかも、病んだ部分のない完璧な心の持ち主なんてこの世には存在しないでしょう。"普通"とか"正常"と思われていた人が自殺を遂げる例なんていくらでもあるわけで、「病んだ」という部分に注目をしすぎるとかえってケースを分かりにくくしてしまう。

生きるための4条件

　そこでこんなことを考えてみましょう。以下に、わたしは「人の心の健全さを担保する条件」を4つあげてみます。これらの条件が満足されないと、成り行きや状況しだいで人は自殺へ走ってしまう危険があり得るのではないか、と。

　Ⅰ-5で「精神に問題がある」とは結局何を意味しているのかについて述べましたので、以下はそれとネガ・ポジの関係となりますが、あらた

めて論じてみても無駄ではないでしょう。

（1）自分を客観視できるか。
（2）中途半端な状態にじっと耐えられるか。
（3）心に柔軟性があるか。
（4）SOSを発せられるか。

　自分自身を冷静に客観視できれば、早まったことはせずに、せめて次善の策を講じて事態を乗り切れるものです。主観オンリーになると、「もう死ぬっきゃない！」といった発想に飛びつきかねない。（1）を実践するための方策のひとつは孤独な状態を避けることであり、また無駄なプライドも客観視を妨げる要因と思われます。

　（2）は83頁に書いた通りです。あいまいで白黒のつかぬ状況とネガティヴな思考が重なると、自殺というドラマチックな手段があたかも唯一無二の解決策のように見えてしまいかねない。

　（3）は、視点や思考法を切り替えられるか否かという話ですね。敗北を絶望だとか生き恥と見なしたら、人生を終えてしまいたくもなるでしょう。だが、敗北したからこそ得られる経験や知識もあるし、「じゃあこんなふうにしたらどうだろう」と別な工夫を導き出すよい機会となるかもしれない。**意固地な心は見苦しいどころかみずからに不幸をもたらす**、というわけです。

　（4）も重要です。SOSを発するためには、自分の無力さを認める必要がありますし（それには客観的視点も必要でしょう。もちろん謙虚さも）、他人を信用できねばなりません。

　以上4つの条件のいずれかが欠けていたとしても、そこを補うのは決して簡単ではないでしょう。でも少なくとも、自殺予防を考えるうえでこれらを目安としてみる価値はあるはずです。

懊悩の究極

世間一般では、悩みや苦しみの究極——つまり懊悩(おうのう)が極まると、2つの状態に至ると考えられているようです。ひとつは「気が狂う」。もうひとつが「自殺」です。いずれも、過酷な現実から自分を離脱させてしまうラディカルなメカニズムということなのでしょう。

なるほど通俗小説の類ではあまりのショック（悲しみ、悔しさ、絶望……）に直面すると登場人物は正気を失う。へらへら笑いながら童謡を歌ってみたり涎(よだれ)を垂らしたりしながら精神科病院で一生を送るてんまつとなったりする。いわゆるステレオタイプな狂気像という次第ですが、実際にはどうか。葬式躁病（躁的防衛）とか解離症状、反射的な自傷行為などが考えられますが、基本的には一過性のものです。むしろ「うつ」状態になったり神経衰弱状態、あるいはPTSDといった形になる。

いっぽう自殺はどうか。

たしかに困難状況は前提となるでしょうが、懊悩の究極に自殺への衝動が立ち現れるというよりは、どうも**究極のちょっと手前、その斜め上にこそ自殺への誘惑は待ち受けているような気がするのです**。おそらく深い虚無感や長年抱いてきた死へ憧憬、慢性的な非現実感などが、些細な契機とあいまってそうした誤った方向へ人を導いてしまう場合がある。だから、しばしば自殺と動機（らしきもの）とは釣り合わない。

観念的には懊悩の究極が存在しようとも、実際には誰もそこへは到達し得ないと思います。

ある発達障害者の自殺願望

発達障害ゆえに結果としてひきこもり状態になってしまった若い女性がいました。彼女が「死にたい」「死ぬ方法が分からない」と言い出したので、母親が本人を連れて相談に来たのでした。生育歴や生活史、面接からほぼ自閉スペクトラム症（ASD、II-7参照）は間違いなかろうと判断し、本人へ死にたくなった理由を尋ねてみました。

すると彼女は妙に強い調子で、「だって、そんなこと当たり前じゃな

いですか。わたしは何の役にも立たずに家で無気力に過ごしているだけなんです。そんな人間には、生きている資格も価値もないのは当然です!」と。

　境界性パーソナリティ障害（BPD、Ⅱ-6参照）の人もときに似たようなことを言う場合がありますが、その場合には、逆説的と申しますか世間に対する恨みや反発や自己愛をわざと屈折した言い方で表現しているような"駆け引き"のニュアンスがある。しかし彼女の場合は、大真面目に文字通りの内容を主張しているのですね。

「いや、ご家族にとっては、あなたが存在している——そのことだけでうれしいものなんだよ。そういった無条件の感情が愛っていうものだと思うけどね」なんて、こうして書いてみると恥ずかしくなるようなセリフをわたしは口にしたのですが、彼女は納得しませんでした。

　今になって考えてみれば、愛なんて抽象的な言葉を持ち出したわたしが間違っていた（ASDの人は、抽象的な単語やあいまいな言い回しを理解しませんから）。

　結局、死にたい気持ちはともかくとして実行は保留しましょうといった約束をとりあえずの落としどころにしましたが、同様の発想であっさりと自分の生命を断ってしまう発達障害の人もいるんだろうなあと、やるせない気持ちになりました。

🐾　　自殺「された」側の思い

　自殺をされてしまうと、援助者をはじめとして関係者は複雑な思いにとらわれます。そして無力感を覚えざるを得ない。そうした「複雑な思い」のいくつかについて、考えてみましょう。

みずから命を絶ってしまうなんて、あまりにも不自然だし悲しむべきことだ。

　まさに不自然です。だが、決して死にたいなんて思ったことのない精神のありようが自然と言えるのでしょうか。

『妻を帽子とまちがえた男』などの著作で有名な精神科医オリヴァー・サックスの自伝を読んでいたら、70代になって激しい坐骨神経痛になり、「生まれてはじめて自殺を考えた」と書いてあって腑に落ちた経験があります。彼の本には悲惨な（しかし興味深い）ケースがたくさん出てきますが、いまひとつ書き方に深みがないのを長年いぶかってきたからです。

　自殺を考えたことがないのがいけないわけではないけれど、自殺をリアルに意識する経験があったほうが他者を理解しやすくなるのではないか。まあそれはともかく、自殺には複数の要素がぴたりと重なる必要があり（おそらくそんな不自然な事態は、悪い意味で奇跡に近いに違いありません）、それが本当に生じるかどうかはもはや「本人の運命」と割り切ってよいのではないでしょうか。

本人にもっとアプローチしていれば、自殺は防げたのではないか。

　希死念慮を察してほしい、そして引き止めてほしいと本人が思う場合はありましょう。他者の優しさや世の中の豊かさに触れて、自殺を思いとどまる気持ちが芽生えることだってありましょう。「死にたい」と「死にたくない」の相克に苦しんでいた可能性はある。

　だが、実はそうした迷いは自分自身に対する言い訳のようなもので、本当の決断はすでになされている場合のほうが多い気がします。**自分に言い訳をするといった自己完結ぶりこそが異様なのであり、そこに援助者が介入するのは現実的には難しいでしょう。**

　自殺に失敗した人に向かって「助かってよかったよ！」と声を掛けると多くの未遂者は泣きます。死ななかった安堵というよりも、彼らは自己完結から抜け出し「我に返った」驚きゆえに泣いているようです。

自分の命をもてあそんだり、「自殺」をコミュニケーション手段とか取引材料にしたがる人もいる。

　死はその絶対性ゆえに、それをもてあそんだり、道具として用いるこ

とによってある種の全能感をもたらしてくれるようです。本当は、誰でも例外なく死ぬわけですから死は月並みの極みであるはずなのに、自殺は度胸や美意識や潔さや超然さにおいて「選ばれし者」の行為であると勘違いされる場合がある。

　まことに馬鹿げた話ですが、「死とダンスを踊る人」というアイデンティティに夢中となってしまう人々がたしかに存在する（89頁参照）。けれども、そのアイデンティティと交換できるようなアイデンティティを彼らに示すのは困難でしょう。わたしとしては、調子に乗りすぎないように気をつけてくださいねと小声で伝えるのが関の山です。

自殺に踏み切る決定的な瞬間があったに違いない。そこを援助者は見過ごしてしまったのではないか。

　知人が放った痛烈な皮肉であるとか、交際の申し込みを断る彼女の言葉とか、リストラの勧告とか、不採用通知とか、そういったものが決定的要因となって自殺を決行してしまう場合はあるでしょう。が、もしそういったものを差し当たってクリアしたとしても、わたしたちの人生は"うんざり"することや"げんなり"することであふれています。失望や絶望や悲しみの材料には不足しません。

　だから、**本人が自殺モードに入ってしまった以上は、契機だとか決定的瞬間について云々しても意味がない**。いわゆる「最後のワラ1本がラクダの背を割る」というやつで、自殺に関しては周囲の深読みが意味を成すことは少ないようです。

　援助者が過剰な責任感を覚えるのは、むしろ被虐趣味に近づいてしまうと警戒したほうが賢明でしょう。

⚫ 自殺念慮者へどう声を掛けたらよいか

　ここで自殺念慮を持った人への向き合い方を具体的に考えてみましょう。すでに本書で記した技法の繰り返しになっている部分もありますが、わたしが実際に口にしているセリフを含めてまとめておきます。IV-2のカウンセリング的アプローチも参考にしてください。

　なお、今さら申す必要もないでしょうが、**自殺を思いとどまらせる魔法の言葉などありません**。わたしたちなりに工夫を、試行錯誤を重ねていくしかありません。以下はそのヒントという次第です。

- **声は小さく低めのほうが効果的**。親身な姿勢が伝わり、また秘密を共有するかのような雰囲気をつくり上げられる。

- 相手の「**感情を表現する言葉**」を抜き出してそれをそのままあいづちとすると、本人は自分の気持ちを理解してもらえた気持ちになる。
  - ⇒「なるほど、そこで『ああ、もう何もかも嫌だ!』って感じちゃったわけなんだ」といった具合に。

- 相手の言葉に対して、たとえ受け入れがたい内容であっても、**否定や非難などはしない**。判断保留にして受容する。
  - ⇒「そうですか、そんなふうにあなたは考えたんですね」等。

- **援助者側の姿勢を表明する**。
  - ⇒「あなたのその苦しさ、どうにもならない気持ちは、わたしなりに理解しました。いや理解しようとしています」
  - ⇒「こうしてお話しくださったのは、わたしを信用してくれているからだと考えてもよろしいでしょうか」
  - ⇒「よく話してくださいましたね。そこまであなたが苦しんでいらしたとは……」

⇒「ここにあなたの応援団がいることを忘れないでください」

● 説き伏せる、といった方策は難しい。へたをすると相手を責める形になってしまい反発を招く。相手の話を「なるほど、それももっともだ」と受容したうえで、**だけれども別な考え方もあるかもしれませんよね、と提示してみる。**
　⇒「今はもっと別な考え方へと目を向けられるだけの余裕がないかもしれませんね。だからこそ、それができるようになるまでは、最終的な決断は保留したほうがいいと思いますよ」

● **こちらの手の内をさらす態度**（率直さ、真摯さを意味する）、そして**時間を稼ぐ**ことで、相手が「我に返る」確率を高める。
　⇒「とにかくわたしが申し上げたいのは、死ぬのは思いとどまってほしいということです。これは理屈だとか責任だとか、そういった話ではなくて、ひとりの人間としてあなたにそう言いたいんです」
　⇒「人はなぜ死んではいけないのか、なんてことをわたしはうまく説明できません。だけれど、直感的に、死ぬのはマズイという気がします。それをやったらもう引き返せない。引き返せないことをする前に、わたしにも一緒に考えさせてください」
　⇒「あなたが死ぬなんて、わたしは嫌だ。そんな悲しいことには耐えられません」
　⇒「わたしにできること、手伝えることがあったら教えてください」

● 現在を最終的な結果だと捉えると絶望する。**現在はあなたにとってまだ途上でありプロセスなのだと伝える。**
　⇒「ここでみずから命を絶ってしまったら、まさに現在を自分自身の手で絶望的な結末にしてしまうではないですか」
　⇒「あなたは理詰めで考えて『死んだほうがマシ』っていう結論にたどりついたと思うんですが、この理詰めというのが曲者でね。あと

でじっくり考え直してみると、結構飛躍があったり感情のバイアスが加わっているものです。せっかちにならないほうがいいですよ」

● 「あんたなんかにオレの苦悩が分かってたまるか!」と反撃されたら。
　⇒「ええ、そう思います。わたしはあなたほどのつらさを体験したことはありません。ですから、せめて自分が経験した範囲でつらいことをいろいろ思い出して、それを何倍にもしたらあなたの気持ちに近づけるかもしれない。そんなふうに考えています」
　⇒「わたしは今、あなたのように苦しんではいません。でもだからこそ、冷静に考えたり見極められることもあると思うんです。一緒に苦しんでいるだけでは、よい知恵も浮かびませんもの」

● パーソナリティ障害（特にBPD）の人は、こちらの過剰な思い入れや親切に反発しがち（そのくせ無視されるとキレる）。だからこちらとしては落ち着いて淡々と、彼ら自身ではなく彼らがとらわれている怒りや不満をテーマにして受容的に対応する。うっかりすると、「なぜ人はみずからの命を絶ってはいけないのか」といった不毛な議論に引きずり込まれかねない（そうした空理空論で、ますます彼らは非現実的な思考をエスカレートさせエキサイトしていく）。

● 面接が終わるときには、「死なないという約束に、わたしと握手してください」と手を差し出す。もし相手の握り方が弱かったりぞんざいなときには要注意。なお、握手は区切りであると同時に、**こちらがそれなりに対応したといちおうの安心感を得るための手段でもあります**。そうした儀式めいたものがないと、わたしたちの仕事はどんどん苦しくなっていってしまうんですよね。

● 未治療の精神疾患（特にうつ病）が疑われたら、精神科受診につなげるべきですが、いきなり精神科へ行けなんて言うと当人は見放された気

持ちになりかねません。

⇒「あなたが精神的におかしいというわけではなくて、今、冷静にものごとを判断するだけの余裕がないように思えるのです。仕切り直しとして、まずは医療の力で気力・体力を取り戻したほうが効果的だと思うんだけどなあ」

Ⅲ−5

クレーマー対策

🐾　クレーマーと呼ばれる人たち

つねにおかしいわけではない

　いわゆるクレーマー、あるいはトラブルメーカー、モンスターペイシェント、モンスターペアレントといった「困った人たち」は、少なくとも他人を非難し大声を上げているときには、異常のひと言に尽きます。薄気味の悪さすら漂ってくる。

　しかし彼らはつねに「おかしい」わけではない。だから仕事においては案外有能だったり、それなりの社会的地位を占めていたりすることもある。そういった点から推測すると、必ずしも精神の病を患っているわけではなさそうです。でも、とうていマトモとも思えない。

　医学的に厳密な診断基準を満たすかどうかはともかくとして、少なくとも対応という観点からは、彼らを暫定的に「**境界性パーソナリティ障害（BPD）ないしはそれにきわめて親和性の高い人たち**」と見なしてほぼ間違いないと思われます。したがってBPDを理解しその対応法を学べば、クレーマー対策を図れるということになりましょう。Ⅱ−6でBPDのあらましは述べておいたので、そちらで基礎知識は身につけられます。

　本稿では対応法を中心に述べていきますが、その前にクレーマーたちに見られがちな特徴をいくつかあげておきます。ただし、あくまでも現場での実体験をもとに述べているだけですので、それを承知で参考にしてみてください。

経験から学ばない

　クレーマーのなかには、知能指数が並外れて高かったり高学歴の人たちも混ざっています。にもかかわらず、愚かなことに、彼らはトラブルやクレーム案件などから何も学ばない。普通でしたら、相手が悪いか自分が悪いかはともかくとして、喧嘩沙汰や騒ぎそのものにうんざりしますよね。だから、また同じような轍（てつ）を踏まないように、過去の経験を生かして不快な思いを回避すべく振る舞うものです。

　でも多くのクレーマーはそれができない。毎回、同じような形でトラブルやクレームを繰り返し、そのたびに腹を立てている。「二度目なんだから、もうアホらしいのは分かっているだろ?」と耳元で囁いてやりたくなる。

　だが彼らは、経験を生かして身軽にスルーすることができない。執着し、もはや腹立たしくなるのは分かっているくせに（何度でも）頭から突っ込んでいくような、**あたかもみずから「ムカつく気分」を追い求めているかのような印象さえ与えてくる**。自傷行為の反復に近いようにさえ思えてくる。

時間感覚が少々おかしい

　たとえば外来で、パーソナリティ障害の人がわたしに「腹の立った出来事」について語り始めます。微に入り細を穿（うが）ち、いかに激しい怒りを覚えたかを詳しく語る。その語り口があまりにも生々しく、また当人も怒りが収まらないようなので、おそらくその出来事はここ数日のうちに起きたに違いないとわたしは思うわけです。ところが最後になって、その出来事が実は10年以上前に起きたと知らされて驚く、なんてケースがめずらしくない。

　そりゃあ10年以上前だって許せない出来事なんていくらでもあります。だが、10年も経てばさすがに数日前とは温度差が出てきましょう。でも彼らにはそのような変化が生じていない。そこに一瞬、めまいにも似た違和感を覚えさせられる。

　おそらく、ひとつには彼らが腹の立つ出来事をしょっちゅう頭の中で
蒸し返し、リピートさせているのでしょう。つまり執念深い。もうひと
つには、理由はよく分からないけれどもどうやら彼らの時間感覚は微妙
におかしいのではないか。

　その傍証としては、彼らから生活歴などを聞き出していると、しばし
ば時系列に沿って語ろうとしない傾向に気づかされる。あるエピソード
Ａを語り、それから別のエピソードＢを語る。口調や文脈から、当然Ａ
の次にＢが起きたんだろうとこちらは解釈するのですが、あらためて確
認してみると、実はＢの次にＡが起きており、しかも両者のあいだには
８年もの月日が流れていたことが分かって当惑させられる——そんな経
験を何度もしたことがあるのですね。

　どうも彼らには微妙な時間感覚の狂いがあるようだ。それがパーソナ
リティ障害（ことにBPD）の社会適応を難しくしている要素のひとつな
のかもしれません。

怒りが怒りを呼ぶ傾向が著しい

　彼らはいったん怒り出すと、途方もない怒りを示すことが多いですよ
ね。

　たとえばこちらに落ち度があったので、まあ向こうがある程度怒るの
は仕方がない。こちらだって非を認めてちゃんと謝っている。頭を下げ
ている。普通の感覚だったら、そんなシチュエーションの場合に生ずる
であろう怒りの程度を数字で表したらせいぜい３くらいのものだろう。
でもBPDの怒りは３では収まらない。**120（！）くらい怒る。**

　いくらなんでもそこまで怒ることはあるまい。日ごろからこちらが献
身的に向き合っているという事実だってあるんだから、120はあんまり
じゃないか……。そんな経験をした読者も多いでしょう。

　けれどもじっくりと観察してみれば、彼らのわたしたちに対する怒り
はやはり３程度なのですね。だが彼らは上記「時間感覚が少々おかし
い」からも分かるように、過去の怒りを忘れ去れない人たちです。だか

らいったん怒りが生じると、それとは無関係の過去の怒りが一斉に立ち上がり、今現在の怒りに上乗せした形で怒りを爆発させる。その結果、あまりにも現実とは不釣合いの激しい怒りが顕現することになる。

　まあそんなもんだと思っておくしかないでしょう。**個人的には、こうした現象をひそかに「怒りの惑星直列」と呼んでいます。**うろたえる必要はありません。

BPDとは違ったタイプのクレーマー

　すべてのクレーマーがBPD類似とは限りません。たまに見られるものとして、発達障害系の人がいるようです。

　彼ら独特の融通のきかなさや、硬直した「であるべき」的発想、抽象的ないしはあいまいな言い回しを理解できない傾向、空気を読めない傾向などが（これらの多くはASD）、結果としてクレームにつながる。しかもASDの人たちはしばしばADHDを合併しており、すると衝動性や攻撃性が加味されることになる。

　しかしこうした人たちには、きちんと理屈に沿った説明を行えば意外なほどあっさりと、ほこ先を納めてくれるようです。「察してほしい」「ケースバイケース」みたいに輪郭の不鮮明なことを言う限りは、彼らは決して承知してくれません。

🐾　　感情レベルで寄り添う──対応の原則❶

　クレーマーと向き合う際の姿勢に関しては、I–1で述べましたので、内容を思い返してみてください。これから述べるのは、まさにそこで強調した「パターン」そのものについての解説です。

見捨てられ不安が根にある

　BPDの人たちが怒りのモードに突入したとき、彼らはまさに攻撃性のカタマリと化している。でも本人の内面は、むしろ失望や悔しさ、恥

ずかしさや寂しさが渾然一体となってパニック（あるいは、苛立ちと絶望による逆上）になっていると考えたほうが正解のようです。「**わたし**」を**特別扱いし、「わたし」の要求が思い通りにならないと、彼らはたちまち見捨てられ不安を刺激されパニックに陥る**。そして混乱したまま憎しみをむき出しにする。クレーマーの怒りも、これに準じています。

　クレーマーが怒るときは、結局、

《自分を特別扱いしなかった⇒オレを軽く見やがって！オレをナメやがって！オレに恥をかかせやがって！》

《自分の要求を通してくれなかった⇒ちょっとくらい無理を聞いてくれてもいいじゃないか！よそよそしい態度をとりやがって！オレを見捨てたからには絶対許さないぞ！》

——と、恨みをエスカレートさせ混乱していく。だから、正論で言い訳をしたり説明をしても感情レベルでは絶対に彼らの気持ちは収まりません。

肯定の返事ができるように話をする

　ですからクレーマーに対処するためには、感情レベルで彼らに寄り添う必要があります。そして「見捨てられ不安」を軽減してあげる必要があります。具体的にはどうすればよいのか。

『精神疾患をもつ人を、病院でない所で支援するときにまず読む本』（医学書院、2019年）の著者である小瀬古伸幸さんが、**まずは相手からイエスという肯定の返事が出るように話を投げかけるとよい**、といった意味のことを同書で述べています。

　否定するよりは肯定するほうが気分はよろしいし、相手とこちらとのあいだにたくさんの「イエス」が介在すれば、気分的にはフレンドリーにもなってきましょう。実際に小瀬古さんとお会いしたときにもそう教えられて、なるほどと思うと同時に、イエスと答えさせるような質問をいちいち考えるのはちょっと面倒だなと思ったのでした。しかしよく考えてみれば、それはちっとも難しくない。例をあげてみましょう。

「あなたの希望した内容をきちんと理解しないまま、あなたを差し置いて、勝手に話を進めてしまったことに立腹されているわけですよね」

「午前中に訪ねて来られるのがいちばん嫌なのに、あなたの意向を無視して昼前に来たのが許せない、と。そう理解すればよろしいでしょうか」

「頭痛がひどくてつらかったのに、職員が2名も来て左右からあれこれ言葉を浴びせるので、さすがに怒りを我慢できなかった。そりゃそうですよね」

　つまりこれらは彼らの気持ちを察してそれをトレースし、質問の形で言語化している。この手続きによって彼らは自分を理解してもらえたという気分になる。

意外に難しい理由

　意外にも、上記のプロセスを援助者はスキップしてしまうことが多いようです。理由のひとつは、**クレーマーの気持ちを言語化することがあたかも「彼らに迎合する」**かのように感じられてしまうからではないでしょうか。そんなことをしたらますます彼らを増長させてしまう、と。でも実際には、攻撃的な態度とは裏腹に、彼らは自分を理解し受け入れてほしいと願っています。

　もうひとつは、彼らの気持ちは既定の事実なのだからと、援助者がいきなり言い訳や反論から対応をスタートさせてしまうことでしょう。あるいは、なんとなく対決姿勢をにおわせたまま事実確認を行う。

　そうなると彼らとしては、自分の気持ちを汲んでもらえず、しかも見捨てた態度を改めようともしないで「応戦してきやがった」と解釈する。ふざけんな！　いよいよ攻撃はエスカレートするわけです。

🐾　プチ特別扱いという秘技──対応の原則 ❷

ダブルスタンダードはマズい

　BPD対応について、「枠をつける」「枠を設ける」といった知識は案外多くの援助者が持っているようです。それについてはすでに197頁で述べましたが、妥協という点で少し補足をしておきます。

　おしなべて彼らは執拗で、しかも騒いだり恫喝（どうかつ）したりとわたしたちに揺さぶりをかけてくる。そうなると、つい譲歩してしまいたくなります。「じゃ、今回だけは特別にOKということにしましょう」なんて折れてしまう。まあそう言ってしまいたくなる気持は分かりますが、いちばんマズい対応ですね。**マズい原因は、「ダブルスタンダード」という言葉に集約されます。**

　そもそも世間はダブルスタンダード（二重基準。対象によってルールの適応基準を変える態度）が満ちあふれています。善悪はともかくとして、コネの有無や関係者に顔見知りがいるかどうか、地位、影響力などによって事実上の差別がまかり通る。

　たとえば東京都主催の催し物があって募集定員が100名だったとします。応募者が100名に達したので締め切った。が、締め切り後に都知事が担当者へ直々に電話を掛けてきて「あと1名だけなんとかしてくれないか」と頼んできたら、おそらく補助席が用意されることになるのではないでしょうか。アンフェアな話とはいえ、まあそれが世の中です。

　さてBPD氏は、見捨てられ不安が著しいゆえに、自分を特別扱いしてもらうことを好みます（いや、切望すると言ったほうがいいかもしれない）。**特別扱いは見捨てられることの対極ですからね。**したがって、常識レベルの説明で「だから無理なんですよ」と説明しても彼らは納得しない。

　特別扱い──それこそ都知事が直々に電話を掛けてきてよろしく取り計らってあげてくれと頼んだように──してもらえないことに対して、彼らは怒りと恨みを爆発させることになる。でもさすがに彼らも、表立って「オレを特別扱いしろ！」なんて言わない。「察するべきだ」とは

思っているでしょうが。しかし援助者サイドとしてはそんな思いなど見当もつかない。そこでBPD氏はなおさらイラつくことになる。

　もしここで「じゃ、今回だけは特別にOKということにしましょう」なんて言ったらどういうことになるか。まさに「今、ここ」にダブルスタンダードが存在していますとわたしたち自身が証明することになってしまう。完全に自分で自分の首を絞める行為ですし、ゴネ得を容認する行為ともなってしまう。これから先、すべてを妥協せざるを得なくなってしまう。だから妥協は禁忌です。

疎外感にアプローチするのが吉

　でもそんなことでは膠着状態になってしまうではないですか。いったいこんな状況をどうすればクリアできるでしょうか。

　彼らは特別扱いを望み、こちらとしてはそんなことをするわけにはいかない。「あなたを特別扱いするわけにはいかないんですよ」なんて言おうものなら、彼らは恥ずかしさと悔しさで逆上するのは間違いありません。まさに火に油です。

　そんなときにはちょっと視点を変えます。

　総じて彼らは強い疎外感を抱いているものです。トラブルメーカーとしてあちこちから嫌がられ、また「やっかいな人」として忌避されがちなのですが、それを自業自得とは考えずに「自分は個性的なあまり疎外されがちだ」などと認識している場合が多い。その疎外感にアプローチするのは効果抜群です。

　どうやるのかと申しますと、**こちらの手の内とか内情を「あなたにだけそっと明かすんですけど、実は……」と、そっと耳打ちするように語る**のです。普通、援助者サイドの手の内とか内情なんて利用者に話しませんし、話す必要もない。関係者以外立ち入り禁止の区画みたいなものです。でもBPD氏にだけは、「特別に」手の内や内情を漏らす。

「本当は、ちょっとズルをしてでもお役に立ちたいところなんですが、実は内情はこんな具合になっていましてね。ですから、どうにもならな

いんですよ」

　そう声を潜めて伝える。ついでに「うーん、悔しいです」と付け加えられればベストですが、ぬけぬけと悔しいですなんて言えるようになるには場数を踏む必要がありそうです（でも、ぜひ目指してください。この点については、99頁の「安心感を与えるいくつかの方法」も参照のこと）。

特別扱いしつつ特別扱いしない

　このやり方は、あなたにだけ手の内や内情を教えるという形で、ある種の特別扱いをしている。でも結局は「というわけで、やはり無理なんですよねえ」といった結論に持ち込むわけですが、とりあえず相手を特別扱い、いやプチ特別扱いし、おまけに疎外感とは正反対の気分を味わってもらうことになる。これが効果的なのですね。

　そしてもうひとつ。わたしたちだって、面倒だから彼らの言い分をそのまま通してしまいたいのが本音じゃないですか。でもそれができないのは、ルールとか金銭とかマンパワーとか時間とか物理的制約とか、そういった要素に阻まれているからだ。**それらの要素で泣かされているのは彼らのみではなくこちらも同様なのですね。**

　だからわたしたちがクレーマー氏と真っ向から対立しなければならないシチュエーションは案外少ないのかもしれない。うまくいけば「お互い、どうにもならない状況で困っちゃうよねえ」と嘆きつつ意気投合できる可能性すらあるということなのであります。

　プチ特別扱いで彼らの気持ちを多少なりとも満足させつつ、正面からの対決を避けてみてください。

🐾　　　　その他の工夫

権威主義を利用する

　クレーマーたちの多くは権威主義の傾向があるようです。反体制みたいな態度をとっても、偉い人と権力が好き。まあ根底に見捨てられ不安

があれば、権威にすがりたくもなるのでしょう。「責任者を呼べ!」と、すぐに騒ぎますしね。

　ある程度こじれてきたら、いちばん上の人が出る必要はないけれど、係長とか課長とか、役職のある人に登場してもらったほうがうまくいきます。BPDは特別扱いされたがっている人たちなのですから、係長や課長が出てくれば多少なりとも満足する。

　上司という点で押さえておきたいことがもうひとつ。クレーマーがヒートアップして、「訴訟してやる」「オレは議員と仲がいいから、お前らの事業所なんか裏から手を回してつぶしてやる」「SNSで悪口を拡散してやる」などと穏やかでないことを言い出す場合があります。

　でもこちらが正しかったら、「勝手にやれよ、恥をかくのはあんたのほうだぜ」と突っぱねて構わないはずでしょう。しかし、相手の本気度や話のリアルさしだいでは「ちょっとマズイかな」と思えてくる場合がある。そんなとき、わたしたちは逡巡してしまう。

　上司も、「そこまで大事になりそうだったらオレと交代しろ」と言う人もあれば、「そんなにヤバそうなときは、とりあえず謝っておけ」なんて人もいたり、「こちらが正しかったら喧嘩上等だ」と言う人もいるだろうし、さまざまです。

　さまざまなのは構わないのですが、上司の考え方が分かっていないと、矢面に立つ我々は迷ってしまいます。そんなとき相手は、こちらが一瞬迷ったのを見逃しません。いよいよ攻撃を加速させてくる。

　ですから、上記のような事態になったときどうするのか、そうした上司の意向はあらかじめ現場で確認し周知徹底しておくべきですね。方針がはっきりしていれば、わたしたちの腹もすわり、適切な対応にいそしめるわけです。

相手しだいで印象が変わることを知っておく

　上司を含め全員で共有しておくべき知識には、もうひとつ重要なものがあります。

　ここにＡさんという人がいて、その人物に３人の援助者が時間も場所も別々に会ったとしましょう。そのあとで３人の援助者たちがＡさんの印象を語り合った場合、おそらく３人の語る内容は大同小異となるはずです。Ａさんについてのイメージが大きく食い違うことはまずない。

　でもBPDの場合はそうでないことがめずらしくない。ＡさんがBPDだったとして、Ａさんと面接した最初の援助者は語ります。

「Ａさんて、とても不幸な人なんですね。育った家では虐待を受け、満足に学校にも通えず、結婚したら配偶者はアルコール依存のDV男で、そこから逃げ出したら今度はうつ病になって。あんな気の毒な人をバックアップしてこそ、わたしたち援助者の存在意義があるってわけよねえ」

　などと、やたらと同情している。でも次の援助者は、

「Ａさんて、なんだかわけが分からない人です。お困りのことがあったら一緒に考えますよって提案しても反応してこないどころか下を向いたまま黙っているんですよ。いろいろ話しかけても、ほぼ無視。ラチが明かないんで、『じゃあ、もういちど出直してきます』と言ったら、『え、もう帰ってしまうんですか』なんて恨みがましい表情を浮かべる。わけ分かんないっすよ、あの人」

　と当惑している。そして３人目の援助者は怒っている。

「Ａさんて、なんだか失礼な人なんだなあ。いきなり『あなたは体臭がキツイ。ちゃんと風呂に入っているか』なんて言い出すし、困っていることはありますかと尋ねたら、『あるに決まってるでしょ。そのためにあなたも来たんでしょ』と高飛車で、とにかく態度が不愉快なんですよね」と。

　３人の語る印象がばらばらで、本当に皆が同一人物について語り合っているのかさえ疑わしくなってくる。こういったことはBPDにおいてときおり生じます。いや、会った人それぞれによってあまりにも印象に齟齬が生じたらそこでBPDの可能性を考えてよろしいのかもしれない。少なくとも、多重人格を疑うよりは現実的です。

なぜこんな話を長々とするかといえば、仮にBPD氏とあなたとのあいだで話がこじれてしまったとします。水掛け論でどうにもならない。そこで上司が、「じゃあ、オレがＡさんと会ってみよう」といった流れになったとしましょう。

　すでに述べたように、彼らは権威主義的なところがありますから、上司の登場で機嫌がよくなる可能性が高い。今までのあなたに対する態度とは別人のようにして上司と接するだろう。そうなりますと、上司は、「Ａさんと会ってみたけど、結構話の分かるちゃんとした人だったぞ。あんな人とトラブルになるようじゃ、君、援助者として問題だぞ」なんて言い出しかねない。

　冗談じゃないですよね。「BPDは相手によって印象が大きく変わる場合がある」「BPDは権威主義」の２つを上司が心得ていてくれないと、皆さんが駄目なやつにされてしまいかねない。ということで、これもまた上司を含め全員で知識を共有しておきましょう。

自衛を心がける

　BPDは「他人を操作する」傾向があるのは194頁で説明しました。これに関連して、彼らは情報を加工するのが巧みです。わたしが彼らに外来診察室で「こんなことは、やらないほうが賢明だと思いますよ」と、やんわり助言したのがいつの間にか春日に怒鳴りつけられたといった話になっていたりするのは日常茶飯事ですね。

　したがって、セクハラだのパワハラをされたなどと言い出す危険はつねにある。クレームにおいてはしばしば「言った」「言わない」みたいなことが争いになりますが、そうした点では平気で嘘をつきます。**いや、自分でも信じてしまっている気配があるので、よけいに始末が悪い**。BPDを相手にするときは、つねに自衛を心がけるべきです。

　理想を申せば、BPDには２人で対応するのがベストと思います（そうなると、「複数で圧力をかけてきた」なんて後で言い出す可能性はありますが）。だがそれはマンパワーにおいて現実的でない。

　そうなりますと、**あとでトラブルになりかねない案件については、ニュアンスに至るまで詳しく記録を残しておくべきです。**また口頭でも、同僚にこんなことがあったと伝えておきましょう。へたをすると、こちらが知らぬ間におかしな情報を周囲が吹き込まれて、気がついたらあなたが窮地に立たされ、味方となってくれるはずの同僚までが敵になっていた、なんてケースがたまにありますから。

　そんな話をしますと、じゃあ会話を録音したらどうでしょうといった質問が出てきます。どうなんでしょうね、録音の妥当性は。本来だったら録音することは相手に伝えるべきでしょう。でもそれをしたら喧嘩を売っているようなものです。秘密裡に録音するのはどうなのか。

　仮に裁判沙汰になった場合、我が国においては秘密録音も証拠採用してもらえる可能性が高いと聞きました。でも留意すべき点があります。録音では、相手のしゃべりのみならずこちらの声も記録されます。さてそうなると、こちらがしゃべった内容は完璧に問題なしと言い切れるでしょうか。おそらく、こちらも冷静さを欠いて不適切な言葉やよけいな内容を口走ってしまっている可能性が高い。そうなりますと、相手側に敏腕弁護士がついた場合、こちらの失言を逆手にとってくる場合がある。

　ヤブヘビになる危険性を考慮しますと、（秘密の）**録音についてはかなり気をつけたほうがよろしいでしょう。**

対応する人を変える

　クレーマーと対応者との話し合いが膠着状態になってしまった場合、対応する人を変えると案外うまく事態がおさまってしまう場合があります。これはどう考えるべきでしょう。

　交代した人が優秀だったから首尾よくおさまったというわけではないでしょう、たぶん。そもそもクレームは、決して忌避されるべきものではないはずです。

「オレはこういった点がおかしいと思うんで、ちゃんと説明してくれ」

「あなたたちのやり方には納得がいかないんで、こちらの思いを聞いてほしい」「オレの感覚では、あれは失礼な態度だと考えるんだが、あんたたちの見解はどうなっているんだ」等々、ある意味ではあいまいさを排し誤解を解くための大切なプロセスであります。

でも彼らは往々にして「あのヘルパーをクビにしろ」「保健師は土下座しろ」「オレの傷ついた気持ちをどうやって償うつもりなんだよ」などと斜め上の方向に問題をねじまげてしまう。だからこちらも対応に困ってしまう。

しかし対応者が変わると、

(1) 変更には多少の時間を要するからそれが**クールダウン**につながる。
(2) 新しい対応者は、**仕切り直し**として「いまいちど、あなたのご不満をはっきりさせましょう」と提案するはずです。それによって、斜め上に行っていたクレームが本来の「まっとうな」クレームに引き戻される。

──と、こういったメカニズムになっていると思われます。ただし、しょっちゅう対応者を交代させると、むしろ見捨てられ不安を刺激する結果となりそうです。

面接時間が長くなるのは諦める

ところで、正直に言いますが、今のところ有効な対策が"ない"案件があります。それは彼らの「あまりにも長い面接時間」です。お分かりですよね。**とにかく彼らの話は長い！**「あんたは暇かもしれないけど、こっちはしなければならないことが山積みなんだよ」と胸の中でつぶやきたくなる。

わたしの経験では、ちょっとややこしくなるとおおむね2時間コースとなる。言い換えれば、2時間くらい文句をつけると、さすがに疲れたり気が済んだりするのでしょう。こちらはいい迷惑ですが。

　この2時間を、せめて短縮できないものか。「枠をつける」といった発想にのっとって、話し合いが始まる前に、あらかじめ「本日は別な用件が控えていますので、話は45分以内でお願いします」と宣言したとしても、まあ効果はありませんね。同僚に「緊急電話が入ってます」などと呼び出してもらうように手はずを整えても、それで逃げ切れる可能性は低い。

　わたしもいろいろ工夫してみましたが、やはりうまい方法が見つからない。彼らの話はほぼ同じ内容の繰り返しですから、こちらでその内容を整理して、「〜というわけですよね。それに対してわたしどものお答えは××ということです。そのことをお互いに確認しましたから、本日はこれで一区切りにしましょう」と強制終了することは、タイミングを図れば可能ではあります。でも、それをやられると彼らには不全感が残るらしい。見捨てられ不安も解消されない。だから後日リベンジされ、トータルでは3時間以上を要してしまった、といった元も子もないの結末になってしまう。

　ですからわたしは「あまりにも長い面接時間」については、もはや諦めています。悔しいけれど。ただし、この長い時間は、自分が一方的に被害者になっている時間ではなく、**見捨てられ不安に由来する相手の心の動揺を癒すための「ヒーリングの時間」を提供しているのだと思うことにしています。**

　もちろん相手はそのことに感謝なんか示しませんし治療費も払ってくれませんが、見返りを期待しない親切は（おそらく）いつか自分に返ってくるだろう。それが人の世ってものだ。そんなふうに思っていたほうが、人としての品位を保てるのではないでしょうか。

　ほかにも、さまざまな工夫があります。以下列挙していきますので参考にしてください。

いきなり「駄目」「無理」などの否定的な言葉は使わない

　特に医療関係の人は、「結論がそうなんだから最初から結論を示すべきだ」といった発想をします。なるほど一理ありますが、それは相手が健常者の場合ですね。

　BPDには、否定的な言葉はショッキングに受け取られて逆上されかねない。やんわりと無理なことを伝えつつも、**とにかく一緒に困ってみる**——そういった態度を見せるのが重要ですね。そうすれば見捨てられ不安を刺激せずに済む。そして相手と一緒に「次善の策」を探る。そのような一連の儀式が必要です。99頁の「安心感を与えるいくつかの方法」をもう一度読み返してみてください。

小さく低めの声の重要性を認識する

　なべてクレーマーは大きな声を張り上げます。怒っているのだから当然です。そんなときにこちらも大きな声を出したら、それこそ怒鳴り合いになってしまう。

　しかし、話がもつれたり感情的になったときほど、小さく低めの声を出したほうが効果的です（ただし、ぼそぼそと聞き取りにくいだけの声は相手を苛立たせます。小さく低めで、しかも明瞭な発声は普段から練習しておくべきでしょう。援助者の素養として）。

　小さく低めの声は、それを発する人の心が冷静で落ち着いていることを示唆します。うまくいけば、頼りがいがあるといった雰囲気まで演出できます。

　また、小さく低めの声を聞き取るために、無意識のうちにこちらと相手との物理的距離が縮まる。**それはとりもなおさず「親密な空間」の形成を意味します。**こちらの話が相手の心に届きやすくなるわけですね。極端なことを申せば、あなたとわたしとの内緒話（ひそひそ話）といった雰囲気になれば、言いにくいことも口に出せるし信頼感も上昇する。

　したがって、話の核心に近いところでこそ、小さく低めの声は用いられるべきでしょう。**幻覚妄想のある相手にも効果的です。**

あいづちの打ち方に注意する

　相手の話を聴くとき、あいづちの言葉って案外とバラエティに乏しいですよね。「ふうん」とか「へー、そうなんだ」なんて言葉も、場合によってはフランクすぎる。「そうですか、分かります」では、どこか機械的で心がこもっていない雰囲気がある。

　わたしの場合は、やりとりをテープに録って聞き直してみると、「なるほど」とばかり言っている。ちっとも「なるほど」じゃない箇所でも。

　相手のしゃべりのなかで、**「感情を表す言葉」をそのままオウム返しすることであいづちとすると、効果的だと言われています。**

　普通、まず事実関係をあれこれ述べ、それに対するコメントみたいな形で「だからオレはムカついたんだぜ」とか「というわけでわたしは悲しくなってしまいました」などと感情表現が続くものです。そんなときに、「そうですか、ムカついちゃったわけですね」とか「ああ、だから悲しくなってしまった、と。そりゃ大変でしたねえ」などと受ける。

　なぜこれが効果的かと申しますと、（1）相手が発した言葉をそのまま用いることで、あなたの話をちゃんと聴いていますよという証拠になる。（2）感情の部分を復唱することで、援助者が自分と同じ立場に立って理解してくれたと感じる。──この2つの効能が期待できるという次第です。

　以上、長々と述べましたが、マスターしていただければ度胸がついて仕事が格段にラクになります。

IV

援助者の
精神安定のために

何がわたしたちを
苦しめるのだろう

苦悩の三大要素

　援助者の仕事は「しんどい」。援助される側の人たちの笑顔がわたしたちの生き甲斐です、なんて言えるようなシンプルでおめでたい業務ではない。文句を言われたり逆恨みされたり、ときには罵声すら浴びせられる。性善説の信奉者も、しだいに疑問を抱かずにいられなくなるようなハードな日々です。もちろん援助職だけが過酷な仕事ではないけれど。

　いったい、職務に伴う何が援助者に苦しさをもたらしているのでしょうか。わたしなりに整理をしてみると、(1) 虚脱、(2) 不安、(3) 怒り、の3つになるように思えます。

(1) 虚脱

　いくらがんばっても、その努力が実を結ばない。問題はちっとも解決しない。相手はこちらの思いを分かってくれないどころか協力すら拒み、そのくせ現状が不満だと文句を言う。いくら働きかけても手ごたえを得られず、だが手を引くわけにもいかない。

　ため息を吐きたくなってしまうではないですか。達成感がなく、いったい誰のために何をやっているのかさえ分からなくなってくる。そんな虚しさ、脱力感が日に日につのってくる。

(2) 不安

　自分の知識や技術に自信を持てない。ケースに対して明確な方針が立

たないし、それどころか何が本当の問題なのかすら判然としなくなることがある。倫理や人権、人としてあるべき姿といったものに照らし合わせても、どこを落としどころにすべきか分からない場合が多い。

　こんなあやふやな状態では他人の援助どころではないと、おぼつかない気持ちになってくる。がんばるどころか、がんばる以前のところで悩んでいる自分が情けない。

（3）怒り

　利用者の失礼な態度や自分勝手な生き方に腹が立つとか、ケースが膠着状態になってイライラするとか、こちらの真摯な助言には耳を貸さないくせにクレームだけは一人前に言ってくる神経にあきれるとか、些細な失敗に対して鬼の首でも取ったかのように騒ぎ立てる態度を許せないと感じるとか、いくらでも数え上げられますよね。

　しかも、怒りを感じてしまったこと自体に援助者として自己嫌悪を覚えてしまったり。まったくシャクにさわるったらありゃしない。

　といった次第で、これら3つが連合軍となってわたしたちの精神を蝕んでいくわけです。しかしそこでギブアップするわけにはいかない。

🐾　　　わたしたちは無力ではない

現実は「どうにかなってしまう」

　対応策を考えてみましょう。

　たしかに《虚脱》に陥りかねない場合は少なくありません。すべて放り出したくなってしまうときすらある。でもそのいっぽう、「どうにもならない」はずのケースがときたま「どうにかなってしまう」場合がある。偶然であろうと、さもなければ理由すら判然としなくとも、とにかく事態がうまく運んでしまうことがときおりある。

　それはわたしたちの努力とは無関係かもしれないけれど（少なくともわたしたちの手柄とは思えない）、もしかすると明確な因果関係がつかないだ

けであって、やはりわたしたちの関与がめぐりめぐって偶然だの僥倖を引き起こしているのかもしれない。それは誰にも証明ができませんが、証明できないから何もする必要がないといった話にはならないでしょう。

　わたしたちはすべてを掌握しコントロールするべく関与しているわけではありません。むしろ**現状に多少なりとも揺さぶりをかけ、予想外の反応や出来事が生じるのを待ち受けてそれを首尾よく味方にする**──そんなやり方を基本にしているのではないでしょうか。もちろんこちらのスキルによって精度は上がってきましょうが、しょせん、人の営みなんて予測がつかない部分が大きい。

　パズルであったら「どうにもならない」ものはどうにもなりません。今現在であろうと将来であろうと解決策はない。だが病んだ人や病んだ家族関係、病んだ行為や病んだ生き方は流動的であり決して固定したものではありません。刻一刻と人は老いていき、考え方や感じ方に変化が訪れる可能性もつねに潜在し、おまけにいつ予期せぬエピソードや突発的な事態が生じるかもしれない。いずれにせよ数十年のうちに被援助者やその家族の誰かは必ず死ぬのですから、未来永劫このままなんてことはあり得ない。

奇跡の立会人として

　ですから、差し当たって「どうにもならない」状態であってもいずれは何か変化が起こると見越して経過観察となるわけです。が、そんな悠長なことを言っていてもよいのか、運任せ、偶然が頼りなんて態度が社会的に許されるのだろうかと心配になるのも当然ではある。

　だからケース検討会の項（40頁以降）で述べたような手続きを武器にせよと申しているわけです。また、Ⅲ-1「家族へのアプローチ」で述べたように、わたしたちの精神的な余裕がまぎれもなくケースに影響を与えることが少なくないことも思い出してください。

　個人的には、**パズルと違って「どうにもならない」ことがどうにかな**

り得る（かもしれない）というところに援助者という仕事の醍醐味を感じ
ますね。不確定な要素に満ちたこの世の中で、無理と思えるケースへ果
敢にアプローチしていくなんて奇跡の立会人みたいではないですか。

　援助を受ける側が勝手なことやわがまま放題を言ってくると、うんざ
りしてくるし力が抜けてくるのも無理はありません。

　でもね、世の中にはつねに一定数、そういった人たちがいることは承
知しているでしょ？　わたしだったらあんな態度はとらない、なんて
思っても意味がない。

　I-1「援助者としての姿勢を自己点検する」で、人をパターンで把握
するといった話をしたではないですか。あなたは今、「援助を受けてい
るのにわがままや勝手を言わずにはいられないパターン」に属する人間
と向き合っている、というだけのことです。

　もしそのようなパターンがあなたにとってめずらしいのだとしたら、
ちょうどいい機会です。ぜひとも頭の中にパターンを登録しておけばい
い。そうすれば、以後、そうした人と出会っても「ああ、あのパターン
か」と納得がいきます。

不安と怒りに抗して

　次に《不安》の項目を検討してみましょう。

　知識や技術に自信を持てないのは、おそらくそうしたものを断片的に
しか学ぶ機会がなかったからではないでしょうか。なるほど援助者に必
要な知識や技術をきちんと網羅したテキストやマニュアルはなかった
し、そのような講義を受ける機会もなかったことでしょう。教科書に類
するものはあっても、記述は素っ気ないし、いまひとつリアリティを
伴って頭に入ってこない。

　わたしもそのことは痛感していたので、手前味噌になって気恥ずかし
いのですが、本書を作成したわけです。本書が必要十分だとは思ってい
ませんが、現場に立つ人としてはこの本を「現場のリアルを反映した知
識と技術の集成」と位置づけて、あとは欄外に皆さんなりのメモや考え

を書き加えていくのも自信を持つためのひとつの方法ではないかと考えます。

　何が問題なのか判然とせず、落としどころをどうしたらよいのか分からないというのも、深刻な悩みでしょう。そのあたりは、I-2「人は素直に助けを求められない」やI-4「「問題が解決する」とは？」を読み返してみてください。今現在生じている悩みのあり方しだいで、一度読んだはずの章でも腑に落ちる箇所が大きく違ってきますから。

　それから《怒り》について。

　ムカついたからと自己嫌悪を覚える必要はまったくないと思います。腹が立つほうが自然な場合には、そう感じたほうが「普通の人間としての感覚」をキープできて仕事のうえではむしろ大切なことだと思います。**聖人君子になる必要なんかありません**。ここでも人をパターンで把握することでかなり冷静さは確保されるのではないでしょうか。

🐾　　　　　立腹のてんまつ

　それにしても、腹の立つシチュエーションはまことに多い。わたし自身は基本的に気が短く、だから病院の理事長と大喧嘩をしてその場でやめたなんてこともありますが（やめて正解でした）、まあそれはともかく、怒りが案外ちょっとしたことで嘘のように消えてしまうなんて場合もあるので、参考までにその話をしておきましょう。

まさかの医者の反撃！

　若いパーソナリティ障害（BPD）の女性と面接をしていたときでした。診察室に入ってきた時点から彼女は苛立っていました。しかも彼女が不適切かつ不必要な薬剤の処方を要求し、こちらがそれを断った（もちろん理由はきちん説明しました）ことで癇癪を起こしました。罵詈雑言を口汚くわたしに浴びせかけてきたのです。

　おまけに彼女は舞台に立つ仕事をしていたので、よく通る声で、まこ

とにドラマチックにわたしを罵る。そこまで失礼なことを面と向かって言うのかよ、と唖然とするばかりの悪口でした。

　そのころは当方もまだ若かったし、いろいろと気分がわだかまっていたときでした。相手の態度にだんだん腹が立ってきた。それに、いくらムカつこうと、わたしの容姿まで侮辱するなんて断固許すわけにはいかない。「調子に乗るなよ、小娘が」と腹の中で毒づいていたのですが、ついに堪忍袋の緒が切れた。立て板に水を流すごとき彼女の罵声が一瞬途切れた瞬間を狙い、相手の目をじっと見つめながらわたしは憎々しげに言ってやりました。

「おまえ、下品なやつだな」

　実際、彼女の態度は醜く下品でしたからね。一瞬、彼女は呆気（あっけ）にとられたような表情を浮かべました。まさか医者が反撃してくるとは思っていなかったのでしょう。が、皆さんも想像がつくように、たちまち火にガソリンを注いだかのように激高しました。そして大声で言い放ったのです。

「てめえ、ふざけんじゃねえよ、おまえだって助平なことを考えるだろ！」

「この程度の人間か」に心癒やされ……

　今度はわたしが呆気にとられました。え、なんだ、今の反応は。助平ってどういうことだ？

　しばらく考えて意味が分かりました。どうやら彼女は「下品」という単語を下半身に関すること、セックスに関することだと思い込んでいたようなのですね。だから「下品なやつだな」と言い放ったわたしの言葉は、おそらく淫乱だとか“ふしだら”とか、そういった類の侮辱であると認識したようなのでした。

　そのことに気づいた途端、わたしの怒りは瞬時にして消え失せましたね。ああ、彼女は下品という言葉を下半身の話題としか結びつけられない。そんな程度だったのか。なるほどねえ。そんな人物にまともに腹を

立てるなんてどうかしていたよ、大人げなかったなあ、と。

　怒りで緊張していた当方の心にはたちまち余裕が生じました。表情も一変し、にこにこ笑みを浮かべつつ、「うん、そうだよ。オレはね、一日の大半を助平な考えに費やしているよ」と返答してやりました。彼女はわたしがいきなり顔をほころばせたことに困惑し、それどころか彼女のほうも、虚を突かれたせいなのかそれまでの憤怒が立ち消えてしまったようでした。

　どうやら彼女はわたしを不気味に感じたらしかった。こちらの返答が理解を超えていたのでしょう。先ほどまでの執拗な要求や激怒はどこへやら、あわててコートやバッグをつかみ、そそくさと帰ってしまいました（けれども次の面接には何事もなかったかのように受診してきたあたりがパーソナリティ障害の面目躍如ではありました）。

汚いエナメル靴に心癒やされ……

　もうひとつのケースは、入院中の高齢女性（認知症）が転倒してしまい、しかもその際に運悪く頭を打ったからでしょう、しばらくしてから慢性硬膜下血腫が判明したときです。

　転倒はこちらの注意不十分だったから謝罪せねばなりません。また慢性硬膜下血腫となってしまったことについてはX線写真を見せながら家族に説明をし、脳外科で血腫除去の手術を受けることを承諾してもらう必要がある。そこで保護者となっていた長男（夫はすでに他界）に電話をして、来院を要請しました。

　翌日、長男はおろか、長女に次女、叔父に伯母などがぞろぞろと団体でやって来ました。入院以来誰も見舞いになんか来たこともなく、また入院時も姿を見せたのは長男だけでしたので、大人数で来たのには驚かされました。

　しかも全員が束になって、口々に病院が悪い、どうしてくれるんだと文句を言う。こちらが婦長（当時はまだ師長とは呼ばなかった）と一緒に真剣に謝っているのに、大げさに溜息を吐いて見せたり、「近ごろは医療

の質が落ちたっていわれるけど、本当ねえ」「あ〜、なんて病院におば
あちゃんを入院させちゃったんだろう」などと芝居がかった口調で嘆い
てみせる。

　彼らの、ここぞとばかりに被害者ヅラをするところに、正直なとこ
ろ、はらわたが煮えくり返りました。ことに長女が、ねちねちとこちら
を責め立てる。同じ内容を繰り返し繰り返し執拗に。

　2時間近く責め立て、やっと彼らも気が済んだのでしょう。帰ること
になりました。婦長とわたしは病棟の玄関まで見送りに行きます。当
時、来院者には玄関でスリッパに履き替えてもらっていました。という
わけで、わたしは怒りを抱えたまま表情だけは神妙に、彼らが靴を履く
様子を無言で眺めていました。

　するとあのいちばん執拗に文句を言い続けていた長女の靴が、ふと目
に留まりました。まことに汚いエナメル靴で、服はそれなりに小ぎれい
にしているのとまるで釣り合わない。ハンドバッグだって一応ブランド
品なのに。それどころか、靴のかかとを踏みつぶしているじゃないか。

　それに気づいた瞬間、わたしの胸のくすぶりは見事に消えましたね。
ああ、あんな汚い靴を平気で履いているようでは、心がすさんでも無理
はないよなあ、と実感したからです。形の崩れかけた汚らしい靴によっ
て、わたしの怒りは自分でも驚くばかりに呆気なく消えていました。

……というわけで、当方の怒りは、相手にスキや無防備なところを見つ
けると予想外に簡単に鎮静するようです。それを自覚して以来、どうも
わたしの目つきは他人のアラ探しをしたがるような意地悪なものになっ
てしまったようです。寂しい話ですが、仕方がありません。

カウンセリングは
なぜ「効く」のか

🐾　　　　　言語化という魔法

ぬいぐるみでもいい？

　カウンセリングを受けることによって、心が軽くなるのはどのような
メカニズムによるのでしょうか。それが分かっていればいわゆる「傾
聴」の意味も理解できますし、心が折れた仲間のフォローに役立てるこ
とも可能となりましょう。

　おそらく多くの読者にとって、カウンセリングは分かったような分か
らないような、効果があるようなないような、そんな得体の知れないも
のと映っているのではないかと思われます。まあ、やらないよりはトラ
イしてみたほうがマシといった程度のものである、と。

　もし皆さんが、診察室でわたしがカウンセリングをしているところを
横で見学していたら、たぶん驚くはずです。いったい何に驚くのか？
わたしがほとんどしゃべらないことに驚くでしょう。

　あいづちや、ときには感想や疑問を差し挟むけれど、総じて聴き手と
して当方は存在しているだけです。何か気のきいたコメントだとか解決
のヒント、あるいはクライアントの語った内容に対する解釈や指摘など
はほとんどしない。励ましや、「やまない雨はない」「雨降って地固ま
る」的なことも、ほぼ言いません。

　そんな素っ気ないやり方が通用するなら、精神科医やカウンセラーで
はなくて人形やヌイグルミでもいいんじゃないか、と皆さんが思われて
も不思議ではない。

　でもこれでちゃんと効果がある。なぜでしょうか。

場面設定が覚悟を決める

　まず、診察室という秘密の守られる場所で、守秘義務を持った精神科医やカウンセラーと向き合う——こうした形式的なところに意味があります。

　いささか堅苦しいかもしれないけれど、診察室で白衣を着た専門家と相対することで、自分の心の奥までちゃんと語ろうという覚悟が決まります。中途半端で逃げ腰の態度ではカウンセリングはうまくいきません。それなりに腹をくくり、積極的な姿勢がクライアントには必要です。だから喫茶店の片隅でカプチーノでも飲みながらリラックスして、なんてやり方はふさわしくない。なれあいを求めているのなら別ですけれど。

　いずれにせよ、形式というか「けじめ（場所や時間設定、料金設定など）」を設けることで、クライアントは真剣に自分の心を見つめる準備を整えやすくなります。

ストレス解消や癒しではなく

　カウンセリングの核心は言語化にあります。たとえば仕事をしているときに同僚から心ないことを言われて悲しくなった。いつもならば、がっくりきても翌日には持ち直しているはずなのに、なぜかその悲しさだけは癒えない。それどころか日に日に気分が落ち込んだりイライラしたり、精神が不安定になっていく。何かが心にわだかまっているようで、睡眠も十分にとれなくなった。

　結局そんなふうになってしまったのは、実は仕事に対して「自分はしっかりと基礎を学ばないまま、見よう見真似でなんとかこなしてきた。だから仕事にはどこか自信を持てず、いつしかボロがでてしまうのではないかと内心恐れてきた」といった不安ないしは秘密がいつもあり、先日ひどいことを言われたときにはそれが核心をついたものであり、「もうちょっと突っ込まれたら完全にボロをさらけ出してしまうところだった」といった恐怖体験であったとしましょう。

これはたんなる不快な出来事や悲しい出来事とは性質が違う。一過性のものとスルーすべき話ではない。当人の仕事や生き方の根源に関わりかねない出来事だったわけで、だから精神症状がいつまでも続くのも無理からぬ話です。

この件に関しては、ストレス解消だとか癒しによってごまかすべきではない。たぶん本人もそこはうすうす気づいている。「自分が仕事において基礎知識が不十分で、それをいつも負い目に感じていた」というところをしっかりと自覚し、最終的には何らかの形で学び直して自信を得ることが必要に違いない。それをきちんと行えたら、たぶん人生は今までとまるで違う輝きを放つでしょう。

言語は自分に直面するためのツール

けれども人の心は基本的に怠け者で、その場しのぎでごまかしたがる。本質的な部分に直面するのを避けたがる。

というわけで、当人は表面的な症状にばかり目が向き、右往左往している。が、そのいっぽう自分は自分をあざむいており、それが今の症状に関係しているといった直感も働いているものです。そうした直感があるからこそ、おそらくカウンセリングを受けようという気になったのかもしれません。

本人にとって「自分が仕事において基礎知識が不十分で、それをいつも負い目に感じていた」といったあたりの心情は、いつしか漠然とした違和感や気まずさといった、とりとめのない状態で心に潜在していることでしょう。当然です。本人としてはそんな考えは、忘れ去ってしまうか精神の奥に押し込んで置きたかったはずなのですから。

だが、同僚に心ないことを言われて悲しくなった体験をしっかり思い起こして吟味し、さらに日ごろから感じている得体の知れない不全感なども思い合わせる必要がある。そのためには、感情にきちんと言葉を与え、そこから論理的に自分の精神のありようをたどっていく作業が必要になりましょう。

　言葉を適切に与えることで、やっと事態はきちんとした輪郭と意味を持ち、冷静に自分を見つめ直す"よすが"となる。**言語化とは、自分の心に分け入るためのツールであり手続きなのです。**

　何かの場面で腹が立ったとしましょう。その腹の立ち方には「道徳的に許せない」「あまりにも見苦しいじゃないか」「実は自分の羞恥心をごまかすために怒りがわいた」「子どものころから見てきた親のいちばん嫌な部分とそっくりなものを目にして猛烈な反発心が生じてしまった」「本当は悔しかったりうらやましかったのだ」「自己嫌悪のスイッチが入ってしまったから」など、さまざまな意味合いやニュアンスがありましょう。

　そうした差異をおざなりにして、ただ一言「ムカつく！」と言い放つだけの粗雑な態度では、未熟な人間に甘んじたまま一生を終えてしまう。腹が立った理由や状況、心の動きなどをていねいに言語化していかなければ、その人にとって世の中はムカつくものばかりで埋め尽くされてしまいましょう。

他人だから言語化が必要になる

　精神科医やカウンセラーが他人であることは重要です。他人であるから、話を端折ったり「なあなあ主義」でいい加減に済ますわけにはいきません。きちんと状況や背景を説明し、心の動きをじっくりと言語化しなければならない。

　ですからわたしとしては、ぼんやり聴いているように見えても、「あ、ここは肝心なことをスルーしているな」「ちょっと飛躍があるな」と感じたらしっかりとツッコミを入れますし、当人としては口ごもりたくなるような場合には励ましたり、しゃべりやすくなるように水を向けたりする。

　ついでに申せば、自分で自分をカウンセリングするのは困難です。なぜなら自身にとって「痛いところ」「都合の悪いところ」には目をつぶってしまうのが普通だからです。それでは自己憐憫にしかなりません。

適切に言語化を行い、勇気を振り絞って自分の心を見つめ直せれば、あとは自分で何をすればいいのかがおのずと分かってきます。「自分が仕事において基礎知識が不十分で、それをいつも負い目に感じていた」のなら、気を取り直して基礎の部分を学び直せばいい。

結論だけを取り出せば、「そんな簡単なことなのに、なぜカウンセリングなんて面倒なものが必要なのか」といった疑問が出てくるかもしれません。それはもっともなのですけれど、やはり人間はひと通り「じたばた」したあげくにやっと自身と対峙するといったプロセスを経なければならない——そんな往生際の悪さが備わっているのであります。

人生の味わいの多くは、そうした往生際の悪さに根差している気すらしますけどね。

🐾　他者という鏡

他者に向かってしゃべる、ただそれだけで

カウンセリングにおいては言語化が鍵になっているけれど、もっとほかにも注目すべき要素があります。

たとえばカウンセリングを受けるということは他者と向き合う行動ですから、そこで自分ひとりの世界から抜け出して思考に客観性をもたらす契機となる。自分ひとりで思いつめると、大概はろくな結論になりませんから。

言語化のみならず、それを語って相手に伝える作業がカウンセリングには求められます。語る——自分の心の内側に言葉を与えそれを声に出して表現する（あるいは放出する）、これは案外と人の心をすっきりさせるものです。胸の内に抱えていたものを吐き出すわけですから、ある種の達成感というかカタルシスを覚えます。語った内容に相手がどんなコメントをするか、なんてことなんか関係なく、ともかく心の内を吐露すると「清々する」。

たとえば皆さんの職場にものすごく嫌な上司がいたとしましょう。仕

事から帰る途中で居酒屋に立ち寄り、あなたは仲間とチューハイを飲みながらその上司の悪口を言ったり愚痴をこぼす。ときには上司の口癖まで真似して笑いをとる。

　こうした憂さ晴らしは盛り上がりますよね。そして溜飲が下がる。なぜ溜飲が下がるかと申せば、まず「わだかまり」をしゃべり、吐き出すことの快感。さらに「そうだ、そうだ」と賛成してくれる仲間の存在によって、自分の「わだかまり」は決して思いすごしや錯覚ではなかったのだという安心感。このあたりがまさに憂さ晴らしとして機能する。

　もちろん無意識のうちに言語化という作業もこなしているわけです。**つまり居酒屋での憂さ晴らしもカウンセリングも、メカニズム的にはかなり似たものであります。**

　さらに、こうした居酒屋での盛り上がりにおいて、何らかの結論を出したり声明を発表するなんてことはありませんよね、悪口や愚痴の「言いっぱなし」で終わる。それでまったく構わない。同じように、カウンセリングや傾聴でも、締めの言葉として前向きな何か（助言や提案や格言めいたもの）を援助者が言わなければならないなんて思う必要はない。それでも何かを言わなければ気まずいと思ったら、「**よく言葉に出してくださいましたね。その勇気が、現状から抜け出すための足掛かりになると思いますよ**」と言ってあげれば十分です。

自分の声を聴き取る

　しゃべるという営みは、相手に声を伝えると同時に、自分でも自分の声を聴き取っている。これも結構重要です。

　作家には、書き上げた原稿をみずから音読してみる人がときたまいます。浅田次郎氏もそうだったはずです。なぜ黙読ではなく音読なのか。目ではなく耳を用いて、つまりふだんとは違う神経経路を用いて自分の原稿と向き合う。こうしたことで、新鮮な感覚で原稿をチェックできるわけです。ついでに文章の流れに淀みがないかも検討できる。

　同じように、クライアントはカウンセリングにおいて自分が（精神科

医やカウンセラーに向かって）語った言葉を自分自身の耳で聴き取る。するとそこで自分の言葉を客観的にとらえ吟味する機会が生じる、というわけです。**心の中でループしていた言葉も、実際に声に出してそれをみずから耳にしてみれば、かなリニュアンスが変わってくる可能性は高いのです。**

　援助者同士で仲間を支える際には、先ほどの居酒屋の話に準じるのがもっとも現実的かもしれません。正式な形でのカウンセリングはそれを行う側も相応の訓練が必要ですけれど、言語化やそれを吐き出すことの重要性にのっとってカウンセリング的対応を実施してみるとよろしいでしょう。

わたしの占い体験

　せっかくだから、よけいな話をひとつ書き加えておきます。わたしは一時期、いろいろと屈託するところがあり、死ぬのも面倒なので仕事を全部やめてひきこもっていた時期がありました。十数年前です。

　妻はナースですので毎日出勤する。子どもはいない。わたしは自宅で、午前中からホラー映画を見たり小説を読んだりしていましたがちっとも気が晴れない。猫がいただけマシでしたが、さすがに猫だけでは人生を救えない。

　同業者にカウンセリングを受けるなんて、気が向きません。彼らに心の秘密を打ち明けるなんて抵抗がある。向こうだってやりにくいでしょう。そこで占い師のところへ行ってみました。

　占いの料金って、臨床心理士によるカウンセリング料とほぼ同じなんですね。占い師にとっては、相談の多くは恋愛問題とか結婚とか、そういったもののようです。ところがいい歳をしたオヤジが来て、「努力のわりに報われないオレの人生に納得がいかない。このまま日が当たらない一生なんでしょうかね」とか「漠然とした不安と自己嫌悪に満ちた毎日から抜け出す方策を教えてくださいよ」なんて迫るのですから、さぞ

かし向こうも迷惑な客だと思ったことでしょう。

　こちらとしてはもちろん占い師にすばらしく即効性のあるアドバイスを受けられるとは思っていない。結局、自分語りと不満をさんざんぶちまけて帰ってくるだけです。

　もちろん占い師なりに芸を見せてくれることはあります。ある占い師によれば、干支においてわたしは「寅」の要素が欠けているので成功がおぼつかないらしい。虎に関するモノを室内に置けば開運すると言う。

　虎と言ってもねえ……虎の皮の敷物はインテリア的に我が家には似合わないし、阪神タイガースのファンでもない。「家の猫が茶トラなんですけど、それでもいいんですか」と尋ねたら、「もちろん、それで大正解よ」なんていい加減なことを言う。

　結局、ネット通販で虎眼石の勾玉を1200円で買って、それは今こうして原稿を書いている机の上に置いてありますが、実はそんなことは遊び半分の話です。あちこちの占い師を訪ねては愚痴をこぼし回ったのが正解だったわけで、**ついでにその経験談を本に書き、印税で占い料金は回収しました。**

　3か月しないうちに、わたしのひきこもりは終わりを告げ、また仕事に復帰して今に至っています。

IV－3

ささやかだけれど
（たぶん）大切なこと

　援助者という仕事は、精神的負担からすれば、明らかに収支決算はマイナスです。心も身体も、疲労ばかりが蓄積していく。まあ成り行きから、気がついたら援助者になっていたという人も少なくないのかもしれませんが、いずれにせよ、本当のところ、いったい何が日々の業務を支える力になっているのでしょうか。

ある3人家族

　以前、ある一軒家を訪問したことがあります。古くて陰気な家でした。両親と娘の3人家族で、娘（30歳を過ぎている）が7～8年にわたってひきこもり状態である。母によれば、うつ病が「こじれた」からだと言います。この娘の診察に赴いたわけですが、父は脳梗塞でしゃべれず車椅子生活を送り、精神的にもやや問題があるらしい。だから母がパートで家計を支えています。

　この初老期にさしかかった母はいかにも生活に疲れた様子で、身だしなみもかなり乱れ、いくぶんむくんだような小太りで、丸い顔は表情がかたい。笑顔なんてとっくの昔に忘れてしまったかのようだ。態度もどこか無愛想です。

　娘は2階の自室にいる。すでに保健師が一度訪問して顔つなぎをしている。二度目の訪問にわたしが同行したわけです。さっそく2階に上がってみました。

　ほこりだらけで空気がよどんでいる。季節は冬でしたが、母と同じく小太りでむくんだような体型の娘は、小さな電気ヒーターひとつで暖を取っている部屋の隅に、体育座りでいました。

　天井の蛍光灯がついていないせいで室内は薄暗く、ヒーターのオレンジ色のみが異様に輝いている。レースのカーテンがある窓は、ガラスに黒い紙が貼られている（のちに判明したのですが、あやしい人間が窓の外からのぞき込むから紙を貼ったそうです）。

　室内にはテレビもラジオもパソコンもない。もちろんスマホもありません。絵やポスターが壁に貼ってあるわけでもなく、カレンダーも時計もなく、ぬいぐるみだの貯金箱だの写真立てだの置物があるわけでもない。まことに殺風景な部屋です。勉強机みたいなものはあるのですが、本は国語辞典と故事・ことわざ辞典のみです。よくもまあ退屈せずにこんな部屋にひきこもっていられるものだと驚かずにはいられませんでした。

病名告知と母と父

　室内の様子や、娘の表情を一瞥（いちべつ）しただけで、統合失調症であろうと見当がつきました。何を話しかけても彼女はほとんど口を開いてくれず、うつむいたままです。それでも、どうやら幻聴が聞こえ続けているらしいことを確認しました。

　机の上には何冊かの古いノートがあったのですが、開いてみると被害妄想をうかがわせる記述が鉛筆で書きなぐられている。あまり刺激するとあとで不穏を呈しかねないので、暫定診断がついたところでそそくさと階下に降りました。

　母は1階のダイニングキッチンのテーブルで待っていました。全身が緊張している。父はナイトガウンを着込んで車椅子のまま、のんきにテレビのワイドショーを眺めています。娘のこれからの人生を考えるうえで重要な瞬間が訪れようとしているのに、そんなことなど、どこ吹く風といった調子の父なのです。母親とのコントラストが顕著でした。

　この家では玄関に父のリハビリ用具があれこれ置かれて塞がれてしまっているとの理由から、勝手口から入るように要請されていました。勝手口からすぐにダイニングキッチンという次第で、両親もふだんはこ

の部屋で過ごしているようでした。

　さて、わたしと保健師とは並んで座って母と向き合いました。娘さんはおそらく統合失調症であると思われ、早急に治療につなげたほうがよろしいでしょう。そう伝えてから、統合失調症についての説明をひと通り行い、さらに保健師が制度や社会資源について補足説明をしました。「医療機関用の紹介状は、あとで作成してお届けします。あとは、何か質問はございますか」と尋ねると「いいえ、別に」と母が低い声で答えます。

　ぶぜんとした様子でした。夫はわたしたちの会話に背を向ける形で相変わらずワイドショーを見ています。

　たぶん母は、娘が統合失調症であるとうすうす思っていたはずです。わたしが病名を告げた際にも、驚くというよりは「予想はしていたけれどいちばん聞きたくないことを言われた」といった不快そうな表情をちらりと浮かべました。当方は淡々とした口調で、それでもときおりフレンドリーな調子も混ぜて説明をしたのですが、母親はますます険しい顔をしてろくに声も発しませんでした。

小走りにわたしの背後に！

　とにかく用件は終わったので、帰ることにしました。まず保健師が勝手口で靴を履き、スペースが狭いですから外に出る。わたしは、靴ひもがほどけかかっていたので、勝手口に腰を下ろしてひもを結び直していました。

　帰りますとこちらが告げても、母は小さくうなずいたままテーブルの前にぽつんと座ったままでした。普通は腰を上げて見送りに出るものでしょうが、彼女としてはショックのほうが大きかったのでしょう。

　それに彼女の立場としては、わたしはもっとも恐れていた病名をわざわざ告げに来た疫病神みたいに感じられたのではないか。もちろん冷静に考えてみれば当方はむしろ助け船に近いに違いありませんが、たしかに絶望をもたらしたのはわたしであります。

こちらが靴を履こうとしているときも、母はテーブルの前で怒りをこらえるかのように緊張して座っていました。父はコマーシャルになっても飽きもせずにテレビ画面を眺めています。2人の落差と、さらには階上にいる娘を考えると、やりきれない気持ちにさせられます。

靴ひもを結んでいる最中に、いきなり母親が立ち上がりました。そして腰をかがめるようにして小走りにわたしの背後から迫ってきました。

一瞬、当方はぎょっとしました。こちらはちょうど無防備な体制でしたし、母が逆恨みをしていてもおかしくはなかったのですから。

しかし彼女はわたしの横にしゃがみ込むと、「あの、右肩が汚れているみたいなので」とかすれた声でつぶやきながら、コートを着ていた当方の肩から上腕部のあたりをていねいにさするような、あるいはそっと叩くような動作を繰り返しました。それから、「これで大丈夫です」と告げました。いささか混乱しつつわたしは礼を述べ、その家を後にしたのでした。

ちっぽけな動作に込められたもの

さて帰る途中で思い返してみると、あの母親の心の動きが手に取るように分かります。最悪の返事を医師である当方から受けた彼女は、絶望したでしょうし、何よりも理不尽な気持ちにとらわれたに違いない。怒りも生じたでしょうし、これから先の生活を考えると鉛のカタマリでも飲まされたような気分だったのではないか。とりあえず怒りのほこ先をわたしに向けようとはしたが、それが無意味で不毛なことも彼女は分かっていた。

わたしが勝手口で靴ひもを結んでいたとき、こんな縁起でもないやつはさっさと帰ってしまえと思うと同時に、それでも現実を受け入れなければ何も解決しないと考えたのでしょう。このままふて腐れていても仕方がない。

そこまで思ったとき、**自分の心に区切りをつける意味でも、わたしが象徴している「現実」と和解しなければならないと感じた**。その和解の

表明が、「あの、右肩が汚れているみたいなので」という唐突かつ不器用な振る舞いだったのではないか。

　だから、本当にわたしの右肩にゴミだかほこりがついていたかどうかは分かりません。「これで大丈夫です」という言葉は、むしろ彼女自身に向けて発したのかもしれない。

　一家にとっての重要な節目において、彼女の心の動き——つまり機微は、わたしの右肩の汚れを払うといった素朴でちっぽけな動作に託されたわけです。わたしとしては、「ああ、切実な思いに駆られたとき、人はこんなふうに振る舞うものなんだ」と感慨を覚えただけで、でもその感情にはなぜか肯定的な感覚が伴っていました。

＊

　今こうしてあのときの場面を書き綴っているのは、それがささやかだったけれど忘れがたいことだったからです。自分でもなぜ忘れがたかったかよく分からない。いわゆる「ちょっといい話」とも異なる。

　しかし、ときおりこのように意味づけをするのも難しいが微妙に心を揺さぶる出来事に遭遇するのが、援助者としての日々を支える力として予想以上に大きく作用している気がするのです。

V

今さら聞きにくい
Q & A

魔法の言葉

Q1 患者さんと向き合うときに、このひと言で介入が容易になる――そんな「魔法の言葉」ってありますか。

A たしかにそういった言葉をツールとして携えていれば、気が楽になりますよね。魔法というよりは「使い勝手のよい言葉」としてわたしがときどき用いるのは、**「あなたらしくないなあ」**といった言い回しです。

たとえば本人が暴力や暴言でトラブルを起こした場合を考えてみましょう。多くの場合、ムカつく理由はあったにせよ、当人だって「ちょっとやりすぎだったかな」「まずいことになっちまったなあ」といった自覚は多かれ少なかれあります。でも素直になるのも嫌だ、と意地を張っている。

そんなときに「君らしくないなあ。いったいどうしたんだい」と声を掛ければ、それは相手を否定していることにはなりません。ふだんの君には似つかわしくない言動を示したからには、相応の事情があったからなんだね、と「ふだん」を肯定し逃げ道を与えている。そのうえで事情に耳を傾ける用意があるよとこちらの姿勢を表明している。

ときには「じゃあ、オレらしいって、どんなのがオレらしいんですか」と食ってかかるように尋ねてくる場合があります。そのときは相手の長所や誉めるに値する側面を述べ、ついでに欠点を遠回しに指摘する。相手に対する客観的なイメージを語ることを通して、向こうの気持ちとのすり合わせを図るわけです。うまくいけば、信頼関係を構築する足がかりとなる。

自傷行為をした人の場合はどうでしょう。まずは痛くなかったかとか、しっかり手当てはしたのかなどと尋ねて、こちらが相手を気づかっ

ている旨のメッセージを発します。そのあとで、「**つらいことがあった**
からなんだろうけど、自分を傷つけるなんてあなたらしくない気がする
んですよ」としみじみ語るわけです。

　実際、自傷行為を図る瞬間には解離っぽくなっていることが多いわけ
ですから、そうした意味ではまさに「あなたらしくない」。いっぽう本
人もアイデンティティが混乱しがちなので、「あなたらしい」「あなたら
しくない」といった表現は気になるのですね。まあ「勝手に決めつける
な！」などと怒り出したりするかもしれませんが。

　とはいうものの「あなたらしくない」というひと言は必ず相手の心に
染み込むようです。後日、あなたにはもう少し器用に世間を生きてほし
いといったテーマで会話をするときの伏線にもなります。あるいは、
「あなたらしくない」をとっかかりにして、相手が行動化にいたった何
らかのエピソードに対して、209頁で述べた「解説者」として振る舞っ
てみるのもひとつのやり方でしょう。

　いずれにせよ、**相手に逃げ道を与えつつこちらが親身になっている**
トーンを醸し出せるところに「あなたらしくないなあ」の使いやすさが
あるのでしょうね。

ワイルドカード

Q2　自分の要求をゴリ押しするために、「駄目って言うんだったら、
死にます！」と騒ぐ人がいて困っています。駄目なものは駄目で
す、と断固とした態度で臨みたいところなんですが、何かあったらまず
いですし。

A　「死ぬぞ」を取引の切り札ないしはワイルドカードとして使いた
がる人っていますよね。卑怯なことをするなあ、と舌打ちをした
くなるけど仕方がない。

何かあったらまずいと考えるだろう、と向こうは足元を見ているわけです。だからそれに対抗するためには、**会話をわざと噛み合わないものにすることですね**。要求が通るか死ぬかの二者択一を向こうは突きつけている。だからこちらはそんな二者択一なんか成立しないよと（ぬけぬけと）応じる。

「あなたの要求と、あなたが自殺することとは全然釣り合いがとれていないじゃないですか。わたしにはさっぱり理解ができません。思い通りにいかないとしたら、次善の策を講じるのがまっとうなやり方ですよ。それならこちらもお手伝いします。いきなり自殺がどうのとおっしゃっても意味が分かりませんし、わたしどもが責任を負う話でもありません」

　こう淡々と伝えるべきでしょうね。**相手の土俵に乗ったら負けです**。

　このやりとりを続ける限り、永遠に話はすれ違いとなるわけです。そうこうしているうちに、相手は「話になりません！」と怒って帰るか、さもなければ荒々しく電話を切るといった帰結になりましょう。次善の策については応じる用意があると伝えてあるのですから、あとは放っておきましょう。

クレーマー事情

Q3 クレーマーには本当に悩まされています。しかも近ごろはパワーアップした人が多いような実感があります。最近のクレーマーの動向について、ご存じのことがあれば教えてください。

A ベースの部分に発達障害を抱えたクレーマー氏が目立ちはじめている気がします。発達障害のみなのか、境界性パーソナリティ障害が重なっているのか、どうもはっきりしないけれども日常の様子からは発達障害的なニュアンスが感じ取れる。そうしたタイプは手強いです

ね。

　もっとも、対応については196頁以降で述べた通り、《「できる」「できない」のけじめをきちんとつける》といった方針、および《見捨てられ不安的心性へのアプローチ》の両輪で進めていくべきでしょう。

おせっかい

Q4 援助とおせっかいの違いって何でしょう。自分がやっていることって、ただのおせっかいでしかないのかしら、と迷いが生じてしまうことがあるんです。

A いろいろな援助者を見ていると、たしかに援助をしているのかおせっかいをしているのか分からないような人っていますね。大概はいい人なんですけど。

　わたしが思いますに、援助にはきちんと言語化できるような方法論と、他のケースにおける検証や反省（エビデンスというほど大仰なものでなくていいんですが）をもとに、「この援助がどんな作用をもたらすか」という展望が描けることが必要です。

　言い換えれば、**客観的視点と結果に対する予測、そして責任を重視する営みです**。場合によっては、援助者は相手が（少なくともその時点では）嫌がることをあえて行うことさえある。いっぽうおせっかいは、その場のウェットな感情や思いつきのみで行われ、最悪の場合は一方的な思い込みの産物でしかない。そこが違いですね。

　ですから、あなたが主観オンリーとならず、またそれなりの方法論と振り返りを行う姿勢をもって仕事をしているとしたら、おせっかいには該当しないと思います。

邪魔な親

Q5 本人とその親とで面接をするとき、本人に尋ねているのに親のほうが横から答えてしまうことがあります。あるいは、親が本人を否定するようなことばかり言うので、本人が萎縮したり不安定になってしまうことがあります。親を制すればいいんでしょうが、そうなると親が機嫌を損ねてその場がぎくしゃくしたりしそうで頭を抱えています。

A 過干渉気味な親ですね。親なりに一所懸命になると、なおさら過干渉になる。しかも自信満々だったり妙な自己肯定をしている人たちなので、面倒ったらありゃしない。

　手間はかかるかもしれないけれど、**こりゃまずいと思ったら、本人と親とを分離して面接すべきですね**。親は親なりに強い思いがあるんだろうから、それをきちんと拝聴する。本人には、「あのご両親じゃ大変だよね」とささやいて同盟を結ぶ。こちらが味方であると思ってもらえるいいチャンスじゃないですか。そして最後に、もう一度親と本人とを一緒にして面接する。

「皆さんそれぞれのお気持ちは、わたしなりに受け止めました。いろいろすれ違うことも多いのは当然だと思います。そうした調整役としても、わたしなりにお役に立ちたいと思います」と伝えればいいじゃないですか。そこのところを端折ると、誰かが不満を残すことになります。

　このような親子って、**それぞれが「誰もわたしの話を聴いてくれない」**と不満を抱えていることが多い。まずそこを解消し、ついでに本音を聴き出せばいいのです。

しゃべってくれない

Q6 面接の場面で、本人がしゃべってくれないんです。だからわたしばかりしゃべらざるを得ないんです。どうしたらいいんでしょうか。

A うーん、「しゃべってくれない」って、そのひと言をぶつけてくるだけで質問になっていると思うのって、ちょっと問題だなあ。困りごとのイメージがさっぱりつかめないじゃないですか。

しゃべってくれないというのは、口が重いだけで多少の返答はするといった意味でしょうか。あるいは沈黙を貫き、本当に何ひとつ言わないということなんでしょうか。そこからもう分からない。

後者の場合だったら、いわゆる緘黙状態ですよね。これだとかなり病的なトーンが高まります。精神科救急などで緘黙の人は、統合失調症の人が多かったな。

なぜしゃべらないか、その理由は幻聴に「しゃべってはイケナイ」と命令されていたから、なんてケースは意外と多かった。そういった患者さんは、きょろきょろ不審そうに周囲を見回したり、どこか不安そうです。声をひそめるようにして「**もしかしたら、しゃべってはいけないって釘を刺されている?**」と尋ねたり、場合によってはその質問を紙に書いて相手にそっと見せると、ちょっと安堵した様子でうなずいてくれます。

そんな場合は医療のレールにすみやかに乗せるべきでしょうね。入院を考慮すべきかもしれません。あるいは、自閉スペクトラム症（ASD）だと、どう答えてよいのか分からないので黙っていた、なんて脱力したくなるような事情があったりします。パーソナリティに問題があったりすると、何かに立腹しているがゆえに断固としてしゃべらない場合がある。こうした場合は表情だとか態度で見当はつきますよね。いずれにせよ、信頼関係を構築するにはまだまだの段階です。

口が重いだけの場合でしたら、緊張しているだけかもしれません。妄想で頭がいっぱいで、あなたに返事をするだけの余裕がないのかもしれない。面接を受けること自体に不満があるのかもしれません。**実際には不安や緊張で言葉につまってしまうケースが多いのでしょう。**ひきこもりに近い生活をしていると声帯が衰えてしまうようで、声がかすれてなかなか言葉を発せられなくなったりもします。

相手にとにかくしゃべってもらいたいのなら、277頁で小瀬古伸幸さんが述べていたように、**まずは相手からイエスという肯定の返事が出るように話を投げかけていく**とよろしいかもしれません。イエスが重なると、相手がしゃべりやすくなってくる。場合によっては最初はうなずいてもらうだけでもいいかもしれない。そうやって関係性を築いていくわけです。

コントロール願望

Q7 介護の主導権を握り、自分の思い通りに介護をしたがる家族がいます。でもその「思い」が的外れで、まずい結果しかもたらさない。それでもプロの援助者の声には耳を傾けようとせず、すべてを自分がコントロールしたいという気持ちばかりが突出している家族なのです。迷惑なうえに腹立たしい。どうすればよいのでしょうか（ため息）。

A コントロール願望の強い家族ですね。この手の人たちは少なからずクレーマー化しそうな気配もあって、なおさら援助者の「やる気」をくじいてきますよね。事実上、援助の妨害ばかりする人々ですし。しかも妨害しているという自覚がない。

彼らの多くは、どこかしら罪悪感や気まずさを心に秘めているような気がします。今まで自分たちが適切な介護を行ってこなかったとか、ミスを犯していたとか、他人から非難されかねないようなことをしでかし

たとか、そういった過去がある。そうしたものを打ち消すために、自分たちが中心となって介護を進める形にしないと心の安定を取り戻せない。安心できない。そのような後ろ暗い人たちのようです。もちろん根本には性格的な歪みがあるのでしょうが。

　したがいまして、たとえこちらが主導権を得て介護がうまくいったとしても、それだけでは家族の気持ちに罪悪感が残ったままです。援助者は彼らから難癖をつけられるだけでしょう、いくらよい結果をもたらそうとも。

　少なくとも最初は、家族の言い分を受け入れたほうがよろしい。でもそれではうまくいかない。当然ですよね。そのときに、まるで家族の発案であったかのように、とにかく家族の主導権と考えの正しさを尊重するふりをしつつ、こちらで微妙に修正を図っていく。そうやって**家族に手柄を与えつつ、少しずつこちらの思惑に近づけていくしかないでしょうね**。悔しくても、そうしたほうがいいと思います。家族の罪悪感や気まずさが薄まってくれば、あまり出しゃばってこなくなるはずです。

　それがうまくいかなかったら、身も蓋もないような言い方かもしれませんが、**介護される当人の運が悪かっただけです**。そのように理解するしかない。わたしたちはその不運を残念ながら払い除けることができなかった……。

　そんな時点で行うべきはケース検討会でしょうね。その意味については、Ⅰ-3やⅠ-4に書いておきました。

共依存

Q8 80代の母と、50代のひとり息子の2人家族について悩んでいます。父はすでに病死。頼りになりそうな親族はいません。母は身体疾患で要介護（認知症ではありません）、息子は統合失調症でかなり人格が退行しています（50代とは思えぬ幼稚さなのです）。

息子はひきこもり状態で、しかも母に幼いころの恨みがあるからと意地悪をする。母はそれに困りつつも、耐えることが自分の義務と思っているらしい。そしてあれこれ言いつつも、互いに離れられない。つまりこの親子は共依存状態でずっと家の中に逼塞（ひっそく）しているわけです。

　ケアマネであるわたしは両者を引き離すべきだと考えますが、実現は難しいです。でも、自宅を訪ねるたびに、あまりにも濃密で重苦しい空気に辟易（へきえき）してしまうのです。これでいいのだろうか、とうめきたくなってしまうのです。こんなわたしにアドバイスをお願いします。

A　わたしもこんな息苦しい家には足を踏み入れたくないです。似たようなケースを扱ったことがありますが、ふと見たらその家の居間に置いてあるデジタル時計がわたしの家で使っているのとまったく同じであることに気づいて、その途端、なんだかものすごく生々しい気分にさせられて身もだえしたくなった記憶があります。あのときの感情は、今でもありありとよみがえってきます。

　さて、共依存を解消するには、親子2人の思惑や思い入れ、無力感や罪悪感を清算する必要がありますけれど、それは至難の業です。それだったら共依存を継続させていたほうがよほどラクだ。2人は無意識のうちにそう考えているのでしょう。だから家の中の空気は日増しに濃密で重苦しいものになっていく。物理的に引き離そうとしても拒否されるでしょうし、精神的に距離を置くのも今さら難しい。

　そして共依存というシステムには、あなたのような立場の人を困惑させたり悩ませることによって「**世間に一矢（いっし）報いたような気分になることができる**」という（彼らにとっての）メリットもあるのです。共依存の自分たちに比べればはるかに自由で幸福な世の中の人たちへの逆恨みですね。

　したがってあなたのそのつらさは共依存において織り込み済みの事象ということになります。いびつな話ですが、まあそんなものです。そのことを自覚しつつ、超然とつきあっていくしかないでしょう。心が折れそうになったら、いつも言うようで恐縮ですが、ケース検討会を開いて

仕切り直しを図りましょう。

愛着障害

Q9 最近、愛着障害という言葉をよく耳にします。生きづらさと関連しているようなので、解説をお願いします。

A 幼いころに養育者が接近的・交流的な反応を適切に示してあげないと（たとえばネグレクト）、ことに対人関係において子どもはやがて「生きづらさ」を抱え込んでしまいかねない──それが愛着障害（反応性愛着障害）ということになります。パーフェクトな親でなくてもよいけれど、それなりに我が子を構ってあげ愛に満ちた態度を示してあげないと（普通の母親だったらそうしますよね）、無条件の信頼感とか「おおらかさ」を身につけられず、子はつねに不安や疑い深さや自己嫌悪に苛まれる不安定な人生を送ってしまいかねない。

これって、実は境界性パーソナリティ障害（BPD、181頁）の成り立ちとほぼ同じなんですね。研究者は微妙に違うとか言っていますが、現場においては大差ない。というわけで、理解や対応はおおむねBPDに準ずると考えてよろしいと思います。

ケース検討会

Q10 ケース検討会の大切さは分かりましたが、実際にどうやればいいのかもうちょっと具体的に教えてください。

A ネットで〈日本看護協会〉〈事例検討会〉の2つをキーワードにして検索しますと、「アセスメントを深めるためのファシリテー

ターの手引き」という記事や「事例検討会デモンストレーション」という動画などが出てきます。それらを活用してみてはいかがでしょう。

　なお前者の手引きには「家族図（ジェノグラム）の書き方」という項目があります。事例提出では、ちゃんとジェノグラムが書かれていないとものすごく分かりにくくなりますので、ぜひ身につけてくださいね。

笑顔

Q11 「わたしたちが目指すのは、利用者さんの笑顔です」みたいな援助者のセリフってありますよね。なるほどそれには共感できるんですけど、いっぽうで世の中はそんな単純なものじゃないだろ、って反発したくなる気持ちもあります。わたしって、素直じゃないですよね。そのあたり、ドクターの意見はいかがでしょう。

A 笑顔でハッピーエンドなんて言われると、「お手軽なドラマじゃあるまいし」と、ついツッコミを入れたくなりますよね。あなたの意見に賛成です。でも、笑顔をある種の目標にするのは、分かりやすさにおいては適切なんでしょう。

　それはともかくとして、わたしが本気で目指したいのは笑顔ではなくて「援助の対象者が、苦笑いを浮かべられるようになること」です。**笑顔じゃなくて苦笑いを目指したい。**

　苦笑いというものには、妥協や諦めに近いニュアンスがちょっとある。でもその前提として、全体を広い視野で眺め、とりあえず自分の主張や要求は控え、あえてその場を収めるといった性質のものですよね。

　バランス感覚と肯定的姿勢、自制心と協調的な態度、さらには現状をどこか滑稽なものとして見ることが可能なだけの余裕が背後にある。こうした複雑な要素を持った「苦笑」を表出できれば、その人はおそらくこの世の中を柔軟に渡っていけるはずです。争いごとだって、勝ち負け

はさて置き、お互いに苦笑しながら歩み寄るのが大人の解決法じゃない
のかな（実際、子どもは苦笑いなんてしないし、できませんものね）。

　そんな次第で、心の病気が治るかどうかといった話とは別に、苦笑い
ができるような人になってもらうべく応援していきたいのがわたしの本
心なのです。

索引

おわりに

　外来に月1回の頻度で通院してくる老婦人のＳさんがいます。当初は激しい不安と不眠で来院した人ですが、今ではすっかり症状が落ち着いています。

　彼女が白内障の手術を受けました。手術が決まったときにはかなり怖がったり心配していましたが、「あれを受けると、みんな満足するみたいだね」と教えて、背中を押したものです。

　手術が済んで、術後最初の外来日となりました。Ｓさんは笑顔で診察室に入ってきました。「白内障、どうですか?」「手術がうまくいって、目の調子はすごくよくなりました」「すごく、ってどれくらい?」「何もかもが鮮やかにハッキリ見えるようになって――もうねえ、ハワイにいるみたいなの!」

　なるほど。視界が明るく輪郭がシャープになると、見慣れた風景も極彩色のハワイのようになる、と。その気分は見当がつきます。Ｓさんもわたしもハワイには一度も行ったことがないけれど、ハワイにいるみたいによく見えるという表現には素敵な説得力がある。

　とっさに「ハワイ」という言葉が出てくるところに、Ｓさんなりの人生や価値観が浮かび出てくるわけで、なんだか彼女の人柄に直接触れたようなリアルさをわたしは感じ取ったものでした。そして本書を読み終えた読者諸氏もまた、心の視界がハワイさながらに鮮やかになってくれたらうれしいものだと思いつつ、このあとがきを記している次第です。

　本書も、初版以来伴走してくれている医学書院看護出版部の白石正明さんのお世話になりました。おかげで安心して筆を進められました。なお、引用したものの出典はそのつど本文に載せましたが、23頁のエピソードは雑誌『SPA!』2016年2月23日号／文壇アウトローズの世相放談「これでいいのだ!」(坪内祐三×福田和也)に拠ります。

2020年2月

春日武彦

著者紹介

春日武彦 （かすが・たけひこ）

1951年京都生まれ。日本医科大学卒業。医学博士。6年間産婦人科医として勤務したのち、障害児を産んだ母親のフォローを契機に精神科医となる。都立精神保健福祉センターで地域ケアに関わった後、都立松沢病院精神科部長、都立墨東病院神経科部長、多摩中央病院院長などを経て、現在、成仁病院勤務。

主な著書…『顔面考』河出文庫、『無意味なものと不気味なもの』文藝春秋、『僕たちは池を食べた』『私家版 精神医学事典』河出書房新社、『天才だもの。』青土社、『鬱屈精神科医、占いにすがる』『鬱屈精神科医、お祓いを試みる』太田出版、『猫と偶然』作品社、『奇想版 精神医学事典』河出文庫などのほか、小社より『病んだ家族、散乱した室内』（シリーズ ケアをひらく）、『臨床の詩学』などを刊行。